低氧运动与减肥

DIYANG YUNDONG YU JIANFEI

林文弢　吴菊花　李志刚　编著

广东高等教育出版社
Guangdong Higher Education Press
·广州·

图书在版编目（CIP）数据

低氧运动与减肥. 林文弢，吴菊花，李志刚编著. —广州：广东高等教育出版社，2020.8

ISBN 978 - 7 - 5361 - 6575 - 5

Ⅰ. ①低… Ⅱ. ①林… ②吴… ③李… Ⅲ. ①气体代谢（运动生理）-运动健康-关系-减肥-研究 Ⅳ. ①G883 ②R161

中国版本图书馆 CIP 数据核字（2019）第 188839 号

出版发行	广东高等教育出版社
	地址：广州市天河区林和西横路
	邮政编码：510500 电话：(020) 87553735
	http://www. gdgjs. com. cn
印　　刷	广州市穗彩印务有限公司
开　　本	787 毫米×1 092 毫米　1/16
印　　张	11.75
字　　数	270 千
版　　次	2020 年 8 月第 1 版　2020 年 8 月第 1 次印刷
定　　价	42.00 元

前　言

　　"民以食为天。"食，是地球一切生物赖以生存和进化的物质条件。在人类历史发展过程中，为了食，发生的争夺、斗争，甚至是相互伤害、互相残杀，以及物质匮乏等都对人身体健康影响极大。丰衣足食，人们才能身体健康，家庭幸福。

　　随着科学技术的进步和社会物质生活的不断丰富，人类对于食物的摄入量也不断增加。然而，人类进化却有所滞后，当人类机体各系统、器官和组织尚未一切准备就绪，而丰富的营养物质却开始了对人类机体的激烈攻击。因此，人类的过度吃喝和久坐不动，导致了身体产生脂肪堆积、体重超标等问题。人类各器官、组织的超负荷工作，疲劳运转，导致各类疾病层出不穷。现代医学科学的进步也远远追不上疾病的脚步。这所有的一切，使人们开始注重健康，探讨人类健康的机制，研究防治方法与手段。

　　高能量饮食习惯和缺乏体力活动已成为现代社会生活的现状，过多的能量摄入打破了机体能量代谢平衡，从而引起体内脂肪堆积，导致肥胖等代谢疾病呈高发性。肥胖症就是由于体内脂肪过度堆积，引发以脂类代谢紊乱为主的代谢性疾病。肥胖症发病初始阶段可能仅呈现脂肪的过多堆积，但随着时间的延长和脂肪堆积程度的加剧，将伴有代谢紊乱。其中，尤其是脂类代谢紊乱和糖代谢紊乱，会引发很多疾病。

　　大量研究表明，青少年时期肥胖在其成年后易并发Ⅱ型糖尿病。同时还有研究表明，50%以上肥胖青少年存在高胰岛素血症。因此，多数肥胖青少年可能已存在胰岛素抵抗现象。成年肥胖者由于脂类代谢紊乱，多数存在高甘油三酯血症和高胆固醇血症，且低密度脂蛋白升高，而这些因素易使肥胖

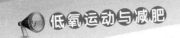

症患者合并动脉粥样硬化。

　　肥胖人群患合并高血压的比例也很高。肥胖症患者动作迟缓，工作易疲劳，常有腰、背、腿疼，不能耐受高温环境，肥胖也影响形体美。由于脂肪过多堆积，使心脏负担增加，心血管系统和呼吸系统等重要功能系统的体力负荷能力明显下降。肥胖与癌症的发病率也密切相关。世界范围内的超重和肥胖流行病学研究发现，成年人身体质量指数（Body Mass Index，BMI）>25千克/米^{2}的比例，男性达到36.9%，女性达到38%。部分国家和地区的成年人超重及肥胖的比例超过50%，儿童青少年超重及肥胖的比例也在逐年提高。2014年，世界卫生组织的调查数据显示，每年有超过280万人死于肥胖，成为仅次于抽烟引起过早死亡的第二大影响因素。在体重降低5%~7%被证明能够有效地降低肥胖相关疾病的发病率之后，控制体重和减肥成为人们关注的焦点。

　　目前，控重减肥的方式主要有饮食限制、体力活动、药物干预和手术治疗等。然而，在体重降低6个月、对体力活动逐渐适应以后，减重会进入一个平衡期，已减掉的体重会逐渐恢复。因此，寻找长期有效的减肥方式就显得尤为迫切。

　　研究发现，世居高原的人体形偏瘦，婴儿出生时的体重与其他地区的也有明显差异。而世居平原的人进入高原后，体重也会明显降低，其主要影响因素是高海拔低氧环境。进一步研究表明，在低氧环境中进行运动锻炼，人体体重可得到一定的控制和改善。由此可见，低氧/高原训练可作为一种减重的手段。国内外运动生理学家的研究数据显示，大部分的人与动物在低氧/高原环境下（包括高原训练、低氧训练和人工低氧暴露等），均可能不同程度地引起体重降低。低氧联合运动促进身体功能的主要因素在于：通过低氧和运动双重刺激，提高机体氧结合能力、氧运输能力、供氧能力、氧利用能力和免疫系统功能，同时，神经肌肉功能使身体组织产生一系列适应性变化，从而促进整体健康和体质水平。

　　低氧运动能够发挥低氧暴露和运动训练对机体能量代谢的双重作用，较单纯低氧暴露或运动刺激而言，两者联合有更明显的减重效果。大量实验证明，低氧运动对人体和肥胖啮齿动物均有显著性控重减肥作用。在啮齿动物营养性肥胖模型中，不同浓度低氧运动模型均可降低肥胖机体的体重。然而，不同的氧浓度和不同的运动负荷，对其减肥控重的效果并不相同。倘若条件控制不好，不仅无法达到控重减肥的目的，甚至会对机体产生不良影响。

近年来，研究者越来越重视低氧运动与减肥的相关研究，这些研究表明，低氧暴露和低氧运动在控重减肥方面作用明显。低氧暴露过程中，体重降低主要是由去脂体重降低而引起，而低氧训练则可能引起体脂降低。在高山跋涉中，去脂体重降低则较明显，低氧暴露和低氧训练能够促使机体成分进行良好改变。在低氧干预下，食物摄入减少、营养物质消化吸收率降低、基础代谢率改变、脂肪分解代谢增加和机体合成代谢受到抑制是引起体重下降或改变的主要原因。因此，合理的低氧训练手段可作为赛前减重和训练的手段，但应根据项目需要选择适宜的低氧运动干预手段，兼顾减重和力量训练的要求。与此同时，低氧运动干预后肥胖青少年的体重、BMI 和体脂率都会降低，其中低氧训练组的下降程度与常氧组相比有显著性差异，低氧运动在减肥方面的作用优于常氧运动，而且低氧运动能够起到有效改善肥胖青少年的血脂、血糖代谢和胰岛素抵抗作用。目前，低氧运动减肥的机制研究成为热点。现有研究发现，低氧运动后的肥胖机体瘦素分泌增加，从而抑制食欲，导致脂联素的分泌增多、动员脂肪的分解、骨骼肌细胞中 AMPK 磷酸化增强、AMPK - PPARα∕AMPK - PGC1α 信号途径激活，并由此增强机体能量消耗。另外，低氧运动促使肥胖机体中 Irisin - UCP1 表达升高，从而引起白色脂肪棕色化，也可能是低氧运动减肥机制之一。

本书站在读者需要的角度和研究者的广度与高度上，较为全面地概括和综述了高原环境、低氧条件的特点，高原、低氧联合运动对人身体机能的影响以及对减肥的作用；广泛收集和整理了目前国内外有关低氧运动与减肥的研究手段、方法与成果；进一步剖析和揭示低氧运动减肥的机制与原因；提炼和总结了目前较为先进和科学的低氧运动减肥方法；最后对目前和未来的低氧运动和减肥的探讨与研究提出了科学估测和展望。本书立题新颖、观点创新、内容丰富、资料齐全、体系完整、分析合理，既有高原、低氧联合运动对减肥的作用的简明分析和具体方法，又有对低氧运动减肥深奥机制的深入探讨与研究，更有对本研究课题未来的发展趋势的预测和展望。本书的绝大部分内容均是作者近十年来重点考虑和研究的成果。因此，本书既适合广大读者、从事低氧运动减肥研究的青年研究者（特别是硕士研究生、博士研究生和青年教师）的需求，同时也可以为长期研究低氧运动减肥的读者提供参考。

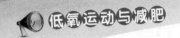

　　本书得到了教育部人文社会科学研究"儿童青少年肥胖人群低氧运动减重干预理论构建与实证研究（18XJCZH009）"项目资助。在低氧运动减肥课题研究过程中和本书的撰写中，得到了广州体育学院翁锡全教授、黄丽英教授、徐国琴博士的指点与协助，听取和接受了福建师范大学范毅方教授，华南师范大学郝选明教授、段锐教授的意见和建议，同时也采纳了笔者的硕士研究生鞠丽丽、杨亚南、赵芳芳、宋雪和陈珍珍的研究成果，在此，一并表示感谢。

　　由于作者能力有限，个人观点不同，研究的角度和分析问题的方法等的差异，书中难免存在诸多不是，甚至有错谬之处，敬请各位读者提出建议和修改意见。

林文弢

2019 年 3 月 18 日

目　录

▶ 第一章　高原与低氧环境对人体的影响 ……………………………… 1

第一节　高原环境及其气候特点 ………………………………… 1

一、高原环境 ……………………………………………… 1

二、高原环境气候特点 …………………………………… 3

第二节　高原环境对人体的影响 ………………………………… 5

一、高原应激机体的生理生化变化 ……………………… 6

二、高原训练适应机体的生理生化变化 ………………… 8

三、高原与肥胖 …………………………………………… 13

第三节　低氧环境对人体的影响 ………………………………… 14

一、低氧环境与人工低氧特点 …………………………… 15

二、低氧环境对人体的影响 ……………………………… 18

▶ 第二章　减肥与低氧运动 ………………………………………… 22

第一节　肥胖及其对人体的影响 ………………………………… 22

一、肥胖的判断 …………………………………………… 23

二、肥胖与分类 …………………………………………… 24

三、肥胖的原因 …………………………………………… 25

四、肥胖的危害 …………………………………………… 27

五、减肥的主要策略 ……………………………………… 28

六、低氧运动与控重减肥 ………………………………… 29

第二节　低氧运动的研究与应用 ·· 31

一、研究发展进程 ·· 31

二、低氧运动的多样性 ·· 34

三、模拟高原训练的方法 ·· 35

第三节　低氧运动对人体的影响 ·· 35

一、低氧运动可提高机体有氧工作能力 ·· 35

二、低氧运动亦可提高机体的无氧代谢能力 ······································ 37

三、低氧训练对免疫机能的影响 ·· 37

四、低氧运动对控重减肥的作用 ·· 38

五、低氧运动影响的细胞凋亡 ·· 39

六、低氧影响心理、认知的功能 ·· 40

七、低氧训练与氧化应激 ·· 40

八、低氧运动习服与基因多态性 ·· 41

第三章　低氧运动减肥的方法 ·· 42

第一节　低氧与减肥 ·· 43

一、低氧对体重的影响 ·· 43

二、低氧减重的原因分析 ·· 43

第二节　运动与减肥 ·· 45

一、运动减肥的机制 ·· 45

二、运动能治疗高血脂症 ·· 46

三、运动减肥的模式 ·· 47

四、运动减肥的方式 ·· 47

五、运动减肥的瓶颈 ·· 50

六、运动减肥研究存在的问题 ·· 50

七、体育锻炼和控制体重的误区 ·· 51

第三节　低氧运动减肥的常用方法 ·· 52

一、关于低氧运动减肥的相关动物实验 ·· 52

二、关于低氧运动减肥的相关人体实验 ·· 56

三、低氧运动减肥的应用 ·· 59

▶ 第四章　低氧运动减肥的机制 ……………………………………… 61

　第一节　关键信号分子介导机体能量代谢的运动适应机制 ………… 62

　　一、5′单磷酸腺苷活化蛋白激酶（AMP - activated protein kinase，
　　　　AMPK）介导机体能量代谢的运动适应机制 ………………… 62

　　二、过氧化物酶体增殖物受体γ共激活分子1α（Peroxisome proliferator
　　　　activated receptor γcoactivator - 1，PGC - 1α）介导机体能量代谢的
　　　　运动适应机制 ………………………………………………… 69

　　三、过氧化物酶体增殖物激活受体家族（Peroxisome proliferator - activa-
　　　　ted receptor，PPARs）介导机体能量代谢的运动适应机制 …… 75

　　四、鸢尾素（Irisin）介导机体能量代谢的运动适应机制 ………… 80

　第二节　关键信号分子介导机体能量代谢的低氧暴露、低氧运动适应机制及
　　　　　低氧暴露、低氧运动减肥机制讨论 ………………………… 83

　　一、AMPK介导机体能量代谢的低氧暴露、低氧运动适应机制 … 84

　　二、PGC - 1α介导机体能量代谢的低氧暴露、低氧运动适应机制 … 90

　　三、PPARs介导机体能量代谢的低氧暴露、低氧运动适应机制 … 95

　　四、Irisin介导机体能量代谢的低氧暴露、低氧运动适应机制 …… 98

　　五、脂素（Lipin1）介导机体能量代谢的低氧暴露、低氧运动适应机制
　　　　……………………………………………………………… 100

　　六、低氧暴露或低氧结合耐力运动对机体血脂及体重调节相关激素水平
　　　　的调控及可能机制 ………………………………………… 101

　　七、低氧暴露或低氧结合耐力运动影响机体脂肪合成的调控机制
　　　　……………………………………………………………… 103

　　八、低氧暴露或低氧结合耐力运动影响机体脂肪分解的调控机制
　　　　……………………………………………………………… 105

▶ 第五章　低氧运动减肥的研究与展望 ……………………………… 107

　第一节　高原低氧环境对体重的作用研究 ………………………… 107

　　一、低氧环境降低体重的研究 ……………………………………… 108

　　二、低氧对人体能量供应影响的研究 …………………………… 110

　　三、低氧对肥胖及相关代谢症状的作用的研究 ………………… 111

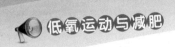

第二节 高原与低氧训练对体重的影响研究 ……………………… 115

一、国际学者的相关研究 ……………………………………… 115

二、我国学者的有关研究 ……………………………………… 122

第三节 低氧运动减肥的研究 …………………………………… 133

一、低氧暴露的副作用 ………………………………………… 133

二、低氧训练的习服问题（预适应）………………………… 134

第四节 低氧运动减肥研究的展望 ……………………………… 136

▶附录 名词对照表 ………………………………………………… 142

▶参考文献 …………………………………………………………… 146

高原与低氧环境对人体的影响

环境和人体健康密切相关，是人类赖以生存和发展的物质基础和条件。人到高原的低氧环境或人工低氧环境后，由于空气密度减少，呼吸时从鼻腔运送空气到肺泡过程短，所遇阻力减少，十分有利于呼吸道小的空气流动。然而，由于空气成分的改变，因此人到了高原后的呼吸效率会降低，最终造成体内缺氧。研究表明，随着高度的增加，机体运输氧气的能力逐渐下降，即体内的缺氧程度在不断加大。

第一节 高原环境及其气候特点

地球上海拔超过 1 000 米的山地和高原超过陆地总面积的 28%。全球有超过 5 亿人口居住在海拔 500 米以上的地带。我国高原面积辽阔，居住在 3 000 米以上高海拔地区的总人口达到 6 000 万。高原自然环境的特点是空气气压低、含氧量低、风速大、气候干燥、寒冷、太阳辐射和紫外线照射强，这些因素会给人体各个系统带来不同程度的影响。

一、高原环境

人类的活动既依赖环境，又受制于环境，自然环境各种条件的影响，实际是特殊气候中的主导因素对人体的影响。根据地理学名词审定委员会的定义，高原是指海拔在500 米以上、面积较大、顶面起伏较小、外围又较陡的高地。而在医学的角度是指海拔高度在 3 000 米以上的空间。[①] 根据世界卫生组织 1996 年的统计，全球有超过 1.4 亿人居住在超过海拔 2 500 米的区域[②]，而陆地面积的 30% 以上为海拔高度 1 000 米的高原。由

[①] 杜治琴. 高原卫生保健指南 [M]. 北京：人民军医出版社，2014.

[②] 世界卫生组织并未更新最新的高原人口数据，引用数据查阅近期的文献，为 1996 年数据。

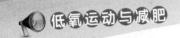

于高原地区社会经济的发展、高原旅游热的兴起和军事、能源、竞技体育等需要，对于高原环境的研究逐渐成为热点。我国拥有广阔的高原地区，包括青藏高原、内蒙古高原、云贵高原和黄土高原。其中青藏高原西起帕米尔高原，东接秦岭，经度横跨31°，东西约2 700千米；南自东喜马拉雅山脉南麓，北迄祁连山西段北麓，纬度纵贯约13°，南北宽达1 400千米，总面积约250万千米^2，占我国陆地总面积的1/4。在行政区划上，它包括西藏自治区和青海省、云南省西北部迪庆藏族自治州、四川省西部木里藏族自治县、甘孜藏族自治州、阿坝藏族羌族自治州、甘肃省西南缘的甘南藏族自治州、天祝藏族自治县、肃南裕固族自治县、肃北蒙古族自治县、阿克塞哈萨克族自治县和新疆维吾尔自治区的巴音郭楞蒙古自治州、和田地区、喀什地区南缘等。青藏高原因其海拔高、面积广、历史年轻和位置独特，形成了一系列独特的自然特征，在全球的高原高山区域占有重要的席位，人称地球的"第三极"。

内蒙古高原是我国四大高原中的第二大高原，为蒙古高原的一部分，又称北部高原，位于阴山山脉之北，大兴安岭以西，北至国界，西至东经106°附近。介于北纬40°20′~50°50′，东经106°~121°40′，面积约34万千米^2。广义的内蒙古高原还包括阴山以南的鄂尔多斯高原和贺兰山以西的阿拉善高原，海拔一般在1 000~1 200米，最低海拔600米左右。

云贵高原位于中国西南部，为中国四大高原之一，大致位于东经100°~111°，北纬22°~30°，西起横断山、哀牢山，东到武陵山、雪峰山，东南至越城岭，北至长江南岸的大娄山，南到桂、滇边境的山岭，东西长约1 000千米，南北宽400~800千米，总面积约50万千米^2，海拔在400~3 500米。

黄土高原位于中国中部偏北部，是中华民族的发祥地之一，也是地球上分布最集中且面积最大的黄土区，总面积64万千米^2，横跨中国青海、甘肃、宁夏回族自治区、内蒙古自治区、陕西、山西、河南7省、自治区大部，主要由山西高原、陕甘晋高原、陇中高原、鄂尔多斯高原和河套平原组成，海拔在800~3 000米。

由上可知，我们国家陆地面积中，高原和山地的面积占比极高，尤其有世界上面积最大（250万千米^2）、海拔最高（平均4 000米以上）、居住人口最多（超过1 200万）的青藏高原。[1] 因此，低氧对人类的影响是我国高原生命科学中需要解决的重点课题。其中，高原病的防治，特别是慢性高山病的发病机制及其防治尤为重要，其对生活在高原地区的人的健康水平、生命质量和劳动能力会造成严重影响。

高原环境对机体的影响主要涉及大气物理、地球化学和生态等多种因素，其中低气压、低温、低氧分压和高紫外线辐射是主要的环境特点。大气的质量越近海平面越密集，大气压包括氧分压越大；海拔越高，大气压及氧分压相应降低，即海拔每升高100米，大气压下降5.9毫米汞柱，氧分压下降约1.2毫米汞柱。根据以上原理，海拔高度为0时，氧分压为159.22毫米汞柱，1毫米汞柱的氧分压相当于0.13%含氧量；海拔升高100米，氧含量下降0.16%，与海拔为0米时的氧含量相比，下降0.76%。海拔升高，

---

① 吴天一. 高原低氧环境对人类的挑战 [J]. 医学研究杂志，2006，35（10）：1-3.

外环境中氧气的缺乏导致机体氧分压的下降，这就是一般所说的缺氧。一般来说，海拔2 000米以上，人体开始出现缺氧反应；海拔3 000米以上，人体的氧离曲线开始陡峭，缺氧明显化；海拔4 500米以上，大气压近于海平面的1/2，此时人体出现明显的低氧血症，并引起显著生理反应和一系列临床问题。到达特高海拔，即5 500米以上，人类无法长期生存。根据运动生理学家乌尔里希的意见，海拔高度的划分见表1-1。

表1-1　海拔高度划分表

海拔高度/米	身体反应
0～2 000	无反应地带
2 000	开始出现缺氧反应
2 000～3 000	完全代偿地带
4 000	对身体出现干扰期
4 000～6 000	不完全代偿地带
6 000	临界地带
8 000	死亡初期

　　地理学上一般把略高于海平面的大面积平地称为平原，海拔数百米的起伏地带称为丘陵，而海拔较高、起伏较小的大片完整高地叫作高原。现在世界上各种高原研究所的高度范围十分广泛，比如阿根廷将1 260米大面积平地称为平原，海拔数百米的起伏地带称为丘陵，而海拔较高、起伏较小的大片完整高地叫作高原。体育环境中所指的高原环境，一方面考虑到地理学上的分类法；另一方面从运动训练的角度出发，把海拔1 000～3 000米的大片高地称为高原。本书所指的高原，除考虑到了地理上的分类外，更主要的是从高原训练的角度出发。因此，对海拔1 000～3 000米的大片高地，我们把它称为高原。实际上，目前国际上采用高原训练高度一般在1 400～2 700米。我国云南昆明海拔1 893米，新疆天池海拔1 942米，青海西宁海拔2 261米，都具备高原的种种特征，是比较理想的高原训练场所。至于西藏高原，由于其平均海拔在4 000米以上，且拉萨市海拔也有3 650米，故此目前认为在这种海拔地区尚不适宜进行高原训练。

二、高原环境气候特点

　　高原自然环境相对于平原来说有很多独特的环境特点，其总的特点是低气压、低氧、寒冷、湿度低、风沙大、日照时间长、昼夜温差大、太阳辐射量和紫外线辐射量及宇宙射线辐射量高。但是高原环境最大的特点就是由于大气压降低所导致的低氧特征，现在从高原高度的角度分述。

（一）低氧特点

　　大气压随海拔高度增加而下降，使得单位体积中的含氧量减少，形成低氧环境，机

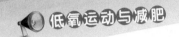

体获得的含氧量也随之减少，从而对机体有重大影响（见表1-2）。

表1-2　海拔高度与大气压含氧量关系表

海拔高度/米	大气压/千帕	含氧量/（克·米$^{-3}$）
0	101.2	299.3
1 000	90.7	265.5
2 000	80.0	234.8
3 000	70.7	209.63
4 000	61.3	182.08
5 000	53.9	159.71
6 000	47.2	141.96
7 000	41.3	123.16
8 000	36.0	105.97
9 000	30.7	92.54

（二）太阳辐射特点

太阳辐射是地球上光线、温热和生命的来源。高原地区随高度增加，太阳辐射率均增高，且太阳辐射明显高于平原地区。拉萨的太阳辐射量与相近纬度（北纬30°）的成都相比，约大2倍。一般太阳辐射线中含有5%的紫外线（波长300纳米）、52%可见光线和43%红外线。在海拔4 000米高原上，其照射量比平原大2.5倍。决定太阳辐射量的另一因素是积雪，积雪对日光的反射称为反照率的日光反射量，无积雪时，反射量低于25%；有积雪时，反射量高达75%～90%。高原地区的紫外线辐射量较高，若直接照射在人体表面，可引起皮肤血容量及血流量增加，体内重要器官的血容量减少。在高原上，人体皮肤受烈日暴晒后褪色，实际上同紫外线急性照射相似，皮肤上可出现晒斑。12天后，代之以色素沉着。世居高原的居民皮肤颜色较平原居民黑，脸部色素沉着较多，角质层增厚，便构成了一道防紫外线的屏障，对皮肤起一定的保护作用。高原太阳辐射线还有重要的生物学及医学意义，例如有杀菌的治疗作用。另外，在缺乏防护的情况下，也能引起日光性皮炎等疾病。高原环境随着海拔的增高，空气中细菌的数量也随着减少，实际材料证明，高原上细菌生长受到抑制并不是由于低氧的直接作用，而是与阳光的直线照射有关。电离辐射增强也是高原自然环境的一个特点，由于高原的大气层密度低，厚度较薄，从地表外射来的宇宙射线比平原量大，如在3 000米高原上宇宙射线量要比平原大33倍，但还没有达到使人受损害的程度。

（三）气温、湿度特点

太阳辐射是地球的热源，但是却不是大气的热源，大气的热源来自地面。当太阳辐射能穿过空气时，只能将大气加温 0.02 ℃。而达到地面的太阳辐射能被地面吸收转变为热能，然后由气流交换作用把这种地面热量传输到大气中。由于热量是从地面传输出去的，因此气温随着高度增加而降低。当高度增加 150 米时，在对流层以下大气的气温下降约 1 ℃。在高山上也是如此，但是由于高原的地理环境有所差别，导致实际温度远高于按高度递减的值。有的地区全年平均气温为 4.8~5.7 ℃，如西宁。综上所述，太阳辐射随高度增加而增强，而气温却随高度的增加而降低。

高度对湿度也有影响，高原环境湿度特点有绝对湿度随着高度增加而降低，比如在海拔 2 000 米时，绝对湿度就降低了一半，而相对湿度却随着高度的上升而增大。因此，高山上的云和雨比低地区多，然而，这些依然受绝对湿度随高度的增加而递减所制约（见表 1-3）。总的来说，高原上的大气湿度较平原低，比如西宁地区的平均湿度为 50% 左右。对人体而言，30%~60% 的湿度是比较理想的，如果空气湿度太大，在夏天会影响体内蒸发同时散热也会被影响，对人体的体温调节是不利的。①

表 1-3　不同海拔高度的水汽量

海拔高度/千米	0	1	2	3	4	5	6
水汽量/%	100	68	41	26	17	11	5

（四）气流特点

高原对大气环流不仅产生重要的动力作用，也会产生热力作用，如我国的青藏高原。风力、风向受地形的影响很大，而高原内部环流情况受到复杂的地形影响。青藏高原的平均风速并不大，年平均风速西宁为 1.5 米/秒，拉萨为 2.5 米/秒，风力最大相当于 6~7 级。风向方面，西宁以南风和东风为主，拉萨以东风为主，昌都以西北风为主，这些地区一般都以与河谷平行的风向为主。高原地区的高空风很大，以登山队对高空风的分类，一级天气是 3~4 级的风，二级天气是 5~6 级的风，三级天气为 7~8 级的风，9~10 级的风也会出现。高空风对人体有很大的影响，主要表现在会使人体体温的散发加快。

第二节　高原环境对人体的影响

高原环境特殊的气候特征，对人体是极为不利的。人体急性高原应激反应，会出现身体机能的不适应现象，从而影响运动能力。虽然高原习服后，人体会出现肺通气量增大，心输出量和红细胞数量增加等以呼吸循环系统为中心的适应现象，但是这种适应也是有一定限度的，当海拔过高时，反而会出现与适应相应的高原衰退现象。

---

① 高钰琪. 高原军事医学［M］. 重庆：重庆出版社，2005.

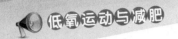

一、高原应激机体的生理生化变化

（一）肺通气量的变化

当人体快速进入高原时，对安静状态下肺通气的影响如图1-1所示。从平原到高原时，最重要的反应是由氧分压下降而引起的肺通气过度，既高原缺氧刺激了主动脉体和颈动脉体的化学感受器，反射性地引起呼吸的频率加快、呼吸深度加大，从而使肺通气量增加。当高度到达2 348米，即8 000英尺[①]时，安静状态下的肺通气量开始以指数形式增加。提高了血红蛋白的氧饱和度，以便到高原初期肺通气量增大，促使肺泡内的氧分压增加，如当通气量增加一半时，动脉血的氧饱和度会提高10%～20%。然而，通气量的迅速增加会使二氧化碳的排出量也增加，导致血液的pH值升高，出现所谓的呼吸性碱中毒。低氧又会使脑血管扩张，由于通气能力的提高使血液中的二氧化碳减少，会使血液中的碳酸浓度过低出现碱中毒，从而使脑血管收缩造成脑缺氧。因此，在高原缺氧时，会同时存在通气量增加和减少的两种相互对抗调节机制。一般情况下，由缺氧引起的肺通气量增加是主要的现象。

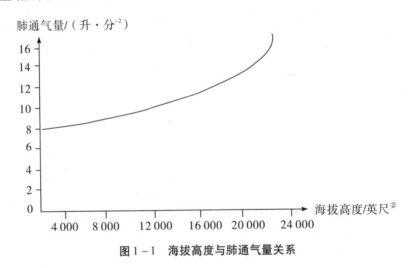

图1-1　海拔高度与肺通气量关系

（二）最大摄氧量的变化

当人体快速进入高原环境时，最大摄氧量会出现明显的降低，并且还会导致运动成绩下降（以耐力项目的成绩下降最为明显）。氧分压随海拔高度增加而降低。高原的低氧环境会给正常的氧运输带来不利的影响。从平原地区进入高原时，大气氧分压下降，肺泡的氧分压降低得更多。大气氧分压的降低会使人体的血氧饱和度急剧地下降，同时组织利用氧的含量也会减少（见表1-4）。

---

①② 　1英尺≈30.48厘米。

表1-4　不同高度大气压与呼吸道吸入气氧分压

海拔高度		气压/ 毫米汞柱	呼吸道气 PO_2/ 毫米汞柱
米	英尺		
0	0	760	149
1 000	3 280	674	131
2 000	6 560	596	115
3 000	9 840	526	110
4 000	13 120	462	87
5 000	16 400	405	75
6 000	19 690	354	64
7 000	22 970	308	55
8 000	26 250	267	46
9 000	29 530	248	38
10 000	32 800	214	32
19 215	63 000	47	0

注：①以海平面温度15 ℃、气压760毫米汞柱为标准，计算在平均温度、干燥条件下的不同海拔高度的气压。大气压以标准气体为准、呼吸道吸入气（呼吸道气）氧分压以37 ℃时饱和水蒸气条件下的氧分压为准；②1英尺≈30.48厘米。

（三）循环机能变化

人体在进入高原后，机体缺氧、心率增快、心率增快是人体在缺氧环境下一个明显的变化。同时心率加快和海拔的高度、人体进入高原的速度是呈正相关的，心输出量增加。由缺氧引起肺动脉高压，红细胞增多，血液黏度变大，从而导致心脏的负荷过大引起心肌增厚（主要是以右心肥厚最明显）。有研究证实，由于缺氧，高原健康人员右肺动脉内径的右室内径和室间隔比平原人员明显增厚或者增宽，虽然高原健康人员的肺动脉高压和右心室扩大，但高原有心脏病的病人病情却会加重。还有报道红细胞的增多对缺氧性心肌肥厚的作用，发现单纯的缺氧或者单纯的红细胞增多都会引起右心室的肥大。两者同时发生时，右心室肥大会更明显，单纯的缺氧和红细胞增多都不会引起左心室肥大。对久住在4 000～5 000米高度的人进行胸部的X线片检查发现，肺动脉段突出和心脏面积增大，心电图也会有相应的变化（主要体现在心电轴偏右）。近年来国内外的研究也表明，急性缺氧时心肌血流量明显增加。

心肌的代谢以有氧代谢为主。研究证实，高原缺氧可以导致心肌细胞超微结构的损伤，对心肌则是直接损害。如缺氧可以使心肌肌丝断裂、线粒体肿胀和能量代谢产生障碍，进而使左心功能出现衰退，这些现象可叫作机体进入高压发生急性缺氧时内脏器官

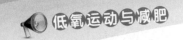

的血液循环改变。脑、肺和心的血流量增加，而脾、肝、肾、肠和胃的血管收缩，血流量减少，其中以肾缺血最为明显。[①]

（四）中枢神经机能的变化

在高原环境中造成的人体缺氧、寒冷与二氧化碳张力过低等因素，共同影响中枢神经系统的活动。其中，最明显的是缺氧对脑神经细胞的影响。由于脑组织的代谢以有氧代谢为主，物质代谢率高，需要的氧量大，占全身体重的2%，氧耗占全身氧耗的20%，其对缺氧很是敏感。同时，由于脑组织中的氧和三磷酸腺苷（ATP）的储备量很少，其对缺氧的耐受力差，是机体对缺氧最为敏感的组织。轻度缺氧时，神经系统兴奋性增强，随海拔高度的增加（大于4 000米）缺氧程度加重，而神经系统却转入抑制过程，严重的会出现昏迷和意识丧失等情况。大脑的需氧量较高，对缺氧敏感性极高，缺氧时容易发生损伤，从而引起脑部痉挛和通透性增加，产生脑水肿。高原缺氧是高原脑水肿发病的主要原因，进入高原的人，脑水肿的发病率为5%。有关报道指出，高原缺氧使人的记忆功能下降，而且下降的程度与海拔高度呈正相关，并认为脑力活动的衰退和大脑皮质对缺氧的敏感性是最主要的原因。然而，这种耐受力是会改变的，人长期在高原环境的适应中主要是机体适应外界环境的原则，中枢神经系统的调节机制，机体的一切生理调节机能通过一系列的神经反射过程得到了极大的提高和发展，使系统器官的生理代偿机制更加完善；使机体对低气压、低氧以及其他高原特殊的自然条件的耐受能力增强，提高了其适应能力。

（五）消化系统的变化

高原低氧环境对人体的影响表现在高原环境的低氧刺激了交感神经并使其产生兴奋，胃幽门括约肌紧张，从而导致胃的排空时间延长，蠕动减弱。低氧同时也会抑制消化腺的分泌，主要表现在唾液腺、胃腺、胆汁等分泌减少。[②]曾经有人对进入高原生活的人们进行了调查，调查发现，进入高原初期会因为低氧刺激引起食欲减退，上腹胀痛，肠道也会出现胀气等症状。这些症状导致体重下降，高原反应严重的人还会出现呕吐、恶心等症状。孙克勤等人曾在与高原急性出血性胰腺炎瘁死的病理分析中，报道过高原缺氧对促进胰腺组织坏死起着一定的作用，另外谭德银和戴鑫琦在高原急性多发性胃溃疡的一例报告中报道称，高压地区缺氧可引发急性胃溃疡。

二、高原训练适应机体的生理生化变化

高原训练是一种在缺氧和低压的条件下进行的强化训练，这种训练对人体会产生两种不同的负荷。

---

① 王德文. 高原环境对人体的影响［J］. 人民军医, 1992（3）: 6-8.

② 次仁央金, 旦增. 慢性高原缺氧对人体消化管道的影响［J］. 西藏医药杂志, 2010, 31（4）: 3-4.

（1）由运动本身所引起的缺氧负荷，即运动性缺氧负荷。

（2）由高原环境本身的缺氧引起的，即高原性缺氧负荷。

这两种负荷共同作用，构成了比平原更深刻的缺氧刺激，从而调动身体的机能潜力。高原训练生理生化适应，主要体现在血液系统、呼吸系统、骨骼肌系统、心血管系统、内分泌系统、免疫系统、代谢能力和某些感觉机能等。

（一）血液系统的变化

血液系统的变化主要体现在红细胞的数量及变形能力、血红蛋白量和促红细胞生成素的浓度及血乳酸等变化。人体到达高原的前几天，由于体液会从血管内进入细胞内和组织之间，导致血浆量减少从而使红细胞比容增加，血红蛋白和红细胞增加，使动脉血氧含量明显高于刚到高原时的水平。随着海拔高度的上升，血浆下降得越多，血液的浓度越高。在进入高原一周后，分别在 2 300 米和 4 300 米进行比较分析，若在海拔高度 2 300 米待上一周，血浆量减少 8%，红细胞浓度和血红蛋白分别增加 4% 和 8%；若在海拔高度 4 300 米待一周后，血浆量下降 16% ~ 25%，红细胞增加 6%，血红蛋白增加 20%。与此同时，红细胞的变形能力也在改变，其在组织供氧上有很大程度的影响。研究表明，在高原训练一周后，红细胞内的 2,3 - 二膦酸甘油酸开始提高，而血液中的 2,3 - 二膦酸甘油酸能通过改善红细胞膜的机能状态，使红细胞的变形能力增强，有利于氧的释放。

到达高原后，由于高原低氧的特点，造成机体缺氧，引起了促红细胞生成素的释放，促进红细胞的生成，进而引起了红细胞总数的增加，即所谓的红细胞增多症。在高原期间，红细胞的数量会呈上升趋势（如图 1 - 2 所示）。有人发现一些世代居住在高原的人，红细胞的量为 800 万/米³，比一般人多了 50%。一定数量血红蛋白和红细胞的增加，对血液运输氧的能力有所提高，同时对提高血氧容量和血氧含量有代偿意义。这一点研究

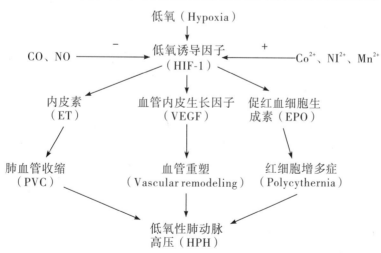

注："－"代表抑制；"＋"代表促进。

图 1 - 2 低氧诱导因子与低氧性肺动脉高压（HPH）相关性示意图

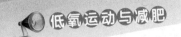

在秘鲁高原的居民血液得到了验证，即秘鲁高原的居民血液携带氧的能力比在平原的居民平均高28%。平原居民每100毫升血液中氧容量只有19.7毫升，而高原居民却有25～30毫升。[①]

（二）呼吸系统（最大摄氧量）的变化

人体到达高原后，最初的反应是呼吸的频率加快和肺通气量加大。尤其是到达高原的几小时内，会出现适应性的过度换气，此时呼吸机能强，使肺泡的氧分压提高，二氧化碳分压下降。在长期处于高原缺氧的情况下，肺通气量的增加越发明显，这是人体对高原环境适应的结果，但是这种适应有它的两面性。一方面，肺泡中氧分压的升高，有利于扩大组织与血液间氧的扩散梯度，促进扩散。另一方面，由于二氧化碳分压的降低，体液的pH值升高，从而引起碱中毒。这种现象可随着对高原环境的适应而恢复到正常，体液的pH值恢复正常。完全适应高原环境后，可以保持肺通气量的增加，不再发生碱中毒现象。长期生活在高原环境中的人，肺通气量会相应地下降，但仍然高于平原的水平。无论是安静状态还是运动，肺通气量的增加都与海拔的高度成正比。在同一海拔高度，平原居民和高原居民相比较，对缺氧的通气应答，平原居民明显高于高原居民。这也是高原居民能耐受低氧的刺激，在高原条件下身体的工作能力比平原较强的表现。

（三）体重和体成分的变化

高原的低氧环境对人体的影响是多方面的，其中对代谢能力的影响是不容忽视的。众多研究共同表明，高原低氧环境对代谢能力及体成分的影响主要是体脂率降低和体重下降。

1. 低氧暴露及低氧训练对体重的影响

国内外运动生理学家研究数据显示，大部分人类和动物在高原低氧环境下（包括高原训练、低氧训练和低氧暴露等），都有可能引起体重在不同程度上的降低。高原低氧暴露可导致恶心甚至是厌食，食物摄取量减少引起的饥饿状态会诱导身体储存能量的利用和变化，即更多启动脂肪供能，进而造成体重的降低。凯瑟等在他们的研究中证实，蛋白质的合成在低氧环境中受到抑制，从而导致骨骼肌质量下降。[②] 高原低氧暴露所引起的体重变化的早期报道，多以自然海拔高为主。在高山探险时，低氧暴露是引起体重降低的主要原因。伯明翰等在高原活动的报道中发现，在高原低氧环境下，登山者出现体重逐渐降低的现象。[③] 此外，有研究认为，在高山低氧暴露过程中的体重降低，极可能是由绝对海拔高度和低氧暴露时间决定的，即随着海拔高度的升高和低氧暴露时间的延长，

① 李文华. 高原分子医学［M］. 上海：复旦大学出版社，2011.

② KAYSER B, VERGES S. Hypoxia, energy balance and obesity: from pathophysiological mechanisms to new treatment strategies［J］. Obesity reviews, 2013, 14（7）: 579–592.

③ BERRYMAN C E, YOUNG A J, KARL J P, et al. Severe negative energy balance during 21d at high altitude decreases fat-free mass regardless of dietary protein intake: a randomized controlled trial［J］. The FASEB journal, 2017, 32（2）: 894–905.

体重降低的幅度渐增。富施军的报道中，登山者在进入高海拔环境后，尽管他们进行了中等强度的体力活动，但是其体重降低的幅度较跋涉期间更明显。

在高原环境下，进行运动训练对体重有较强影响。尼克劳斯和苏珊娜等让肥胖受试者在低氧环境中进行不同强度的运动，结果发现，低氧组在运动强度明显低于常氧组的情况下，其身体成分、呼吸商以及无氧阈的提高均明显优于常氧组。该实验得出，肥胖受试者在低氧环境下进行相对较低强度的运动，对于身体健康、体成分的改善和代谢参数指标都有明显的提高。因此，低氧减肥能让因患有外科疾病而不能承受较大运动负荷的肥胖者获利，并且低氧下中低强度运动的减肥效果也许最理想。同时，也有低氧训练和低氧暴露降低体重的相关实验报道，如黄徐根等和崔玉玲等对大白鼠进行训练实验，该实验结果表明，低氧训练减体重的效果最明显，并得出低氧训练过程中食物摄入量减少及静息代谢率增加可能是大鼠体重增长减缓的原因，且其结果显示低氧中等强度耐力训练在减肥方面优于高强度的训练。[1][2]

2. 低氧与体成分改变

低氧暴露和低氧训练对体重的影响，主要体现在体成分的改变，多数低氧暴露结合运动在降低体重的同时，可能更有利于身体成分的良好改变。单纯低氧暴露对体成分影响的大多数研究结果显示，体脂及去脂体重均有降低。在王宏运等对驻守在海拔4 300米的战士（驻守的时间为3个月至12年）进行身体发育指标测量和计算派生指标，并按高原驻守时间长短将高原战士分为三组（"<1年""1~5年"和">5年"）后，进行比较。得出的结果显示，高原战士的体重、上臂围、三头肌部皮褶厚度、肩胛下皮褶厚度、体脂含量和体重指数等指标均显著低于平原战士，并且随着高原驻守时间的延长，身体发育测量值及其他派生指标降低更明显。[3] 此外，国内外诸多研究表明，登山者的高山探险、运动员的高原训练和人工低氧暴露或者低氧训练，均会引起人体体重降低。不同的研究报道中，低氧对体成分的影响程度也不同。低氧暴露对体成分的影响大致分为两种情况，一是较多的去脂体重降低，二是主要为体脂降低。

摩雷等认为，在低氧暴露中，人体及动物体重降低主要是由体脂降低所导致的。[4] 而韦斯特纳等将6名男性受试者在低压舱中暴露40天后，发现受试者体重降低了。其中，体脂在降低的体重中占有一定的比例，但大部分体重降低来自去脂体重。[5] 也有研究报道

① 黄徐根，冯连世，徐建方，等. 低氧训练过程中大鼠体重及能量代谢的变化 [J]. 体育科学，2007，27 (10)：61－68.

② 崔玉玲，李新红. 不同强度模拟低氧训练对大鼠体重摄食量的影响 [J]. 体育成人教育学刊，2008，24 (2)：44－46.

③ 王宏运，刘宁，胡耀文，等. 高原低氧环境对人体生长发育和营养状况的影响 [J]. 西北国防医学杂志，2008，29 (4)：289－291.

④ MOREL O E, AUBERT R, RICHALET J P, et al. Simulated high altitude selectively decreases protein intake and lean mass gain in rats [J]. Physiology & behavior, 2005, 86 (1)：145－153.

⑤ WIESNER S, HAUFE S, ENGELI S, et al. Influences of normobaric hypoxia training on physical fitness and metabolic risk markers in overweight to obese subjects [J]. Obesity, 2010, 18 (1)：116－120.

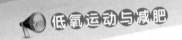

表明，在高山跋涉过程中，体重降低是由体脂及去脂体重同时降低所导致的。此外，还有研究报道过古典式摔跤运动员在海拔1 650米的高原进行为期4周半的训练，体脂并没有明显变化。

低氧环境中不同运动强度下对体成分的影响是不同的。目前大多数低氧研究中的运动干预均为有氧运动，而在任玉虎等的研究中介入了低氧对抗训练，将18名未经过对抗练习的男性分为低氧训练组和常氧对照组，进行6周的深蹲训练，分别测试两组受试者实验前后下肢动态、等长、等速肌肉力量和体成分。训练得出结论，常压低氧下的短期对抗训练对肌肉力量的提高以及身体成分的改善没有显著效果。[1] 这也表明，低氧环境下的有氧运动对于减体重效果更明显。

3. 低氧适应与降低体质量

机体为适应低氧低压环境，心率升高、心输出量增多、血液扩散到人体组织的量增加，从而导致机体对氧的利用率增加、代谢能力增强、基础代谢率升高。莫森等实验证明，当机体处于低氧环境时，会消耗更多的能量满足机体代谢的需要，在所增加的能量中，主要以脂肪氧化供能为主。[2] 青海医学院高原医学研究中心的研究人员对受试者跟踪调查数据显示出具体的百分比，即平原人到海拔4 600米的高原后，在正常工作和生活的情况下，没有特意增加活动量和减少进食量，一个月内体质量平均下降10.2%（最多下降29%），且体质量的减轻是以脂肪为主，占体质量减轻量的70%以上。还有实验报道称，在同样饮食的前提下，受试者在2 300米高原适应3周，其体质量相应减少。罗斯等通过低氧舱的研究发现，受试者体质量降低了，机体内总的脂肪含量也相应减少。[3] 低氧对体质量减轻具有明显的效果，并且体质量减轻（减肥效果）与机体低氧预适应的时间和缺氧程度有密切关系。在一定范围内，低氧预适应时间越长和缺氧程度越高，人的减肥效果越好，这个原理符合糖、蛋白质和脂肪三大能量转换的原则。当能量供给不足时，体内就会燃烧存积的脂肪以供给生理所需的能量，所以大量脂肪就会被氧化提供能量。

（四）心血管的变化

在高原上做定量负荷运动时，先是心率和心输出量比平原增加得多，而每搏输出量没有什么变化。在极限运动时，最大每搏输出量和心输出量减少，但是一段时间后，随着血液携带氧的能力提高，做相同负荷的运动时，心输出量和心率都下降了，并逐渐接近平原的水平。有研究表明，高原训练课提高心脏的泵血功能，即左心室的收缩能力增

[1] HO J Y, KUO T Y, LIU K L, et al. Combining normobaric hypoxia with short – term resistance training has no additive beneficial effect on muscular performance and body composition [J]. The journal of strength & conditioning research, 2014, 28 (4): 935 –941.

[2] MAWSON J T, BRAUN B, ROCK P B, et al. Women at altitude: energy requirement at 4, 300 m [J]. Journal of applied physiology, 2000, 88 (1): 272 –281.

[3] ROSS R, BRADSHAW A J. The future of obesity reduction: beyond weight loss [J]. Nature reviews endocrinology, 2009, 5 (6): 319 –325.

强，每搏输出量和射血分数增大，心输出量增加。在高原居住的居民血压会略高于平原的居民，肺循环的血压也较高，例如居住在秘鲁海拔高度 4 330 米的居民比平原居民的肺动脉血压高一倍。肺动脉的高压有利于改善肺组织的血液灌流和扩大肺泡的有效气体交换面积，但由于肺血管的阻力较大，导致右心室发生适应性的变化，即右心室肥大。

（五）内分泌系统和免疫系统的变化

内分泌系统的变化主要体现在儿茶酚胺、血清睾酮和皮质醇三个方面。儿茶酚胺是肾上腺髓质释放的一类激素，在应激状态下具有增强机体适应能力的作用。缺氧和训练相结合，可以使运动员尿液中的儿茶酚胺排出量明显增高。在较高的海拔进行同样负荷的运动后，运动员尿液中的去甲肾上腺素的排出量也会增加，而肾上腺素的排出量却明显减少。因此，对运动员尿液中的去甲肾上腺素排出量的测定，可以用来了解运动员对高原训练的适应情况。

（六）某些感觉机能的变化

马勇等报道称，高原低氧对视觉器官的色觉动能有一定的影响。其中，对光觉的敏感度影响较大，随着海拔高度的增加，低氧环境暴露时间越长影响越明显。同时，高原低氧使得鼻腔的毛细血管扩张和外露，继而引起继发性红细胞增多症而导致高原性鼻出血。[①] 高原低氧还容易引发内耳血管痉挛导致机体的氧供不足，出现内耳供血障碍；缺氧还可造成耳蜗毛细血管超微结构的损害，使内耳代谢功能紊乱而产生耳聋和耳鸣。

（七）免疫机能的改变

在低氧环境下，机体为了获得足够的氧增加了红细胞的数量，但是红细胞数量的过度增多，不仅会影响各器官的功能，还会影响机体的免疫力功能。有报道称，高原低氧环境机体免疫功能会失调，从而导致免疫防疫系统和自稳功能降低。高原低氧环境使机体摄取氧的能力和运输氧的能力不能满足机体的需要，从而导致劳动能力下降。尽管高原低氧环境对人体的健康有明显的影响，但是只要能够正确地认识高原、把握科学的训练方法和合理利用高原独特的地理气候特征，也能对人体健康产生有利因素。

三、高原与肥胖

对于短期停留在高原低氧环境下的人来说，由于高原应激的发生，身体成分会不同程度地降低，而对于高原常住居民则不同。高原地形海拔高，空气稀薄，不利于人体进行大强度的运动。随着经济的发展，生活质量不断提高，营养的摄取量增加，这就造成了相对营养过剩，从而容易产生肥胖。在《拉萨地区 30 421 例健康体检资料分析及预防干预》的调查结果中发现，排前 10 的疾病按顺序依次为：超重/肥胖、血脂异常、心电

---

① 马勇，张西洲. 高原低氧对人视觉功能的影响 ［J］. 高原医学杂志，1999（1）：35－37.

图异常、血压增高、脂肪肝、红细胞增多、高尿酸血症、胆囊炎、血糖异常和乙型肝炎。[1] 由此可知，高原地区常住居民中肥胖较为常见。

　　造成高原地居民肥胖的原因是多方面的，高原的当地居民喜进食牛、羊肉及奶渣，爱喝酥油茶和甜茶，这些食物都是高热量、高蛋白、高脂的食物，高脂、高糖及高蛋白饮食对肥胖的形成有着重要的影响。同时，由于高原不适宜蔬菜水果的种植和生长，使得当地居民食物中缺乏纤维素。因此，高原居民不合理的生活习惯和膳食结构是造成肥胖的重要原因。《西藏部分地区干部超重和肥胖患病情况与防治策略浅析》中，对西藏地区干部肥胖的原因进行了推测，推测出以下因素：①随着海拔的增高，高原缺氧加重，气候寒冷及地理条件受限，人们缺少适当的体育锻炼；②以脑力劳动为主的藏族男性干部本身工作压力大、精神紧张、体力活动相对较少；③膳食结构不合理；④饮酒较多等。[2] 这些因素也可以对高原居民肥胖现象进行一定的解释。在《青海海南藏族自治州居民超重肥胖情况调查》中指出，该地区女性的肥胖率高于男性，这可能是生理差异和家庭分工所造成的。经济条件和生活水平是决定超重和肥胖差别的主要因素，该地区的肥胖者可能与他们的经济条件、生活水平和劳动强度等有关。[3] 综上可以得出，高原肥胖有自身的特殊性，高原肥胖的产生是由高原环境、生活方式、劳动分工、经济条件等综合因素造成的。

第三节　低氧环境对人体的影响

　　氧是人类及多种生物生存的必要条件，低氧是影响人类活动的重要因素。低氧就是生命活动所需的氧气得不到充分的满足。从广义上来看，主要包括三种原因：①外界环境缺氧，主要如高海拔地区大气压下降导致的氧分压下降；②机体内部缺氧，由于疾病等原因，在外界氧气充足的情况下，机体不能进行有效的吸收、转运；③机体的需氧量超过了自身摄取氧的最大限度，造成暂时性的缺氧，如在剧烈运动过程中，心血管系统的供氧能力不能完全满足机体对氧的需求。

　　低氧对机体的影响有急性和慢性之分，这里探讨高原环境或人工低氧造成氧分压低对机体的影响，属于低氧中的外部环境缺氧的范畴。外环境缺氧对机体的生理、生化机能、心理和认知等产生诸多的影响。

　　① 杨夕霞，次仁措姆，于海涛，等. 拉萨地区 30 421 例健康体检资料分析及预防干预 [J]. 西藏医药，2017，38 (1)：51 - 54.
　　② 闫敏，关志峰，陈勇，等. 西藏部分地区干部超重和肥胖患病情况与防治策略浅析 [J]. 实用预防医学，2007，14 (2)：296 - 300.
　　③ 占翠，赵忠智，赵宏，等. 青海海南藏族自治州居民超重肥胖情况调查 [J]. 中国公共卫生，2013，29 (12)：1 855 - 1 856.

一、低氧环境与人工低氧特点

（一）低氧环境特点

海拔高度升高引起的缺氧为低压低氧环境。气压是大气压强的简称，即单位地球表面积上所承受的大气柱的重量。地球表面被一层厚约 2 000 千米的空气包绕着，由于重力作用，空气对地面产生压力。在海平面，大气压为 760 毫米汞柱（101.325 千帕）。由于大气越接近地面越密集，越远离地面越稀薄，因此，随着海拔高度的升高，气压逐渐降低，空气中的氧分压也逐渐降低。肺泡气氧分压和动脉血氧饱和度亦降低，超过一定限度后，将导致机体供氧不足，产生一系列生理和病理改变（见表 1-5）。

表 1-5　高海拔低氧环境下人体肺气泡氧分压和动脉血氧饱和度的变化

海拔高度/千米	大气压		氧分压		肺气泡氧分压		动脉血氧饱和度/%
	千帕	毫米汞柱	千帕	毫米汞柱	千帕	毫米汞柱	
0	101.1	760	21.1	159	13.9	105	95
1	89.6	674	18.8	141	12.0	90	95
2	79.3	596	16.6	125	9.6	72	92
3	70.5	530	14.8	111	8.2	62	90
4	61.6	463	12.9	97	6.6	50	85
5	53.8	405	11.3	85	6.0	45	75
6	47.7	355	9.8	74	5.3	40	66
7	41.2	310	8.6	65	4.7	35	60
8	35.9	270	7.4	56	4.0	30	50
9	30.6	230	6.4	48	<3.3	<25	20~40

（二）人工低氧特点

模拟高原训练方法及设施可分为两大类：低压舱技术和配制低氧混合气法。

1. 低压舱技术（低压低氧法）

低压舱技术是采用降低环境大气压的办法形成低压低氧条件，即用特殊钢板制成一封闭室（舱），安装通入室内的抽气阀和进气阀，再与真空泵连接，启动真空泵，不断抽出室内气体，造成低气压。操纵气阀，调节抽气量和进气量的比例，可使舱内造成模拟的低气压低氧环境（如图 1-3 所示）。[1]

---

[1]　王彬华. 基于常压低氧舱的人的低氧耐力调控与评价方法研究 [D]. 济南：山东大学，2016.

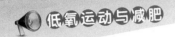

（1）当送气量小于抽气量时，氧分压降低，高度上升。

（2）当送气量等于抽气量时，氧分压不变，高度不变。

（3）当送气量大于抽气量时，氧分压升高，高度下降。

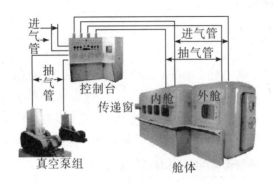

图1-3 低压低氧舱结构示意图

2. 配置低氧混合气体法（常压低氧法）

空气中的主要成分为氮及氧，增加氮气减少氧气即可配置成低氧混合气，通过低氧仪可将容积的百分比调整在10%～20%的区域内（如图1-4所示）。还有一种为低氧呼吸气体发生器，一般用呼吸面罩吸入这种低氧混合气。

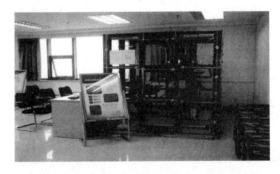

图1-4 常压低氧舱

3. 常低压低氧舱

2010年，陆军军医大学（第三军医大学）第二附属医院新桥医院研制了一种可以在保证舱内低氧的条件下，实现常压或低压两种状态，维持舱内二氧化碳浓度在高水平的新型常低压低氧高二氧化碳舱，其原理与低压舱类似。常低压低氧舱通过调节送气量和抽气量来实现目标高度的模拟。与低压舱不同的是，它可以对舱内注入气体，使舱内保持任意压力和浓度，灵活度更高。但由于其结构过于精密，所以增加了开发成本，且不易于携带和运输。

4. 低氧房

低氧训练在体育界主要用于提升运动员的身体机能。低氧能够增强运动员氧的利用率，进而提升运动员的细胞代谢活力，达到增进运动机能的目的。目前，国内比较典型的采用低氧训练房进行低氧相关研究的科研单位有北京体育大学、上海体育学院和广州体育学院等。低氧房间内部布置类似于宿舍，训练者既可以白天进行低氧训练，也可以晚上进行低氧预习。训练者通过一段时间的低氧刺激，提高机体低氧机能，从而达到提高体育成绩的目的。低氧训练房采用非密闭结构，通过混合配气的方法（即注入目标高度的混合气体）实现低氧环境的模拟。训练房模拟海拔高度 0 ~ 6 000 米，其不足之处是每个房间不能单独控制海拔高度。

5. 间歇性低氧法

间歇性低氧法主要应用于体育科学的研究。20 世纪 80 年代末，苏联科学家斯特列尔科夫首创间歇性低氧法并用于运动训练。斯特列尔科夫研制了埃弗勒斯特型的低氧仪，该低氧仪通过先进的膜分离法原理调节空气中的氧含量，并可不断补充呼吸过程中所消耗的氧同时调节二氧化碳含量。因此，实验中受试者所选定的氧分压值保持不变，即缺氧刺激的强度不变。苏联和俄罗斯科学家通过动物实验论证了低氧仪的效应，并在划船及游泳运动员的应用中取得了积极的效果。例如，拉基斯耶夫将 17 名健将级赛艇运动员随机分为两组进行对比实验，实验组在进行常规训练的同时，安排相应的间歇性低氧训练。结果显示，受试者血红蛋白提高，血乳酸降低，有效地提高了有氧代谢能力。

关于间歇性低氧训练与高原训练之间的异同，蒋明朗等对此做了比较研究，训练负荷方式差别见表 1 - 6。

表 1 - 6　间歇性低氧训练与高原训练的训练负荷方式比较[①]

要素	间歇性低氧训练	高原训练
地理环境	平原	海拔 1 700 ~ 2 500 米高度
训练条件	低氧仪	高原基地及设施
负荷类别	低氧性缺氧负荷及运动训练负荷	低氧性缺氧负荷及运动训练负荷
负荷方式	两种负荷非同步实施	两种负荷同步实施
缺氧方式	脉冲式	持续性

6. 其他缺氧训练方法

威尔伯在美国运动医学杂志介绍了集中缺氧训练方式。[②]

（1）增补氧气。增补氧气用于模拟正常氧压（平原）或是在高原高强度训练时造成高氧条件。这种方法是"高住—低练"战术的变型。运动员住在高原环境中，而训练在补充氧气的"平原"条件下进行。高氧训练效果的有限资料指出，在中等高度（1 860 米）进行高强度训练时，高原使用补充供氧经过几周，返回平原耐力成绩可能提高。

①　蒋明朗，雷志平. 间歇性低氧暴露对小鼠自由基代谢的影响 [J]. 中国运动医学杂志，2005，24（1）：87 - 88.

②　WILBER R L. Current trends in altitude training [J]. Sports medicine，2001，31（4）：249 - 265.

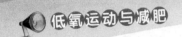

（2）低氧睡眠装置。低氧睡眠装置包括科罗拉多（Colorado）高原训练舱（低压舱）和低氧帐篷系统（常压低氧系统），这两者的设计都是让运动员高睡低练。这些设备的模拟海拔高度分别为 4 575 米和 4 270 米。目前尚无优秀运动员使用这类设备有关 RBC 的生成、VO₂max 和运动能力效果的研究报道。另外两种方式为：①在正常压力下通过氮稀释造成低氧条件，即创造一种低氧屋（hypoxic apartment）；②间歇性低氧吸入（inter-mittent hypoxic exposure）条件训练。

各种类型人工低氧装备特性及性能比较见表 1-7。

表 1-7　人工低氧装备特性及性能比较

对比内容	低氧舱	常压低氧舱	常低压低氧舱	低氧训练房	低氧呼吸面罩	常压低氧帐篷
原理	抽气	稀释法	混合法	配气法	稀释法	稀释法
是否密闭	是	否	是	否	是	否
安全系	较低	高	较低	高	较高	高
模拟效果	好	较好	好	好	较差	一般
控制性能	好	较差	好	一般	很差	较好

二、低氧环境对人体的影响

（一）低氧损伤

低氧引起人体缺氧而导致生理功能障碍或病理生理变化称为低氧损伤。低氧损伤的主要表现形式有以下几种。

1. 体力活动受限

机体能维持正常活动的基本条件是能源保障。在低氧环境中，由于最大摄氧量和无氧阈值降低，动脉血氧分压下降，组织细胞缺氧，氧化磷酸化过程受阻，三磷酸腺苷等高能化合物生成减少，从而导致机体活动能力下降。一般而言，海拔升高 1 000 米，氧含量下降 1.6%，在平原地区能够轻松应对的运动负荷，在海拔 3 000 米的高度将成为重负荷运动。有研究发现，同样负荷强度运动时，随着海拔的上升心率提高，高原地区不同海拔的劳动强度较平原地区有明显的增加。在海拔 5 380 米进行体力活动时，当心率在 130 次/分以下时，每搏耗氧量随心率增加而增加；但当心率增加到 140 次/分以上时，每搏耗氧量不增反降，这表明此时血液运氧能力已超过了最大限度，心脏做功效率降低。

2. 高原病（High Altitude Disease）①

高原病是各种急、慢性高原病和人体适应高原低氧习服、失败后的表现，包括急性高山病和慢性高原病。

---

① 杜治琴. 高原卫生保健指南 [M]. 北京：人民军医出版社，2014.

（1）急性高山病（Acute Mountain Sickness，AMS），包括急性高原反应、高原肺水肿、高原脑水肿等，这些病症不仅发病率高而且都会危及生命。①急性高原反应。初入海拔3 000米以上地区，大多数人都会出现高原反应症状，迅速登山更易发病。进入高原数小时后出现的症状，主要是头痛、头晕、胸闷、气短、心悸、食欲减退，常见恶心、呕吐，记忆力和思维能力减退，伴有失眠、多梦、部分人有口唇发绀。少数人血压暂时升高，一般在登山后1~2天症状明显，随后症状减轻，一周左右消失。但也有少数人症状急剧加重，发展为高原肺水肿或高原脑水肿。②高原肺水肿。由平原迅速登上海拔3 000米以上，特别是4 000米以上地区后，1~3天内发病，劳累、寒冷、上呼吸道感染常为诱因。对高原适应不全者，剧烈活动可诱发肺水肿，世居者短期到海拔较低地区，再回到原地也可能发病。发病后先有急性高原反应症状，头痛、乏力、呼吸困难，咳嗽逐渐加重，出现发绀、胸痛、咳白色或粉红色痰。端坐呼吸，肺有痰鸣音和湿罗音，心率加快，胸部X线检查见肺野有不对称絮状、片状模糊阴影，有些病人可同时并发脑水肿。③高原脑水肿。高原反应实质上也有轻度脑水肿，只有出现显著的神经精神症状时才诊断为脑水肿，因而发病率较低（可能只有1%），进入海拔4 000米以上地区，过劳或精神过度紧张活作为诱因。发病后先有严重的高原反应症状并逐渐加重，出现显著的神经精神症状，如剧烈头痛、头晕、频繁恶心、呕吐、共济失调、步态不稳、精神萎靡或烦躁，意识障碍由嗜睡、昏睡以致昏迷，部分病人可发生抽搐或脑膜刺激症状。

（2）慢性高原病，国际上习称慢性高山病（Chronic Mountain Sickness，CMS）。CMS是人体长期生活在高原因习服失败（failure of acclimatization，指移居人群）或丧失适应（loss of adaptation，指世居人群）的临床综合征，发生于久居和世居高原者，特征为过度的红细胞（RBC）增多、显著的肺动脉高压及严重的低氧血症，一般在转至海拔低处病状好转，包括慢性高原反应、高原红细胞增多症、高原血压异常、高原心脏病等。①慢性高原反应。在发生急性高原反应后，症状持续时间超过3个月以上者属于慢性高原反应。有的病人可伴有肝大，有的出现蛋白尿，症状多样，且时多时少、时轻时重。②高原红细胞增多症。在高原低氧环境中发生红细胞增多者最为多见。这是生理性代偿反应，而且随海拔增高而增多，但红细胞过度增多也可产生症状。在海拔4 000米以下地区，红细胞超过650万/微升，血红蛋白超过200克/升，红细胞压积超过62%，可诊断为高原红细胞增多症。患者有高原反应症状，头痛、头晕、嗜睡、记忆力减退、失眠。多有发绀和面颊部、眼结合膜毛细血管网扩张和增生，可有杵状指。由于红细胞压积增大，血液黏滞性增大，可形成脑内微血栓而引起一过性脑缺氧发作。同时，还可能由于肺循环阻力增大，加重肺动脉高压而产生右心衰竭。③高原血压异常。高原高血压起病缓慢，症状与一般高血压病相似。高原低血压多发生于移居高原较久或世居者中。发病地区多在海拔4 000米以上地区。血压低于12/8千帕（90/60毫米汞柱）可有低血压症状。脉压低于2.7千帕（20毫米汞柱）的高原低脉压症患者亦不少见，且多与低血压同时存在，症状类似高原反应。高原血压异常的类型常有波动和转化，回到平原后可逐渐恢复。④高原心脏病。高原心脏病多见于移居者在高原出生成长的婴幼儿，成年移居者在进入高原6~12个月发病。起病隐袭症状逐渐加重，心悸、胸闷、气短、劳动时加重。有时咳嗽，少数病人咯血。最终发生右心衰竭。体格检查见发绀，肺动脉高压和右心室增大体征，可有早搏和房室传导阻滞，重症出现心力衰竭。胸部 X 线表现肺动脉凸出，右肺下动脉干扩张，右心室增大。心电图式右室肥厚、劳损或不完全右室传导阻滞。

3. 高原衰退（High Altitude Deterioration）

高原衰退是低氧损伤导致人体体力、精神方面全面衰退的一种表现，表现为食欲下降、体力下降、体重下降、性功能下降、记忆力减退、睡眠障碍等，生命活动质量明显下降。

4. 高原胎儿宫内发育迟缓（Intrauterine growth retardation）

由于移居汉族母亲的胎盘系统对胎儿的供氧不足，使高海拔地区的低体重新生儿（体重低于 2 500 克）发生率很高，从而造成较高的新生儿死亡率，这些低体重婴儿特别容易发生婴幼儿高原心脏病或影响以后的生长发育。

5. 高原脱适应（De-adaptation）问题

平原人持久居住高原（数年或数十年）后重返平原，从一个低氧环境进入一个常氧环境，原先在高原建立的那一套生理生化习服机制已失去意义，须予脱除。此时有些（约15%）正处于亚健康状态的中老年人将发生严重的生理冲突，而出现心律失常、肝大、水肿、血压变化等，同时也易于发生心、脑血管和呼吸系疾病。

6. 影响人体的认知功能

低氧环境脑部供氧不足，脑部的正常代谢和功能出现障碍，对人的认知功能，如短时记忆、注意广度及注意转换能力、思维判断能力等均产生明显影响，高原缺氧对认知功能的影响显著而持久。国外研究者多数认为中等海拔对人的认知影响较小，而长期暴露在较高海拔的高原上，认知功能就有明显损害，如语言功能降低，认知运动任务完成较差，感知困难，记忆的获得、保持较差，且操作速度显著减慢。高原缺氧下，认知功能的改变及情绪情感的变化都是在不知不觉中发生的，不易被觉察，具有一定危险性。心理运动能力的损害与急性高原病的症状发生并不同步，存在一定分离。一般在急性高原病的症状出现之前，心理运动能力已受到大部损害。高原环境下，除了缺氧影响人的心理功能外，其他高原环境特点如低温、气候干燥、风速大、太阳辐射线和紫外线照射量增多等均会对人的心理功能造成一定影响。在所有因素中，以缺氧对心理功能的影响最为明显。[1][2]

（二）低氧优势

机体应对低氧的代偿反应和机制见表 1 - 8[3]。

① 韩国玲. 高原低氧对人体认知功能影响的研究 [J]. 高原医学杂志，2009（4）：62 - 63.

② 杨国愉，冯正直，汪涛. 高原缺氧对心理功能的影响及防护 [J]. 中国行为医学科学，2003，12（4）：471 - 473.

③ 杨夕霞，次仁措姆，于海涛，等. 拉萨地区 30 421 例健康体检资料分析及预防干预 [J]. 西藏医药，2017，38（1）：51 - 54.

表1-8 机体应对低氧的代偿反应和机制

呼吸系统	心血管系统	细胞和代谢	调节体重
过度换气	提高基础和最大心率	HIF-1和VEGF表达	降低瘦素的水平
提高O_2和CO的扩散能力	促使外周血管扩张	血管生成	刺激肾上腺素系统
增加了睡眠时的CO_2贮备	增加小动脉的直径	增加糖酵解酶活性和线粒体数目	提高肾上腺素的基础水平
减少最低血氧饱和度的下降	提高了血红蛋白和氧气的结合能力	O_2、Fe和葡萄糖的传送	提高血液中五色羟胺的水平
运动时的通气反应升高	维持正常血压	提高胰岛素敏感性	抑制食欲
提高呼吸功能	心血管保护	增加了GLUT4	降低体重

1. 利用氧能力提高

高原或低氧环境并不只是对人体带来低氧损伤,通过习服—适应,人体的多个系统的生理功能增强,增强了机体利用氧的能力,对人体带来多方面的益处,机体利用氧的能力提高。低氧习服—适应后,机体的摄取、运输和利用氧的能力增强,主要表现为有氧耐力的提高。例如,一些训练有素的登山运动员可不用携氧而登上珠峰顶。特别是号称"登山之虎"的藏族及其支系夏尔巴人(Sherpa)在高原有强大劳动能力,这是由于他们能提取更多氧,但只消耗较少氧而能做更多功。因此,在竞技体育领域经常使用高原/低氧训练,使低氧运动耐力大大提高,有利于取得优异成绩。

2. 高原低氧治疗疾病

现有的研究发现,高血压、冠心病、糖尿病、肥胖症、支气管哮喘、再生障碍性贫血等在高原地区发病率相对较低。因此,利用高原或模拟高原低氧治疗上述疾病,能收到较好效果。在气候宜人的高山环境,开展高原保健疗养结合适度运动,也有治病和促进健康的良效。

3. 寿命延长

我国青藏高原长寿老人数居全国第三位,这与在高原发育延迟、性成熟期延缓、环境优美、空气清新、绿色食物及心脑血管疾病和恶性肿瘤低发病率有关。

综上所述,高原或低氧环境对机体的健康造成危害的同时也有其有益的一面。如何合理利用高原低氧,在规避低氧损伤的基础上获益是医学、生物学、体育学等领域研究的重点。

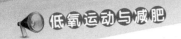

第二章

减肥与低氧运动

随着世界范围内经济社会的发展，人们的物质生活得到极大的满足，生活方式也发生了巨大的改变。高能量的饮食习惯和体力活动的缺乏成为现代人的生活现状，过多的能量摄入打破了机体能量代谢的平衡引起体内脂肪的堆积，进而导致肥胖等代谢疾病的高发。

第一节 肥胖及其对人体的影响

世界范围内的超重和肥胖流行病学研究发现，成年人 BMI > 25 千克/米^2 的比例，男性的比例达到 36.9%，女性则达到 38%。部分国家和地区的成年人超重及肥胖的比例超过50%，而儿童青少年超重和肥胖的比例也在逐年提高。[1] 超重和肥胖与高血压、高血脂等心血管疾病、糖尿病、癌症等疾病的发病率密切相关[2]，最新的研究确认八种癌症也和肥胖有关[3]。2014 年世界卫生组织的调查数据显示，每年有超过 280 万人死于肥胖，成为仅次于抽烟引起过早死亡的第二大影响因素。[4] 肥胖不仅引起患者诸多的身体健康问题，而且给患者造成沉重的心理负担，使肥胖者缺乏自信，严重影响其婚姻、生活和工作。

---

① NG M, FLEMING T, ROBINSON M, et al. Global, regional, and national prevalence of overweight and obesity in children and adults during 1980－2013: a systematic analysis for the Global Burden of Disease Study 2013 [J]. The lancet, 2014, 384 (9 945): 766－781.

② MOKDAD A H, FORD E S, BOWMAN B A, et al. Prevalence of obesity, diabetes, and obesity-related health risk factors 2001 [J]. Jama, 2003, 289 (1): 76－79.

③ LAUBY－SECRETAN B, SCOCCIANTI C, LOOMIS D, et al. Body fatness and cancer—viewpoint of the IARC working group [J]. New England journal of medicine, 2016, 375 (8): 794－798.

④ FRANKS P W, HANSON R L, KNOWLER W C, et al. Childhood obesity, other cardiovascular risk factors, and premature death [J]. New England journal of medicine, 2010, 362 (6): 485－493.

一、肥胖的判断

1. 肥胖度

肥胖度是测试肥胖的简易指标,在《高级运动生理学》中提到[①]:

(1) 标准体重 = 身高 − 105,单位:千克。

(2) 肥胖度 = (实际体重 − 标准体重) /标准体重 × 100%。

根据公式,消瘦的标准为肥胖度低于 − 20%;偏瘦的标准为肥胖度低于 − 10%;正常适中的标准为肥胖度在 − 10% ~ 10%;超重的标准为肥胖度超过 10%;轻度肥胖的标准为肥胖度在 20% ~ 30%;中度肥胖的标准为肥胖度在 30% ~ 50%;重度肥胖的标准为肥胖度超过 50%。

2. 身体质量指数(BMI)

BMI 也是一个很常用的指标:

BMI = 体重/身高^2,单位:千克/米^2。

BMI 判断标准为:BMI 在 18.5 ~ 23.9 为正常;BMI 在 24.0 ~ 27.9 为超重;BMI 超过 28 为肥胖:BMI 在 28.0 ~ 35.0 为轻度肥胖,BMI 在 35.1 ~ 40.0 为中度肥胖,BMI 超过 40.0 为重度肥胖。BMI 是根据自身体重和身高的关系计算而得,并不是体重的组成成分。因此,BMI 是一个常用的指标,但并不一定是判断肥胖程度的理想指标。比如,举重运动员的 BMI 超标,但其并不一定肥胖。

3. 体脂百分比

目前普遍认为,体脂百分比是判断肥胖程度比较理想的指标。测定体脂百分比的方法是多样的,常用的方法有阻抗法和皮褶钳法。

(1) 阻抗法。阻抗法是利用脂肪组织导电性能,与其他组织存在差异的一种间接测量体脂百分比的方法。阻抗法利用仪器在人体体表两个部位之间测量皮肤电阻抗,根据阻抗大小推测皮下脂肪的堆积程度。阻抗越大,表示脂肪堆积越多,肥胖的程度也越明显。由于皮肤电阻抗会由于环境温度的变化而不同,会使测量产生误差。例如,环境温度高时,由于泌汗而导致皮肤电阻抗下降;而环境温度低时,皮肤血液的供应量会减少,皮肤电的阻抗就会增大。因此,利用阻抗法推测肥胖程度时,应固定环境温度,并使身体经过足够时间的安静休息后再进行测定。

(2) 皮褶钳法。利用皮褶钳法测定体脂百分比是常用的理想方法。皮褶钳法是测定肩胛下角外侧 1 厘米处和上臂外侧中点的皮褶厚度,两者相加后计算人体密度 D,将 D 代入公式[②]就可得到体脂百分比。体脂百分比会存在性别差异,一般认为,体脂百分比在 25% ~ 30% 为超重;在 30% ~ 35% 为轻度肥胖;在 35% ~ 40% 为中度肥胖;超过 40% 为重度肥胖。由于皮褶的厚度测定存在技术和操作上的误差,测定者熟练的技术和固定的

---

① 邓树勋,王健. 高级运动生理学:理论与应用 [M]. 北京:高等教育出版社,2003.

② 体脂百分比公式为:体脂 = (4.570/身体密度 − 4.142) × 100%。

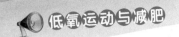

测试人员，可以保障测试结果的正确性和准确性。

二、肥胖与分类

肥胖症一般按有无明显的内分泌代谢病病因区分为三大类：单纯性肥胖症、继发性肥胖症和其他肥胖症。

（一）单纯性肥胖症

无明显的内分泌代谢病病因的肥胖称为单纯性肥胖症。单纯性肥胖症可以根据发病年龄和脂肪组织病理进一步细分为两种。

1. 体质性肥胖症

患者自幼肥胖，脂肪细胞增生肥大且分布全身，又叫作脂肪细胞增生肥大型肥胖症或幼年起病型肥胖症。体质性肥胖症是因为从出生后半岁左右起营养过度，加上遗传倾向，引起脂肪细胞增生及肥大所致，饮食控制等治疗较不易见效，对胰岛素亦较不敏感。

2. 获得性肥胖症

患者自 20～25 岁后由于营养过度及遗传因素而肥胖，脂肪主要分布于躯干，脂肪细胞仅有肥大但无数量的增加，饮食控制等治疗较为见效，又叫作脂肪细胞单纯肥大型肥胖症或成年起病型肥胖症。经饮食控制后，对胰岛素的敏感性可恢复正常。

（二）继发性肥胖症

继发性肥胖症存在下列内分泌代谢病的病因：

（1）下丘脑性。由于下丘脑病变引起，包括炎症后遗症（如脑炎、脑膜炎等）、头部创伤、颅内肿瘤或其他疾病，常伴有下丘脑综合征。

（2）垂体性。尤其多见于腺垂体功能减退症，常见病因有垂体瘤（包括旧称嫌色细胞瘤）及产后出血所引起的席汉综合征等。

（3）胰源性。由于胰岛素分泌过多，脂肪合成旺盛而致，包括：①糖尿病早期，尤其在成年型糖尿病和少数幼年患者但属于成年型起病的人，较多发生肥胖症；②胰岛素瘤（或称胰 β 细胞瘤及增生）。

（4）甲状腺功能减退症。严重的常伴有黏液性水肿。

（5）肾上腺皮质功能亢进症。尤其是皮质醇增多症。

（6）性腺功能减退症。包括：①女性绝经期及少数多囊卵巢；②男性无睾症或类无睾症。

（三）其他肥胖症

（1）水钠潴留性肥胖症（Water-Sodium Retention），又称周期性特发性水肿（Cyclic Idiopathic Edema）：指病因不明的以体重增加及全身浮肿为特征的一组临床综合征。常见于生育年龄的女性，好发年龄常在 30～40 岁，很少见于月经初潮前和绝经后的女性。临床主要表现为腹胀伴有非炎性眼睑、面部、双手及下肢水肿，特征为体位性液体潴留。

（2）多指（趾）畸形综合征（Laurence Moon Biedl Bardel Syndrome）：是一种罕见的先天性、家族性疾病，此综合征最多见于血缘结婚的后代，遗传方式为隐性遗传，个别病例可见性染色体的异常。目前，对如何形成本征所特有的一些症状，其机制尚不清楚。临床特点为：男性发病比女性多两倍，大多在儿童期发病；脂肪增多、智力减退、视网膜色素变性、指（趾）异常（多指畸形）、性腺发育不良和遗传发病六大主要症状。

三、肥胖的原因

肥胖的原因是多元的，研究显示，主要包含：先天的遗传、营养过剩和运动量不足等因素。

（一）遗传与肥胖

有人曾对生活在相同或不同环境中的孪生兄弟长期观察，发现孪生兄弟虽然生活在不同环境，但同样发生了肥胖。流行病学也针对肥胖进行了调查，调查发现，如果父母都是肥胖者，子女发生肥胖的概率高达80%；父母双方有一人是肥胖者，子女患肥胖的概率为45%；父母都不是肥胖者，子女发生肥胖的概率仅有10%。美国科学家对祛除了肥胖基因的大鼠进行实验，给大鼠喂食高脂高热量的食物，结果发现，祛除了肥胖基因的大鼠不发生肥胖，而没有祛除肥胖基因的大鼠很快就发胖了。有研究结果显示，肥胖与肌纤维类型有密切的关系，快肌纤维比例高的人比较容易肥胖，而95%的肌纤维类型受遗传因素的影响。

研究证明，体重调节是由一个相对庞大的基因组决定的。基因筛选的结果表明，与肥胖相关的主要基因位于2号、10号、11号和20号染色体上，称为肥胖基因（obesegene, ob）。如今，通过基因植入和敲除技术，成功培育出肥胖和偏瘦啮齿动物。因此，从多个研究结果中发现，遗传因素对肥胖的影响是毋庸置疑的。

（二）营养过剩与中枢机制的调节

肥胖基因很早就存在，而我国肥胖发生率的迅速上升却是近十几年的事情。当时我国的经济基础相对较弱，人们身体所需要的营养跟不上，发生肥胖的概率较小。在特殊时期，也极少发生肥胖。由此可知，遗传基因仅是肥胖症的易发因素。如果注意合理生活方式，肥胖症的遗传基因就不会显现，肥胖症的发生率就不会明显上升。

肥胖症的遗传因素理论，解释了为什么有些人摄食很少却很容易胖，而有些人摄食很多而不容易胖，说明了营养因素与肥胖症有密切关系。过量饮食是人和各种动物肥胖的基本要素，食量的大小、进餐次数与肥胖有直接关系。摄入的热能若大于消耗的热能时就会导致热能在体内的蓄积，而脂肪又是体内能量蓄积的主要方式。这是为什么肥胖症的发生率上升几乎与经济状况的改善呈现同步的原因。中枢体重"调节点"理论认为，营养物质能量的吸收、贮备及利用构成一个复杂的体内平衡系统，以此来保持相对恒定的能量贮备和体重，调节能量的摄入及消耗。肥胖则被认为是体重"调节点"在食物的摄入和组织代谢的过程中出现异常导致的。

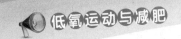

营养物质的吸收、贮备和利用构成一个十分复杂的体内平衡系统，从而保持相对恒定的能量贮备和体重。机体的能量平衡是由体内复杂的神经—内分泌系统调节的，并在能量摄入和输出两方面发挥作用。实验证明，下丘脑在这方面起着重要的作用，是体重的调定点。毁损下丘脑腹内侧可刺激体重调定点，产生食欲亢进，造成肥胖。当食欲亢进时，血液中的血糖在高水平胰岛素作用下进入脂细胞增多，同时脂蛋白脂肪酶活性高，也促进脂细胞摄取脂肪酶，增加了脂细胞内脂肪的合成，引起体重快速增加。

（三）运动量不够，摄取量大于消耗量

研究表明，成年人肥胖症中有 80%～86% 是从儿童时期就开始的，活动量不够和食用高热量的食物是主要的原因。有人曾对 160 名男女肥胖儿童进行过研究调查，结果发现，其中 76% 的男孩和 68% 的女孩属于极度缺乏运动。同时，对肥胖儿童和正常儿童膳食摄入热量也进行了调查研究，结果发现食物的摄入量没有什么太大的差异，区别在于肥胖儿童存在明显的运动量不足。从多个研究结果中发现，普遍认为运动量不足比食量大更容易引发肥胖症。随着科学技术水平的快速提高，加之交通工具的便利程度越来越高，人们体力活动明显下降。无论是职业性体力活动，还是在日常生活中的体力活动，都在随着科学技术水平的提高和经济条件的改善而明显下降。工作效率的提高，以及机械化水平的提高等多种因素的影响，导致体力活动量的减少，从而增加了人们的空闲时间。大多数的人在工作之余选择在家休息，比如吃着零食看电影等。这导致机体在该消耗的时候，却还在进行能量积累。青少年由于在学习上的负担比较重，在教室学习的时间和在家里写作业的时间偏长。与此同时，坐的时间长，人体消耗的能量就会减少，机体得不到运动的刺激，人体各器官的机能活动能力也因此逐渐相应降低。

除了上述的 3 种导致肥胖症的常见原因以外，尚有如甲状腺机能减退、颅脑损伤、胰岛腺肿瘤等病理原因。病理性肥胖症应首先针对原发疾病进行治疗，再进行必要的减肥措施方能奏效。

（四）脂肪组织和脂肪细胞的变化

人体脂肪组织有白色脂肪组织和棕色脂肪组织，白色脂肪组织主要是体内过剩的能量以中性脂肪的形式贮存，必要时分解供能；棕色脂肪组织被认为是一种专门产热的组织。目前认为，肥胖的发生可能与棕色脂肪组织功能低下有关。当棕色脂肪组织产热功能异常时，摄入体内的能量以热的形式散发减少，因而在体内储存转变为脂肪，引发肥胖。

此外，脂肪细胞的大小、数量也是影响人体肥胖的重要因素。脂肪细胞数目的增加是前脂肪细胞增殖、过度分化造成的；脂肪细胞数目的减少可能是前脂肪细胞、脂肪细胞的凋亡或去分化造成的。肥胖个体是长期脂肪细胞过多生成的结果，而较胖的个体或成年后发胖的人，其肥胖的主要原因是由脂肪细胞的增加造成的。通过诱导正常体重的人过度饮食，可大大提高受试者体脂百分比，这表明体脂的增加和脂肪细胞的大小有非常密切的关系，而与脂肪细胞数量的变化关系不大。同时，体重变化的难易程度有很大的不同，脂肪细胞的数量与体重增加的男性程度有关。

四、肥胖的危害

肥胖症伴发的代谢紊乱和心血管系统慢性疾病，严重威胁着人们的健康，因此肥胖症的预防和治疗引起了全世界的关注。肥胖症是由于体内脂肪过度堆积并引发以脂类代谢紊乱为主的代谢性疾病。发病初始阶段可能仅有脂肪的过多堆积，但随着时间的延长和脂肪堆积程度的加剧，便伴有代谢的紊乱，尤其是脂类代谢紊乱和糖代谢的紊乱，从而引发很多疾病。

大量的研究表明，青少年时期的肥胖在成年后容易并发Ⅱ型糖尿病。经检查肥胖青少年血液发现，50%以上的肥胖青少年存在高胰岛素血症，反映大多数肥胖青少年已经存在胰岛素抵抗的现象。成年肥胖者由于脂类代谢的紊乱，普遍存在高甘油三酯血症和高胆固醇血症，低密度脂蛋白升高，这些因素使肥胖症患者非常容易合并动脉粥样硬化。同时，肥胖人群合并高血压的比例也很高。此外，肥胖症患者动作迟缓，工作易疲劳，常有腰、背、腿疼，不能耐受高温环境，肥胖也影响体形美。由于脂肪过多堆积，使心脏的负担增加，心血管系统和呼吸系统等重要功能系统的体力负荷能力明显下降，肥胖的危害见表2-1。

表2-1 肥胖的危害

疾病	危害
内科系统疾病	（1）循环系统：心血管疾病，特别是动脉粥样硬化、高血压、肾病，尤其是慢性肾炎 （2）内分泌和代谢系统疾病：糖尿病、痛风 （3）呼吸系统：肺泡性换气障碍、匹克威克综合征 （4）消化系统：脂肪肝、胆囊疾病、胰腺炎 （5）神经系统：嗜睡 （6）骨、关节：变形性关节炎 （7）其他：扁桃体肥大、癌症，特别是子宫癌
妇产科系统疾病	（1）卵巢功能不全、子宫发育不全、月经异常、不孕症 （2）子宫癌 （3）妊娠并发症、分娩时危险性大、产褥时出现异常 （4）阴道炎、外阴湿疹
皮肤科系统疾病	（1）假性皮肤表皮肿 （2）皮肤炎、皮下组织炎 （3）多汗症、肝疹 （4）皮肤瘙痒、湿疹 （5）线状痕
身体不适症	（1）肉体障碍，完成同样的工作室，需要付出更大的努力 （2）容易疲劳、背痛、腿脚不灵活 （3）不易散热，天气炎热时不快感增加

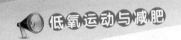

续上表

疾病	危害
其他	（1）疝气 （2）外科手术时危险性大

五、减肥的主要策略①

1. 饮食限制干预

低碳水化合物饮食是较好的选择，由于参与者在消耗大量的食物的同时保持了低热量的摄入。2009 年，一项系统综述比较了低碳水化合物饮食和低脂饮食在减肥方面的作用，在为期 6 个月的时间内，低碳水化合物的效果更佳，但 12 个月后差别细微。低碳水化合物饮食一般会伴有高蛋白的摄入，额外的蛋白摄入起到饱腹的作用，可导致总体能量摄入的降低。

地中海饮食由于包含高水果、蔬菜、橄榄油、鱼和全谷物也被认为是有效的减肥干预食谱。一项为期 2 年的干预研究表明，低碳水化合物限制饮食和限制能量的地中海饮食比一份相似的低脂饮食更能降低体重。总之，体重的降低还是得依靠总能量摄入的限制。

2. 体力活动

体力活动是一种体重干预的常规手段。有证据显示，体力活动应该和饮食能量限制一起作用于减肥。首先，体力活动引起减肥的负荷相对较大。其次，能量限制在快速减肥方面效果优于运动，并且运动训练结合能量限制能够避免单纯能量限制的副作用，包括丢失体重和降低静息代谢率。最后，运动训练可以提高代谢功能，而并没有明显的体重降低。因此，适度的能量摄入限制和体力活动，能够实现更安全有效的减肥。

3. 行为干预

健康行为管理相对较为昂贵，但比外科手术和药物治疗更容易接受。行为干预证实可以有效地降低体重（在超过 6 个月的干预后，平均体重降低 7% ~ 10%），但一直保持体重下降则效果不佳。众所周知，控重减肥贵在坚持，随着时间的推移，体重降低则不如开始时那么明显。行为干预的核心内容就是健康合理的饮食干预和适度的体力活动相结合。相对于专业的行为干预，自我管理干预则显得更容易实施，在日常生活中有意识地增加能量的输出，减少热量的摄入。

4. 药物干预和服用减肥药

食欲抑制是减肥常用的手段。要达到减肥的目的，需要多种机制的组合，包括增加能量输出、提高饱腹感、增加脂肪氧化分解、抑制高脂食物的摄入、提高碳水化合物的

---

① LADDU D, DOW C, HINGLE M, et al. A review of evidence-based strategies to treat obesity in adults [J]. Nutrition in clinical practice, 2011, 26 (5): 512 – 525.

代谢、脱水和保持心情愉悦等。然而作用的靶点太多，容易带来副作用。例如增加咖啡因的摄入可提高减肥的效果，但会对多器官和系统带来危害。

5. 外科手术

对于部分肥胖患者，常规的减肥手段不能达到减肥的效果时，外科手术减肥成为最后的选择。通过手术减肥可以降低体重 35% ~ 40%，且可以保持至少 15 年。常用的方法有胃肠吸收障碍、胃隔断术、抽脂术等。

与此同时，随着生物工程和医学的进步，基因疗法有望成为新的减肥措施。

六、低氧运动与控重减肥

目前，控重减肥的方式主要有饮食限制、体力活动、药物干预及手术治疗等，但是在体重降低 6 个月以后，对体力活动逐渐适应以后，减重会进入一个平台期，已经减掉的体重会逐渐地恢复。[①] 因此，寻找长期有效的减肥方式就显得尤为迫切。研究发现，世居高原的人体型偏瘦，而且出生婴儿的体重就已有明显差异。世居平原的人进入高原后，体重也会明显降低，主要的影响因素是高海拔的低氧环境[②③]，由此可见，低氧/高原训练可以作为一种减重的手段。国内外运动生理学家的研究数据显示，大部分的人类与动物在高原低氧环境下，包括高原训练、低氧训练以及人工低氧暴露等，均可能不同程度地导致体重降低。低氧运动能够降低体重，引起体成分的改变，是由于蛋白质分解升高还是脂肪分解增多或者二者兼有，目前尚无明确的定论。低氧运动对于身体功能的促进主要在于在低氧和运动双重刺激下，通过机体氧结合能力、氧运输能力、供氧能力、氧利用能力和免疫系统功能以及神经肌肉功能的提高，使身体组织产生一系列的适应性变化，从而促进整体健康和体质水平。[④]

低氧运动能够发挥低氧暴露和运动训练对机体能量代谢的双重作用，较单纯的低氧暴露和运动刺激有更加明显的减重效果。大量的实验证明，低氧运动对肥胖啮齿动物和人体都有明显的控重减肥作用。在啮齿动物营养性肥胖模型中，不同浓度的低氧运动模型都能够降低肥胖机体的体重，邓红等研究表明，氧浓度从 15.4% 过渡到 14.5%（模拟

① DANSINGER M L, GLEASON J A, GRIFFITH J L, et al. Comparison of the Atkins, Ornish, Weight Watchers, and zone diets for weight loss and heart disease risk reduction: a randomized trial [J]. Jama, 2005, 293 (1): 43 – 53.

② MORTOLA J P, FRAPPELL P B, AGUERO L, et al. Birth weight and altitude: a study in Peruvian communities [J]. The journal of pediatrics, 2000, 136 (3): 324 – 329.

③ TOSELLI S, TARAZONA – SANTOS E, PETTENER D. Body size, composition, and blood pressure of high-altitude Quechua from the Peruvian Central Andes (Huancavelica, 3, 680 m) [J]. American journal of human biology, 2001, 13 (4): 539 – 547.

④ 王仁纲，翁锡全，林文弢，等. 低氧运动对身体功能的影响 [J]. 中国组织工程研究与临床康复，2007，11 (30): 6 076 – 6 078.

海拔 2 500 ~ 2 800 米的氧浓度）的间歇低氧运动能够抑制营养性肥胖 SD 大鼠[1]食欲，体重和体脂百分比减低，且幅度比单独低氧暴露或运动更加明显，间歇低氧运动抑制食欲可能与大鼠下丘脑瘦素和瘦素受体含量增加，进而抑制神经肽 γ 有关。[2][3][4][5] 有研究利用 13.6% 氧浓度（模拟海拔 3 500 米）结合耐力运动也得出了有效抑制肥胖 SD 大鼠体重、脂肪的增长的结论。[6][7][8] 另外，10.5% 氧浓度[9]、14.0% 氧浓度[10]和 16.3% 氧浓度[11]的低氧训练降低了肥胖啮齿动物的体重和体脂。

不同氧浓度和形式的低氧训练方式能够降低肥胖人群的体重，抑制内脏脂肪的生成。陈立军等以肥胖青少年为实验对象，在多巴高原（海拔 2 388 米）和模拟多巴高原氧浓度的低氧舱（模拟海拔 2 366 米）进行运动干预，多巴高原和低氧舱训练均能显著降低实验对象的 BMI 和体脂率，而且多巴高原环境干预效果更明显。[12][13] 成年肥胖人群在低氧

① SD 大鼠是大鼠的一个品系。1925 年，美国斯泼累格·多雷（Sprague Dawley）农场用杂合雄性大鼠和维斯塔尔（Wistar）雌性大鼠杂交后，育成的一个白化封闭群大鼠。

② 邓红，徐晓阳，林文弢，等. 间歇性低氧运动对大鼠骨骼肌线粒体解偶联蛋白 3（UCP3）表达的影响 [J]. 体育科学，2007（7）：59 – 63.

③ 邱烈峰，林文弢，翁锡全. 间歇低氧运动对肥胖大鼠体成分的影响 [J]. 山东体育学院学报，2008，24（7）：41 – 44.

④ 陈瑜文，林文弢，邱烈峰，等. 间歇低氧运动对肥胖大鼠食欲的影响及其机制分析 [J]. 体育学刊，2011，18（4）：133 – 136.

⑤ 陈立军，王兴，王茹. 在多巴高原与平原分别实施有氧运动处方对肥胖青少年体质健康促进的实验研究 [J]. 中国体育科技，2013，49（6）：89 – 93.

⑥ 付鹏宇，龚丽景，段佳妍，等. 低氧运动对肥胖小鼠脂肪 UCP – 1 和 PGC – 1α 表达的影响 [J]. 中国运动医学杂志，2015，34（11）：1 070 – 1 075.

⑦ 次仁央金，且增. 慢性高原缺氧对人体消化管道的影响 [J]. 西藏医药杂志，2010，31（4）：3 – 4.

⑧ LU Y, JING W, FENG L, et al. Effects of hypoxic exercise training on microRNA expression and lipid metabolism in obese rat livers [J]. Journal of Zhejiang university (science b)，2014，15（9）：820 – 829.

⑨ 付鹏宇，龚丽景，段佳妍，等. 低氧运动对肥胖小鼠脂肪 UCP – 1 和 PGC – 1α 表达的影响 [J]. 中国运动医学杂志，2015，34（11）：1 070 – 1 075.

⑩ DISANZO B L, YOU T. Effects of exercise training on indicators of adipose tissue angiogenesis and hypoxia in obese rats [J]. Metabolism，2014，63（4）：452 – 455.

⑪ 吴菊花，杨亚南，翁锡全，等. 低氧运动对营养性肥胖大鼠骨骼肌 PGC – 1α 及其下游因子的影响 [J]. 体育学刊，2016，23（3）：130 – 136.

⑫ 陈立军，王兴，王茹. 在多巴高原与平原分别实施有氧运动处方对肥胖青少年体质健康促进的实验研究 [J]. 中国体育科技，2013，49（6）：89 – 93.

⑬ 李靖，张漓，冯连世，等. 高原或低氧训练对肥胖青少年减体重效果及血糖代谢相关指标的影响 [J]. 中国运动医学杂志，2014，33（5）：460 – 464.

中训练比在常氧中训练更能降低体重、体脂率和BMI[1][2][3]，低氧浓度集中在模拟2 500~3 000米海拔高度水平。巴雷金以79名超重男性为实验对象，利用10%氧浓度结合运动更好地引起超重人群形态和功能的改变，能够提高气体运输系统的功能和提高一般的体力活动和有氧能力。然而，在另一项试验中，32名肥胖患者进行了为期8个月的中等强度的高住高练训练，在氧浓度（14.0±0.2）%（相当于海拔高度3 500米）进行运动，在（12.2±0.3）%（相当于海拔高度4 500米）进行休息。结果显示，低氧训练较常氧训练体重、BMI和腰臀比等指标并没有明显差异，该方案中的低氧刺激对于身体体成分的改变刺激作用不明显。[4] 由此，在不同浓度的低氧环境中运动，因运动强度和时间的不同，可能对体成分产生不同的结果。

第二节　低氧运动的研究与应用

一、研究发展进程

人类对缺氧的认识已有100多年的历史。1878年，瑞士生理学家伯特最早研究了大气压力降低引起的缺氧对身体能力的影响，莫索和科恩海姆出版了高空（高原）生理学的书籍。1925年，在对低压低氧的适应研究中，巴克罗福特率先确立了形成适应性结构的学说，不久证实了在低压低氧条件下，有新生成的血红蛋白和血氧浓度的升高。据测定，在2 500~4 500米高度适应1个月后，血氧容量可增加11%~25%。霍尔丹和普里斯特利、克里斯滕森、迪尔和科克等把高空生理学和高空身体运动的知识，如急性和慢性缺氧的呼吸及气体代谢等，引入航空医学的领域。第二次世界大战后，韦尔扎尔和缪拉尔特撰写了一批高空生理学专著。以上这些都是开展高原训练之前，有关低氧研究的进程及其在航空和登山方面的实践。高原训练的起步约在20世纪50年代，至今已有半个多世纪，目前世界上主要的高原训练基地（除中国外）见表2-2。在回顾文献的基础上，为了研究高原训练的发展进程，将发展过程概括为4个阶段：①萌芽阶段（20世纪50年代）；②第一个高潮阶段（20世纪60年代，以1968年墨西哥城奥运会前后及非洲

① NETZER N C, CHYTRA R, KüPPER T. Low intense physical exercise in normobaric hypoxia leads to more weight loss in obese people than low intense physical exercise in normobaric sham hypoxia [J]. Sleep and breathing, 2008, 12 (2): 129–134.

② WIESNER S, HAUFE S, ENGELI S, et al. Influences of normobaric hypoxia training on physical fitness and metabolic risk markers in overweight to obese subjects [J]. Obesity, 2010, 18 (1): 116–120.

③ KONG Z, ZANG Y, HU Y. Normobaric hypoxia training causes more weight loss than normoxia training after a 4-week residential camp for obese young adults [J]. Sleep and breathing, 2014, 18 (3): 591–597.

④ GATTERER H, HAACKE S, BURTSCHER M, et al. Normobaric intermittent hypoxia over 8 months does not reduce body weight and metabolic risk factors—a randomized, single blind, placebo—controlled study in normobaric hypoxia and normobaric sham hypoxia [J]. Obesity facts, 2015, 8 (3): 200–209.

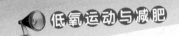

高原选手的崛起为标志）；③争议中的探索阶段（20世纪70—80年代）；④快速发展阶段（20世纪90年代以后）。

表2-2　世界上主要的高原训练基地（除中国外）①

国家	地点	海拔高度/米
埃塞俄比亚（Ethiopia）	亚的斯亚贝巴（Addis Ababa）	2 300
肯尼亚（Kenya）	艾坦（Iten）	2 400
摩洛哥（Morocco）	伊夫兰（Ifrane）	1 660
南非（South Africa）	德尔斯特鲁姆（Dullstroom）	2 100
	波切夫斯特鲁姆（Potchefstroom）	1 378
墨西哥（Mexico）	圣路易斯波托西（San Luis Potosi）	1 850
	墨西哥城（Mexico City）	2 240
美国（USA）	阿尔伯克基（Albuquerque）	1 619
	马默斯莱克斯（Mammoth Lakes）	2 400
	博尔得（Boulder）	1 655
	弗拉格斯塔夫（Flagstaff）	2 106
澳大利亚（Australia）	福尔斯克里克（Falls Creek）	1600
西班牙（Spain）	塞拉内华达（Sierra Nevada）	2 320
法国（France）	丰霍默（Font Romeu）	1 850
瑞士（Switzerland）	圣莫里茨（St. Moritz）	1 856

我国在20世纪60年代初，也有人对高原训练进行了尝试和研究。1973年12月，国家体育运动委员会（现为国家体育总局）首次正式组织中长跑、马拉松项目运动员在云南海埂高原训练基地，进行了为期100天的集训。这次集训虽然有些人的生理指标得到改善，回到平原后运动成绩也普遍得到提高，但由于对高原训练的控制缺少经验，科学检测的手段又相对较少，在此期间有较多的运动员出现"过度疲劳"（如"血尿"）等症状。

20世纪80年代中期，在原德意志民主共和国教练执教下，国家游泳队开始进行系统的平原—高原交叉训练。同时成立了专家研究组，进行了系统的比较监测，取得了高原训练的大量经验和科学数据。这些数据为20世纪90年代我国田径、游泳、自行车等项目系统地进行平原—高原交叉训练积累了经验和教训，为形成我国民族特色的平原—高

---

① FLAHERTY G, O'CONNOR R, JOHNSTON N. Altitude training for elite endurance athletes: a review for the travel medicine practitioner [J]. Travel medicine and infectious disease, 2016, 14 (3): 200 - 211.

原—平原交叉训练体系奠定了基础。

　　进入 21 世纪，我国高原训练蓬勃发展，基于为竞技体育专业队运动员服务的高原训练开展丰富。借助得天独厚的自然高原条件，国内高原训练基地（见表 2-3）不仅数量明显增加，设备设施完善程度高，服务项目覆盖范围广，同时，为大众健身服务的低氧运动研究增多，尤其以低氧运动与代谢综合征相关疾病的干预治疗效果研究取得了丰硕的成果。

表 2-3　我国高原训练基地一览表①

序号	地点	高度/米	项目
1	云南海埂	1 890	综合
2	云南昆明	1 890	综合
3	云南呈贡	1 917	田径
4	云南松茂	1 900	水上
5	青海多巴	2 366	综合
6	青海西宁	2 260	综合
7	贵州六盘水	1 840	综合
8	贵州红枫湖	1 245	水上
9	四川西昌	1 450	水上
10	四川会理	1 934	田径
11	甘肃兰州	1 500	综合
12	甘肃榆中	1 987	田径
13	甘肃刘家峡	1 850	水上
14	吉林长白山	1 900	冰雪运动
15	新疆天池	1 950	冰上
16	陕西太白甘沟	1 660	综合
17	宁夏西吉	1 800 ~ 2 500	综合
18	河北崇礼	1 920	综合、雪上
19	内蒙古武川	1 650	综合
20	西藏林芝	2 900	综合、耐力项目

---

① 严尹鹏. 我国高原训练基地的类型与特点［J］. 城市建设理论研究（电子版），2012（4）.

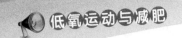

二、低氧运动的多样性

高原训练的实质就是利用高原低氧（非低压）环境加强运动员某些方面的生理机能，为运动能力的提高奠定生物学基础。因此，从理论上说只要是在低氧环境下训练均可达到高原训练的效果。实际上，利用自然或人工低氧环境进行训练，提高运动员体能的方法均可称为低氧训练。自然条件下的高原训练主要应用于提高耐力运动员竞技水平，利用高海拔低氧刺激机体进行代偿性反应，提高机体运输氧气的能力、心脏的供血能力、骨骼肌的代谢能力及最大摄氧量。① 由于高海拔缺氧会造成最大摄氧量的下降，进而导致运动员无法保持与低海拔地区相同的训练负荷。

低住高练（living low-training high，LoHi）② 与高原训练相似，也可以实现对运动员施加低氧环境的外部缺氧和运动负荷引起的内部缺氧双重刺激，有利于运动能力的提高，避免高原环境不利于运动疲劳恢复的缺点，但也存在运动负荷低的弊端。而高住低练（living high-training low，HiLo）的应用，则较好地解决了运动员在高原训练中运动负荷无法保证，骨骼肌工作能力低下的问题，提高了骨骼肌机体运输氧气和抗氧化能力。③ 然而，HiLo 缺乏运动时外环境低氧对心肺功能的强烈刺激。因此，HiLo 结合部分 LoHi 就形成了高住高练低训（Living high-training high and traing low，HiHiLo）。HiHiLo 主要是让运动员居住在人工低氧环境，训练采用以常氧训练为主、低氧运动为辅的方式进行，兼顾了低氧的刺激与训练的强度。另外，间歇性低氧训练较高原训练能够解决训练负荷不足带来的影响，且其缺氧间歇性方式较高原训练持续性的缺氧能够引起更加强烈的应激，代偿恢复效果更明显。

间歇性低氧训练的缺氧负荷量可根据不同的训练目的、不同的训练个体进行调节，使训练计划更加系统和灵活。④ 随着运动训练的科学化和精细化，一些新的低氧训练的方式应用增多，如亚高原训练⑤、不同浓度的低氧交替训练、低氧预适应后的慢性、急性低氧训练和低氧重复冲刺训练⑥等。这些训练兼顾有氧、无氧能力和力量训练的同时，降低了低氧损伤，不仅用于提高运动员的运动能力，而且广泛地应用于促进非运动员人群的身体健康。

① 冯连世. 高原训练及其研究现状（待续）［J］. 体育科学，1999，19（5）：64-66.

② 高炳宏，步振威，王道，等. LoLo、HiLo、LoHi 和 HiHiLo 训练过程中血象指标变化规律的比较研究［J］. 体育科学，2005，25（10）：32-36.

③ 胡扬. 模拟高原训练的新发展：从 HiLo 到 HiHiLo［J］. 中国运动医学杂志，2005，13（1）：69-72.

④ 雷志平. 间歇性低氧训练与高原训练的比较研究［J］. 西安体育学院学报，1997（3）：59-63.

⑤ 于涛，常芸，赵鹏，等. 亚高原训练对中国优秀女子举重运动员身体机能状态的影响 ［J］. 体育科学，2016（12）：67-71.

⑥ 何连源，邱俊强，李燕春，等. 低氧反复冲刺训练对篮球运动员专项速度耐力的影响［J］. 中国运动医学杂志，2017，36（5）：416-419.

表 2-4　高原自然条件下缺氧、模拟人工条件下缺氧与正常环境中有关因素的比较①

项目	高原（自然条件）缺氧	模拟（人工条件）缺氧		
	高度	低压室	吸入低压混合气	呼吸面罩
气压	减少	减少	相同	相同
氧分压 P_{O_2}	减少	减少	减少	减少
水压力 P_{H_2O}	减少	减少	相同	相同/增加
空气密度	减少	减少	相同	相同
呼吸阻力	减少	减少	相同/增加	增加
重力	减少	相同	相同	相同
紫外线	增加	相同	相同	相同
风	增加	相同	相同	相同
日温差	增加	相同	相同	相同
二氧化碳压力 P_{CO_2}	减少	减少	相同	增加

三、模拟高原训练的方法

模拟高原训练的方法主要有间歇性低氧吸入法和威尔伯介绍的集中缺氧训练方式，具体可参见本书第一章第三节的内容。

第三节　低氧运动对人体的影响

一、低氧运动可提高机体有氧工作能力

低氧训练可以通过多方面提高机体的有氧代谢能力包括以下几点：

（1）低氧训练可以促进 EPO 的分泌，促使红细胞的生成加强和血红蛋白含量升高，提高氧运输能力。冯连世等在研究中发现，4 周的高原训练能够显著提高中长跑运动员的红细胞和血红蛋白的含量，但 EPO 在高原训练期间不升反降。高原训练 3 周内，EPO 呈持续回升状态，网织红细胞的变化与 EPO 基本一致，而且女性对高原训练的反应效果要优于男性。以雄性 SD 大鼠为实验对象的研究发现，模拟海拔 3 000 米和 4 000 米的氧气浓度能够显著提高机体 EPO mRNA 表达的升高。模拟高原训练组大鼠中，除 2 000 米

---

① ULRICH F. Höhentrainning［M］. Münster：Philippka-Verlag，1990：49.

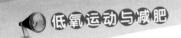

组的 EPO mRNA 升高外，3 000 米组和 4 000 米组的水平反而较平原组水平明显下降。①②
由此可见，低氧暴露或低氧训练对提高机体的 EPO 水平存在最适的氧气浓度。

（2）低氧训练影响机体有氧代谢关键酶的活性。王荣辉等研究中，健康雄性 SD 大
鼠进行为期一周的低氧运动训练后，腓肠肌的苹果酸脱氢酶（MDH）活性显著升高，以
3 000 米低氧水平组升高最为明显，而返回平原后，2 000 米组大鼠的 MDH 活性变化最为
稳定且活性最高。③研究结果表明，低氧运动模拟海拔高度选择介于 2 000～3 000 米。另
外，毛杉杉等同样是利用雄性 SD 大鼠为实验对象，进行了为期 4～28 天不同时程的、模
拟 4 000 米海拔高度的中等强度的高住低练训练。干预结束后，取腓肠肌检测琥珀酸脱
氢酶（SDH）的活性。结果发现，SDH 的活性随着干预时间的增加而提高，28 天组的水
平接近于对照组的 2 倍。④另外，为期三周的间歇性低氧耐力训练中，将模拟氧浓度从
14% 降至 10%。研究结果表明，间歇性低氧训练可以提高小鼠心肌、脑组织及股四头肌
中细胞色素氧化酶（CCO）和 SDH 的含量，可以提高机体的有氧代谢能力。⑤

（3）心血管的泵血功能是限制有氧工作能力提高的重要因素，多项研究证实低氧训
练可影响心血管系统的功能。高原训练初期，会引起心率的升高、每搏量的下降，使心
脏功能暂时降低。⑥低氧训练后，左心室收缩功能增强，获得良好的心脏适应性，在某种
程度上有利于心力储备功能的增强。⑦究其原因，低氧和运动交互效应叠加，可对心肌肌
原纤维间线粒体的数量和体积产生一定影响，并通过线粒体体积密度的增高和线粒体内
膜及嵴的表面密度的增大，提高有氧代谢能力。⑧低氧训练能显著增加心肌组织的血管生
成，其中 HiHiLo 这一低氧训练模式对心肌组织微血管的生成效果最好。⑨间歇性低氧训

①　冯连世，宗丕芳，李福田，等. 高原训练对中长跑运动员红细胞生成的作用［J］. 体育科学，
1998，18（4）：78-81.

②　冯连世，赵中应，洪平，等. 模拟高原训练对大鼠促红细胞生成素（EPO）表达的影响［J］.
中国运动医学杂志，2001（4）：358-360.

③　王荣辉，邢文华，刘桂华，等. 模拟不同海拔高度低氧训练对大鼠腓肠肌 LDH 和 MDH 活性的
影响［J］. 体育科学，1998（5）：75-78.

④　毛杉杉，潘同斌，王瑞元. 高住低训对大鼠骨骼肌 SDH 与 LDH 活性的影响［J］. 中国运动医
学杂志，2005，24（5）：551-554.

⑤　王茂叶. 间歇性低氧训练对小鼠机体细胞色素氧化酶和琥珀酸脱氢酶的影响［J］. 天津体育学
院学报，2005，20（6）：26-28.

⑥　马福海. 青藏高原自行车拉力赛对运动员心脏功能的影响［J］. 广州体育学院学报，2003
（2）：29-30.

⑦　李俊涛，曾凡星，胡杨，等. 低住高练中国家女子中长跑运动员心功能的变化［J］. 山东体育
学院学报，2007（5）：59-61.

⑧　雷志平，王伟，王煜，等. 间歇性低氧训练对急性运动大鼠心肌超微结构的影响［J］. 中国运
动医学杂志，2004（1）：90-93.

⑨　邹志兵，郑澜. 低氧训练促进心肌组织微血管生成的免疫组化研究［J］. 山东体育学院学报，
2010，26（1）：50-54.

练后的 ATP 含量、腺苷酸池总量以及 EC 水平升高，维持能量代谢能力的效果显著。[①]

（4）低氧训练提高骨骼肌线粒体呼吸链功能。研究发现，高住高练低训中模拟海拔高度 2 500 米进行 5 周的干预，3 周后大鼠骨骼肌线粒体呼吸链功能基本适应，第 4～5 周呼吸链功能显著性提高，第 5 周优于第 4 周。[②] 进一步研究发现，低氧训练提高骨骼肌线粒体呼吸链功能优于常氧训练，且模拟海拔 2 500～3 500 米的交替低氧训练效果最明显。[③] 综上所述，机体习服—适应适宜海拔高度的高原训练或模拟高原训练后，从氧的摄入、运输和利用可多方面提高有氧工作能力。

二、低氧运动亦可提高机体的无氧代谢能力

低氧训练主要应用于有氧代谢功能的提高，但有很多的运动项目在提高运动员的有氧能力的同时，还要兼顾无氧代谢。目前，低氧训练逐渐向无氧代谢项目扩展。动物实验发现，雄性昆明小鼠在模拟海拔 2 300 米低氧环境中进行游泳运动 4 周后，连续检测持续 3 周的股四头肌乳酸和血乳酸水平，结果提示，2 300 米海拔高度的低氧训练提高了小鼠无氧代谢能力。分析原因发现，模拟高原训练可能引起乳酸生成的延迟，提高了缓冲系统的能力，乳酸的消除增强。[④] 另外，男性场地自行车运动员进行 4 周的 1 900 米海拔高原训练后，以糖酵解代谢供能为主的重复做功和做功维持能力均有所提高。[⑤] 然而，模拟海拔高度 3 000 米和 4 000 米的低氧训练提高了大鼠骨骼肌的有氧代谢酶的活性，但对 LDH 的活性基本无影响。[⑥⑦] 由此可见，模拟较低海拔的低氧训练能够提高无氧代谢能力，是由于低海拔的训练可以避免氧分压下降造成的运动强度降低。

三、低氧训练对免疫机能的影响

低氧训练对运动参与者的免疫系统带来较大的负担，引发部分免疫系统疾病，进而影响运动成绩的提高。因此，低氧或高原训练下运动员的免疫机能的变化规律一直是体育科研人员关注的重点之一。其中，免疫细胞和淋巴细胞数量对监控低氧训练下免疫机

---

① 林家仕，林子俺，刘英杰. 高效液相色谱分析不同低氧训练模式下大鼠心肌组织腺苷酸含量变化特征 [J]. 体育科学，2009，29（2）：65－70.

② 李洁，王世超. 高住高练低训不同时程大鼠骨骼肌线粒体呼吸链功能的变化 [J]. 中国运动医学杂志，2016，35（1）：32－35.

③ 李洁，刘西锋. 不同海拔高度交替低氧训练对大鼠骨骼肌线粒体呼吸功能的影响 [J]. 中国运动医学杂志，2017（1）：21－25.

④ 李世成，田野. 间歇性缺氧模拟高原训练对小鼠骨骼肌乳酸代谢的影响 [J]. 中国运动医学杂志，1999，18（2）：126－128.

⑤ 马国强，李之俊，梁效忠，等. 4 周 1 900m 高原训练对男子短距离自行车运动员无氧代谢能力的影响 [J]. 中国体育科技，2013（4）：60－67.

⑥ 王荣辉，邢文华，刘桂华，等. 模拟不同海拔高度低氧训练对大鼠腓肠肌 LDH 和 MDH 活性的影响 [J]. 体育科学，1998（5）：75－78.

⑦ 毛杉杉，潘同斌，王瑞元. 高住低训对大鼠骨骼肌 SDH 与 LDH 活性的影响 [J]. 中国运动医学杂志，2005，24（5）：551－554.

能的改变具有重要意义。^① 常芸教授在研究中选取了 9 名国家队短道速滑队员为监控对象，进行三次亚高原（海拔 1 568m）训练后，检测 T 淋巴细胞总数（CD3⁺）以及辅助型 T 淋巴细胞 CD4⁺、CD8⁺ 和 CD4⁺/CD8⁺ 的变化情况。结果表明，亚高原训练显著影响短道速滑运动员的免疫机能，且呈下降状态。^② 张缨等选取了 16 名体育系足球专项男生在急性低氧暴露后白细胞计数等指标呈明显上升趋势，随着高住低训（氧含量 15.3%）的进行，外周白细胞的数目转而下降，可能对实验志愿者的免疫功能产生不利的影响。^③ 另外，红细胞免疫分子的表达也可用于免疫机能的监控。^④ 在模拟海拔 2 500 米的高住低练 2 周后，女游泳运动员红细胞 CR1（Erythrocyte Complement Receptor 1）免疫黏附功能受到明显抑制。

除此以外，低氧训练影响小肠体液免疫功能。金其贯等以雄性 SD 大鼠为研究对象，高住低训（氧含量 13.6%）2 周和 6 周后，测定小肠组织中分泌型免疫球蛋 A（SIgA）、防御素 -5（RD -5）、溶菌酶、白细胞介素 4（IL -4）、转化生长因子 -β（TGF -β）含量以及多聚免疫球蛋白受体（p Ig R）和 J 链 m RNA 的表达。结果发现，低氧暴露和大强度训练都能抑制小肠的免疫功能，低氧训练更能损伤小肠的免疫功能。^⑤

综合以上研究可知，长期的高海拔（1 500 米）耐力训练能够从多方面抑制机体的免疫功能，而低海拔（847 米）的训练则对免疫功能的影响不显著。^⑥ 因此，低氧训练过程中低氧浓度和运动强度的选择对免疫系统的作用很明显。

四、低氧运动对控重减肥的作用

低氧暴露和低氧运动在控重减肥方面作用明显。低氧暴露过程中体重的降低主要是去脂体重降低引起的，而低氧训练则可能引起体脂的降低。在高山跋涉中去脂体重降低亦较明显，低氧暴露和低氧训练能够促使机体体成分的良好改变。^⑦ 低氧干预下食物的摄入减少、营养物质的消化吸收率减少、基础代谢率的改变、脂肪分解代谢的增加和机体合成代谢的抑制是引起体重下降或改变的主要原因。因此，合理的低氧训练手段可以作

① 张勇，李之俊. 模拟低住高练（LoHi）对自行车运动员免疫功能的影响［J］. 体育科学，2005（11）：26 - 28.

② 常芸，何子红，王莱芮，等. 高原训练对国家短道速滑运动员细胞免疫功能的影响［J］. 体育科学，2002（1）：86 - 90.

③ 张缨，周帆扬，田野，等. 四周高住低训对外周血白细胞计数的影响［J］. 北京体育大学学报，2004，27（9）：1 213 - 1 214.

④ 赵永才，高炳宏，丁树哲. 高住低练对游泳运动员红细胞免疫分子表达及功能的影响［J］. 体育科学，2010，30（6）：66 - 71.

⑤ 金其贯，胡要娟，金爱娜，等. 不同模式的低氧运动训练对大鼠肠道体液免疫功能的影响［J］. 中国运动医学杂志，2015，34（8）：764 - 769.

⑥ 于涛，常芸，赵鹏，等. 亚高原训练对中国优秀女子举重运动员身体机能状态的影响 ［J］. 体育科学，2016（12）：67 - 71.

⑦ 李晓霞，胡扬，田中，等. 高住低训对运动员身体成分的影响［J］. 沈阳体育学院学报，2004（3）：424 - 425.

为赛前减重和训练的手段，同时应根据项目的需要选择适宜的低氧运动干预手段，兼顾减重和力量训练的要求。另外，随着肥胖及相关代谢疾病的流行，低氧暴露和低氧训练在减肥方面的应用越发受到重视。低氧运动干预后肥胖青少年的体重、BMI 和体脂率都降低，而低氧训练组的下降程度与常氧组相比有显著性差异，低氧运动在减肥方面的作用优于常氧运动①，而且低氧运动有效改善肥胖青少年的血脂、血糖代谢和胰岛素抵抗作用②。

目前，低氧运动减肥的机制的研究已成为热点。现有研究发现，低氧运动后的肥胖机体瘦素分泌增加，抑制食欲③，脂联素的分泌增多，随着脂肪的分解，骨骼肌细胞中 AMPK 的活性增强，AMPK – PPARα/AMPK – PGC1α 信号途径的激活④⑤，增加机体的能量消耗。另外，低氧运动促使肥胖机体中 Irisin – UCP1 的表达升高，引起白色脂肪的棕色化也可能是减肥的机制之一。⑥

五、低氧运动影响的细胞凋亡

运动引起的细胞凋亡是不是良性的适应改变，何种运动形式、运动负荷能够起到适宜的刺激作用等论题，已经成为研究的重点。现有的研究认为，耐力训练可促进凋亡抑制因子（bcl – 2）的表达，抑制细胞凋亡；而急性、力竭运动促进凋亡因子（bax）的分泌，促使细胞凋亡。杨海平等利用雄性 SD 大鼠为实验对象，干预措施为低氧暴露、常氧运动和低氧运动，低氧浓度模拟海拔 4 000 米，运动形式为中等强度的跑步训练 1 小时，干预时间为 7 天。结果表明，低氧暴露和低氧运动都能够促进骨骼肌的凋亡，但低氧与耐力运动的叠加效应较为明显。⑦ 而 7 天的低氧力竭运动能够造成骨骼肌凋亡的显著增加⑧，这可能是由运动后钙离子内环境紊乱，或活性氧生成增加造成的。

另外，低氧运动对心、肝、肾和海马组织细胞凋亡作用明显。其中，模拟 4 000 米

① 王宁琦，胡扬，官余凌，等. 4 周低氧运动结合饮食控制对肥胖青年体重、血脂及胰岛素抵抗的影响 [J]. 中国运动医学杂志，2012，31（4）：289 – 294.
② 李靖，张漓，冯连世，等. 高原或低氧训练对肥胖青少年减体重效果及血糖代谢相关指标的影响 [J]. 中国运动医学杂志，2014，33（5）：460 – 464.
③ 陈瑜文，林文弢，邱烈峰，等. 间歇低氧运动对肥胖大鼠食欲的影响及其机制分析 [J]. 体育学刊，2011，18（4）：133 – 136.
④ 吴菊花，杨亚南，翁锡全，等. 低氧运动对营养性肥胖大鼠骨骼肌 PGC – 1α 及其下游因子的影响 [J]. 体育学刊，2016，23（3）：130 – 136.
⑤ 李格，张缨. 低氧训练诱导 AMPK 对小鼠骨骼肌 PPARα 表达的影响 [J]. 山东体育学院学报，2013，29（5）：40 – 46.
⑥ 付鹏宇，龚丽景，段佳妍，等. 低氧运动对肥胖小鼠脂肪 UCP – 1 和 PGC – 1α 表达的影响 [J]. 中国运动医学杂志，2015，34（11）：1 070 – 1 075.
⑦ 杨海平. 低氧、运动对大鼠骨骼肌细胞凋亡及 bcl – 2、bax 表达的影响 [J]. 广州体育学院学报，2006，25（6）：706 – 709.
⑧ 杨海平，王江民，梁薇，等. 低氧、力竭运动对大鼠骨骼肌细胞凋亡及 bcl – 2、bax 表达的影响 [J]. 广州体育学院学报，2009，29（4）：86 – 92.

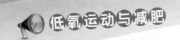 低氧运动与减肥

海拔氧浓度的高住低练对大鼠肝细胞凋亡影响比单纯常氧运动和低氧暴露大，且与持续时间呈正相关。[①] 相同氧浓度的低氧训练也可提高大鼠心、肾、海马组织的细胞凋亡率[②]，低氧诱导因子–1α（HIF–1α）的表达可能协同 bcl–2 家族凋亡相关因子的表达。

总结分析不难发现，外环境低氧和运动负荷性缺氧都能引起细胞凋亡，大强度的低氧运动能够实现二者效应的叠加。然而，目前国内研究选用的氧浓度相同（模拟海拔高度 4 000 米），高于或低于 4 000 米海拔氧浓度下的低氧暴露或运动研究还未见报道。

六、低氧影响心理、认知的功能

低氧环境脑部供氧不足，脑部的正常代谢和功能出现障碍，对人的认知功能，如短时记忆、注意广度及注意转换能力、思维判断能力等均产生明显影响。间歇性低氧训练可以合理地设置低氧的浓度及暴露时间，可以提高机体的有氧耐力和抗缺氧的能力。研究发现，间歇性低氧训练有效地增强了大学女生脑组织及神经系统的抗缺氧能力，提高机体在缺氧条件下正常心理反应的能力。[③] 另外，模拟海拔高度 2 500 米的 4 周高住低练，可有效改善皮划艇男运动员在低氧条件下神经系统的工作能力，提高运动员的认知和心理反应能力。[④] 由此可知，适宜的低氧训练可作为提高机体心理、认知能力的手段，应用于竞技体育辅助训练。

七、低氧训练与氧化应激

低氧训练中低氧和运动双重刺激机体氧化应激，产生更多的自由基，代偿性地引起机体自身抗氧化酶系统活性的提高。蒋明朗等在实验中，选用 ICR 封闭群小鼠为实验对象，无负重游泳低氧干预 4 周后，检测其心、脑、骨骼肌丙二醛（MDA）含量和超氧化物歧化酶（SOD）活性。低氧暴露、运动组和低氧运动组 MDA 含量显著下降，而 SOD 活性则明显升高。分析实验结果发现，间歇性低氧和耐力训练对机体抗氧化系统的效果相似，而低氧暴露和耐力运动对骨骼肌组织的抗氧化酶活性和过氧化脂质的消除能力有明显的叠加效应。[⑤] 另外，雄性 SD 大鼠进行 4 周的模拟高住低练和低住高练两种模式训练后，两组大鼠肝脏 GSH（谷胱甘肽）、GSH–PX（谷胱甘肽过氧化物酶）、T–AOC（总抗氧化能力）最高，MDA 含量最低，较对照组和运动组有显著性差异，而两组间无

---

① 刘文锋，瞿树林，汤长发. 模拟 4 000m 高住低练对大鼠肝细胞凋亡与增殖的影响［J］. 体育科学，2008（5）：50 – 55.

② 林喜秀，瞿树林，周桔，等. 低氧训练对大鼠心、肝、肾、海马组织细胞凋亡的影响及其机制研究［J］. 中国运动医学杂志，2012，31（2）：146 – 156.

③ 陈耕春，黄东. 间歇性低氧训练对心理反应能力影响的实验研究［J］. 西安体育学院学报，2000，17（3）：84 – 85.

④ 郭方方，周志宏，王奎，等. 高住低练法对运动员神经系统及其认知行为的影响［J］. 体育科学，2004，24（2）：17 – 19.

⑤ 蒋明朗，雷志平. 间歇性低氧暴露对小鼠自由基代谢的影响［J］. 中国运动医学杂志，2005，24（1）：87 – 88.

显著性差异。① 由此可见，两组低氧训练方式都能够提高大鼠肝脏 GSH 的抗氧化能力。以上动物实验可以发现，低氧训练动物机体产生适应性，提高了在低氧环境中的抗氧化能力，低氧训练对人体的影响研究发现②，模拟海拔高度递增的间歇低氧训练提高了人体血清中 SOD、GSH - PX 等抗氧化酶的活性，加速了低氧环境下自由基的清除，提高了模拟 5 000 米海拔氧气浓度下人体的抗氧化能力。

八、低氧运动习服与基因多态性

各型急、慢性高原病的发生是人体习服—适应失败的结果。急性高原病（AMS）具有遗传易感性，个体表现出 AMS 发生及习服效果的巨大差异，一些影响关键酶活性的基因多态性可能涉及其中。因此，该主题的研究不仅可深入理解 AMS 的遗传机制，也为 AMS 的个性化预防和控制提供了可行性依据。胡扬教授团队在实验中招募北方汉族男性大学生为志愿者，进行为期 3 周的间歇性低氧训练，模拟低氧浓度海拔在 5 000 米左右。实验前取志愿者的静脉血进行基因多态性分析。研究结果发现，低氧训练都提高了受试者的低氧耐受性，高山病的发病率较低氧运动干预前有明显的下降，其中：①ANP 的 C - 664G 和 T2238C 位点，不同基因型和等位基因携带者的 AMS 发生率 AMS 评分变化趋势不显著。②eNOS 基因 G894T 及 4B/4A 位点多态性与 AMS 发生及其低氧运动习服效果的关系密切，4A 等位基因是 AMS 易感性及其低氧习服效果的遗传学标记。③内皮素基因 - 1（ET - 1）基因中 G5665T 与 T8000C 位点不同基因型组的 ET - 1 水平在初次低氧暴露时变化趋势不同，在再次低氧暴露时变化趋势相同。但 ET - 1 水平变化仅与低氧有关，与基因多态性无关。④HIF - 1α 基因 C1772T 的 CT 基因型可能是低氧敏感性的遗传学标记，C958G 的多态性与 AMS 的发生及低氧习服未见明显关联。③④⑤⑥ 由上可知，多个基因不同位点类型对低氧训练习服的效果存在差异。

① 陈晓彬，林文弢，翁锡全. 常压模拟高住低练和低住高练对大鼠肝脏谷胱甘肽抗氧化系统影响的比较 [J]. 广州体育学院学报，2006，26（2）：89 - 92.
② 于加倍，衣龙彦，胡扬. 间歇低氧运动对模拟海拔 5 000m 人体氧化应激和抗氧化能力的影响 [J]. 武汉体育学院学报，2015，49（9）：97 - 100.
③ 周文婷，胡扬，徐飞. ANP 基因多态性对 AMS 发生及低氧习服效果的影响 [J]. 北京体育大学学报，2010（12）：45 - 47.
④ 周文婷，胡扬，徐飞，等. eNOS 基因多态性与急性高山病低氧运动习服效果的关联研究 [J]. 体育科学，2010，30（6）：72 - 75.
⑤ 周文婷，胡扬，徐飞. 急性高山病发生与低氧运动习服中人血清 ET - 1 水平及其基因多态性 [J]. 北京体育大学学报，2015，38（4）：58 - 64.
⑥ 潘秀清，胡扬，徐飞，等. HIF - 1α 基因多态性与急性高原反应及低氧运动习服效果的关联研究 [J]. 中国运动医学杂志，2015，34（8）：744 - 749.

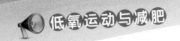

第三章

低氧运动减肥的方法

目前，低氧运动的方式主要有四种，包括：间歇性低氧暴露、间歇性低氧训练[1]、低氧重复性冲刺训练[2]和局部限制血流法[3]。间歇性低氧暴露是由 20 世纪 80 年代苏联的斯特列尔科夫提出的训练方法，该方法是让受试者在平原常氧条件下吸入一定氧浓度低的常压低氧气体。训练时，受试者分几次吸入低氧气体，每次吸入一定时间后，转入正常呼吸，间隔一定时间后再吸入低氧气体，按一定组合重复数次。

间歇性低氧训练是由美国生理学家莱文提出的。该训练是运动员休息时在低氧条件下进行，训练时在常氧条件下进行，使机体适应低氧环境从而产生相应的生理机能变化，提高训练效果；或运动员休息时在常氧条件下进行，训练时在低氧条件下进行，低氧增强了对运动员的刺激、加大了训练难度，常氧条件下休息保证了运动员的恢复。[4]

除了这些低氧运动的方式，后期还提出了"高住高练""低住高练""高住低练"和通过在高海拔训练时进行氧气供应[5]等方式。这些低氧运动方式的初衷主要应用于专业运动员的训练，现已广泛应用于肥胖的防治。

---

① URDAMPILLETA A, GONZÁLEZ – MUNIESA P, PORTILLO M P, et al. Usefulness of combining intermittent hypoxia and physical exercise in the treatment of obesity [J]. Journal of physiology and biochemistry, 2012, 68 (2): 289 – 304.

② FAISS R, LÉGER B, VESIN J M, et al. Significant molecular and systemic adaptations after repeated sprint training in hypoxia [J]. PloS one, 2013, 8 (2): e56522.

③ MANIMMANAKORN A, HAMLIN M J, ROSS J J, et al. Effects of low-load resistance training combined with blood flow restriction or hypoxia on muscle function and performance in netball athletes [J]. Journal of science and medicine in sport, 2013, 16 (4): 337 – 342.

④ LEVINE B D, STRAY – GUNDERSEN J. "Living high – training low": effect of moderate-altitude acclimatization with low-altitude training on performance [J]. Journal of applied physiology, 1997, 83 (1): 102 – 112.

⑤ VOGT M, PUNTSCHART A, GEISER J, et al. Molecular adaptations in human skeletal muscle to endurance training under simulated hypoxic conditions [J]. Journal of applied physiology, 2001, 91 (1): 173 – 182.

第一节 低氧与减肥

近年来，关于高海拔逗留后食欲下降和食欲下降后体重下降的研究增多，低氧暴露已被认为是一种可行的减肥策略。

一、低氧对体重的影响

测量南美高原地区秘鲁的 15 个社区的出生婴儿的体重后发现，在 2 000 ~ 4 500 米，每升高 500 米，婴儿的出生体重下降 65 克，且这种趋势没有性别差异，在各个海拔高度婴儿的出生高度相似，这说明海拔高度越高，婴儿身材越修长。但高于 4 500 米海拔地区的婴儿出生高度稍微降低，婴儿出生体重发生明显降低的临界大气压高度在 2 000 米。

对来自秘鲁中部安第斯山脉（海拔 3 680 米）的 77 名成年克丘亚男性进行了人体测量和身体成分检测。受试者的体重相对于其他种族群体较低，所有皮褶厚度都很低（肱三头肌和肩胛下皮肤褶皱）。同时，估计脂肪百分比时获得类似的结果。

同时，有研究者测量了高加索人和夏尔巴人的体重、体脂肪、能量摄入、肢体维度和粪便的脂肪含量等指标。结果发现，在中等海拔地区，高加索人的平均体重降低了 1.9 千克，其中脂肪占到 70.5%。但是居住在 5 400 米海拔的时候，脂肪下降只占到平均下降体重 4.0 千克的 27%。在 5 400 米环境居住后，上肢和下肢的维度都有明显下降。然而，夏尔巴人在 5 400 米海拔居住后，体脂下降的比例只有高加索人的一半（9.1% 对 18.4%），体重和肢体维度没有明显的改变。在攀登帕比尔峰（海拔高度 7 102 米）的过程中，以 4 名登山者为研究对象，发现在高海拔条件下身体总卡路里的摄入有显著的下降（35% ~ 47%），体重持续降低。主要原因是身体脂肪的消耗，基本可以实现水代谢的平衡，但出现了明显的负氮平衡，最明显的营养变化发生在 6 000 米以上高度时的观察。研究者推测，高原低氧引起的身体激素代谢的改变导致了体重的减低。[1]

二、低氧减重的原因分析

低氧环境能够造成组织和系统缺氧，同时造成动脉血管中氧分压的降低。氧气在生成 ATP 的氧化还原反应中作为电子的结合物，需要消耗更多的能源物质来维持能量平衡[2]，

---

① GUILLAND J C, KLEPPING J. Nutritional alterations at high altitude in man [J]. European journal of applied physiology and occupational physiology, 1985, 54 (5): 517 – 523.

② KAYSER B, VERGES S. Hypoxia, energy balance and obesity: from pathophysiological mechanisms to new treatment strategies [J]. Obesity reviews, 2013, 14 (7): 579 – 592.

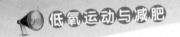

另外，低氧刺激交感神经系统的兴奋，进而提高静息代谢率[1][2]，增加能量的消耗。诸多的研究表明，低氧暴露时体重降低首先是体内水分的丢失，随后是体脂和肌肉重量的降低。多数研究中还可发现，体重降低与海拔高度（氧气的浓度）密切相关，大约在海拔5 000 米以下，体重的降低以体脂下降为主；而超过海拔 5 000 米后，随着海拔高度的增加，肌肉分解代谢加强，体重的降低以去脂体重下降为主[3]，这种机制可能是骨骼肌内存在氧气需求的"最低点"。当氧气浓度适当降低时，可以增加葡萄糖和脂肪的功能比例。然而，高海拔地区极低的氧浓度造成肌组织极度缺氧，氧气在肌组织中的运输和分配变得越发困难。因此，分解掉一部分肌纤维同时促使线粒体的凋亡，既减少了自身氧的需求，也有利于氧气的运输。极限登山运动员和世居高原的夏尔巴人骨骼肌的体积、线粒体的密度和 Ⅰ 型肌的比例均低于平原地区的居民，这恰好说明了骨骼肌分解的原因。[4]

低氧暴露可以通过影响食欲和瘦素的分泌降低体重。夏尔马等在实验中发现低氧暴露明显地降低了雄性白鼠对食物和水的摄入量，也降低了体重。贝利等研究发现，短时间的低氧暴露（14.5% 氧气浓度）能够抑制健康男性受试者的食欲，降低血浆胃饥饿素的浓度。[5] 另外，营养性肥胖昆明小鼠在模拟海拔 3 000 米间歇性低氧环境中生存 40 天后，血液中瘦素水平和肝脏中瘦素受体的表达都升高，并且体重明显降低。[6] 低氧暴露可通过对脂肪合成和分解代谢关键酶活性的调节影响机体的脂代谢，进而影响机体的体成分。[7] 试验中，经过 16 小时低氧暴露（10% 氧气浓度），人体 Hep3B 细胞中固醇调节元件结合蛋白（Sterol Regulatory Element Binding Protein，SREBP）和 SREBP – 1 蛋白水平均降低。低氧暴露通过低氧诱导因子抑制 SREBP – 1c 的表达，减少 FAS 的合成，最终抑制细胞中脂肪生成。[8] 雄性 SD 大鼠，高原暴露 15 天和 30 天后，骨骼肌组织中乙酰辅酶 A 羧化酶 δ（Acetyl – CoA Carboxylase 2，ACC – 2）mRNA 和蛋白质表达水平显著下调，说

① BUTTERFIELD G E, GATES J, FLEMING S, et al. Increased energy intake minimizes weight loss in men at high altitude [J]. Journal of applied physiology, 1992, 72 (5): 1 741 – 1 748.

② MAWSON J T, BRAUN B, ROCK P B, et al. Women at altitude: energy requirement at 4,300 m [J]. Journal of applied physiology, 2000, 88 (1): 272 – 281.

③ 李然，张铭，刘智. 低氧减肥的研究展望 [C] // 2010 年"科学健身与增强体质"论文集. 北京：2010 年"科学健身与增强体质"论文报告会，2010.

④ HOWALD H, HOPPELER H. Performing at extreme altitude: muscle cellular and subcellular adaptations [J]. European journal of applied physiology, 2003, 90 (3): 360 – 364.

⑤ BAILEY D P, SMITH L R, CHRISMAS B C, et al. Appetite and gut hormone responses to moderate-intensity continuous exercise versus high-intensity interval exercise, in normoxic and hypoxic conditions [J]. Appetite, 2015, 89: 237 – 245.

⑥ LING Q, SAILAN W, RAN J, et al. The effect of intermittent hypoxia on bodyweight, serum glucose and cholesterol in obesity mice [J]. Pakistan journal of biological sciences, 2008, 11 (6): 869 – 875.

⑦ 荆文，冯连世，邹飞，等. 低氧暴露及低氧训练调控脂代谢研究进展 [J]. 中国运动医学杂志，2012，31 (12): 1 122 – 1 126.

⑧ CHOI S M, CHO H J, CHO H, et al. Stra13/DEC1 and DEC2 inhibit sterol regulatory element binding protein – 1c in a hypoxia – inducible factor – dependent mechanism [J]. Nucleic acids research, 2008, 36 (20): 6 372 – 6 385.

明高原环境能减少骨骼肌中脂肪的合成。[①] 低氧暴露能够升高脂肪水解、转运和氧化分解的关键酶的活性[②③④]，促进脂肪的消耗。

第二节 运动与减肥

目前，社会上流行的减肥方法有节食减肥、药物减肥和外科手术抽脂减肥等方式。这些方式因难以坚持、容易造成机体丢失维生素等营养物质、缺乏确切疗效、需承受手术风险等因素而不被大众所接受。科学的运动减肥以安全、可行、有效的优点越来越受到大众的青睐。

一、运动减肥的机制

运动减肥的基本原理是运动需求增多，也是脂肪组织中储存的甘油三酯分解为甘油和脂肪酸，作为骨骼肌的能量来源而消耗，打破原有的能量平衡状态。运动减肥的机制在于以下几点。

（1）通过影响食欲减少食物的摄入量。肥胖者进行适宜强度的运动训练后常发生正常的食欲减低，摄食量下降，从而减少能量的摄入。食欲素是一种重要的神经肽，对于肥胖机体有降低食欲、促进脂肪利用的作用，适宜的运动可以促进食欲素的分泌。[⑤]

（2）运动时机体耗能增加。参与运动的器官，尤其是骨骼肌、心肌，除了动用其本身贮存的脂肪外，还大量从血浆中摄取游离脂肪酸作为能源物质，进行氧化供能，从而使血浆中血脂下降。研究表明，在运动时脂肪酸氧化放出的二氧化碳数量占呼出气中二氧化碳的 25%～50%。

（3）运动加速脂肪动员。运动时，机体内血浆胰岛素水平下降，胰高血糖素、促肾上腺皮质激素和促甲状腺素的浓度上升。这些激素的升高都可能激活脂肪细胞膜上的腺苷酸环化酶，使细胞内环－磷酸腺苷（Cyclic Adenosine Monophosphate，cAMP）水平提高，由此又导致激素敏感性脂肪酶激活，从而促进脂肪组织中脂肪水解成甘油和脂肪酸

① 毛孙忠. 高原习服过程中骨骼肌脂肪氧化利用特点、机制及意义 [D]. 重庆：陆军军医大学，2008.

② GRACEY A Y, LEE T H, HIGASHI R M, et al. Hypoxia-induced mobilization of stored triglycerides in the euryoxic goby Gillichthys mirabilis [J]. Journal of experimental biology, 2011, 214 (18): 3 005 – 3 012.

③ 路瑛丽，张漓，冯连世，等. 高住高练和高住低练对大鼠血脂及腓肠肌脂肪酸氧化的影响 [J]. 中国运动医学杂志，2010，29（2）：137 – 140.

④ ZOLL J, PONSOT E, DUFOUR S, et al. Exercise training in normobaric hypoxia in endurance runners. Ⅲ. Muscular adjustments of selected gene transcripts [J]. Journal of applied physiology, 2006, 100 (4): 1 258 – 1 266.

⑤ 伍鸿鹰，汤长发，贺洪. 食欲素和食欲素受体与运动 [J]. 中国组织工程研究，2007，11 (39): 7 966 – 7 969.

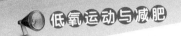

而进入血液。通过这个过程，加速了体内脂肪组织中脂肪动员，减少了体内贮脂。

（4）运动可以抑制脂肪的合成，加速脂肪的代谢。运动不仅降低 6 - 磷酸葡萄糖脱氢酶的活性，还使 α - 磷酸甘油脱氢酶活性提高。α - 磷酸甘油是合成脂肪的必需成分，α - 磷酸甘油的氧化加强，又使脂肪合成的原料缺乏，因而妨碍了脂肪的合成。总之，运动使脂肪分解代谢加快，合成代谢减少，各组织器官对脂肪酸氧化增加，从而导致血脂下降，体脂减少。

（5）增加休息时代谢率。随着体力活动的增强而引起基础代谢率的增加，在运动后持续几小时的高水平的基础代谢率，使偿还氧债运动停止后机体基础代谢率仍高于运动前的水平。如足球赛后 15 小时，参赛者氧耗仍较运动前高 25%。

（6）运动训练可以促进多种肌肉因子和脂肪因子的表达，参与能量代谢，促进脂肪的动员和消耗。例如运动训练可增加脂肪组织的血管内皮生长因子（VEGFA，一种组织血管生成的重要因子），并降低脂肪组织乳酸。这也是肥胖大鼠脂肪组织缺氧的指标之一。[①]

二、运动能治疗高血脂症

高血脂症是引发动脉硬化的关键原因。高血脂症的治疗是把血液中增加的脂肪和胆固醇排除于血管之外。血液中的脂肪和胆固醇共同存在于乳糜微粒和极低密度脂蛋白中。脂蛋白中的脂肪和胆固醇被运送到血管外的细胞中是按顺序进行的。首先是脂肪从蛋白中析出，其次是胆固醇析出。脂肪析出也不是一成不变地离开脂蛋白，脂肪在血管内壁内膜的脂蛋白脂肪酶的作用下分解成脂肪和甘油之后向血管外放出，即被摄入细胞内，这样脂肪放出来之后，胆固醇从血管中析出被摄入细胞中。

脂蛋白脂肪多分布在毛细血管中。毛细血管是最细的血管，直径约 4 皮米[②]，约为血液中红细胞直径的一半。肌肉中的毛细血管最丰富，运动时流动的血液迅速增加，使血液中的乳糜微粒和极低密度脂蛋白等促使与血管壁的脂蛋白脂肪酶接触的机会增加。首先是部分脂肪被分解清除，其次是胆固醇被清除。运动使血液中的脂肪和胆固醇减少，主要是由于毛细血管血流量增加的结果。尤其值得注意的是，如果平常多运动，肌肉中的毛细血管就会增加，血流量和脂蛋白脂肪酶也随之增加，其结果脂蛋白中的脂肪分解加快（如图 3 - 1 所示）。这就是运动促进血液中的脂肪和胆固醇水平降低的原因。

① DISANZO B L, YOU T. Effects of exercise training on indicators of adipose tissue angiogenesis and hypoxia in obese rats [J]. Metabolism, 2014, 63 (4): 452 - 455.

② 1 皮米 = 10^{-12} 米。

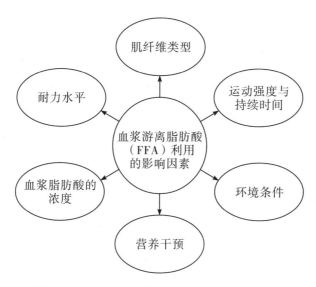

图 3-1　运动时血浆游离脂肪酸利用的影响因素

三、运动减肥的模式

运动减肥常用的有 3 种模式。

（1）全封闭式运动减肥模式。对于重度（体脂率在 40% 以上）肥胖患者，一般采用全封闭式运动减肥模式。

（2）运动减肥夏令营模式。中度以下（体脂率 < 40%）肥胖症儿童青少年，利用暑期参加 28 天夏令营运动减肥。

（3）公益性运动减肥模式。对于大多数中、轻度肥胖症患者，没有机会或没有条件参加全封闭式运动减肥，可参加公益性开放式运动减肥模式。这种模式提供免费测试和科学运动处方。测试者定期到运动减肥管理中心回访，接受指导，并及时修正运动处方和营养处方。

四、运动减肥的方式

运动不仅可预防肥胖，而且运用适当的运动方法可降低肥胖程度，但何种运动方法减肥效果更佳仍没有达成一致意见。经研究归纳，运动减肥的方式主要包括三类。

1. 中低强度长时间持续性运动减肥

中低强度长时间持续运动主要以消耗大量脂肪为主要供能渠道，也被称为有氧运动。有氧运动减肥主要是通过在中低强度长时间持续运动过程中，以完全燃烧体内多余脂肪为供能渠道，促使其转化成能量和水，从而减少体脂比例，达到减肥的目的。

运动减肥需要以运动项目为载体展开进行，脱离运动项目，运动减肥也就无法实施。运动减肥通常以中小强度、长时间的有氧运动为主，并配合适当的力量训练及柔韧练习，以增加瘦体重达到减肥的目的。目前普遍认为，参加节奏感较强的动力性有氧运动结合

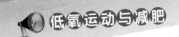

饮食控制减肥效果较好，如游泳、慢跑、快走、功率自行车等。这些运动能够促进机体能量平衡，增强耐力，提高心肺功能。也有研究表明，健身跑与登阶运动具有良好的减肥效果，并有助于长期坚持。同时，力量性训练以及柔韧练习也具有良好的减肥效果，如俯卧撑、仰卧起坐以及哑铃、拉力器、压腿等，通过力量训练不仅可以促进脂肪氧化，还可有效增加瘦体重。球类运动，如羽毛球、排球、篮球、乒乓球等也是有氧运动减肥的有效载体。此外，据有关研究报道，水中运动是最有前景的减肥方式，除了游泳之外，还可以采用水中行走、水中跳跃、踢水等方式，减肥效果较为明显。

无论是运动员训练、普通人健身锻炼还是运动减肥，其运动强度都是必不可少的控制指标。这是由于运动强度与机体供能物质来源、供能系统、氧消耗量以及运动损伤等因素密切相关，也是制定运动处方最为关键的要素。由于个体在年龄、运动素质、健康状况等方面存在差异，故每个人在运动量、运动强度、持续运动时间亦有所不同。有研究表明，在有氧运动中，采用 50% ~ 70% $VO_2 max$ 或 60% ~ 80% 最大心率的运动强度进行减肥较为适宜。这个范围只是普通人为实现健身效果而采用的运动强度，对于肥胖患者来说并不一定适用。研究发现，肥胖患者采用 40% $VO_2 max$ 强度进行运动，不仅可更大程度地动员脂肪供能，还不易产生疲劳，适合长时间坚持。大耗氧量较难测定，通常情况下采用最大心率来代替测量，有学者就提出，体能较好的肥胖者可采用 70% ~ 85% 最大心率；体能一般者可采用 60% ~ 75% 最大心率；体能较差者可采用 50% ~ 70% 最大心率来测量。通过将不同体能状况的肥胖者分类，分别施予不同的运动强度，从而达到理想的减肥效果。近年来，最大脂肪氧化强度（Maximal Fat Oxidation，FATmax）成为国内外减肥研究的焦点。

中小强度、长时间有氧运动具有较好的减肥效果，这一点已是学界的共识，但是长时间到底"长"到什么程度最为合适却没有相关报道。有研究表明，采用每天运动 2 次，每次运动 2 小时，运动前后做好准备活动和整理活动，取得的减肥效果良好。然而，也有研究报道，要想取得理想的减肥效果，其每次运动的持续时间应为 30 ~ 60 分钟。据日本爱知大学运动医疗中心报道，采用 60% ~ 80% $VO_2 max$ 运动强度、每次持续运动 2.5 小时才有较好的减肥效果。总之，目前比较统一的认识是至少 30 分钟以上的有氧运动才能起到减肥的作用。

2. 大强度间歇性运动减肥

传统运动减肥的观点把注意力放在了运动中的能量供应是否主要是由脂肪分解供给，而没有考虑运动的能量消耗不仅有运动中的，还有运动后过量的氧耗来供脂肪分解代谢。[①] 传统观点认为，大强度间歇性运动（HIT）只能在竞技运动训练中应用，不适合减肥领域。但是它与中低强度长时间持续的有氧运动相比，更容易坚持和接受。由于运动中消耗的是糖而非脂肪，因此很少用这种运动方式制定减肥运动处方。实际上，虽然大强度运动时间较短，但其运动后过量氧耗的总量并不低，而脂肪却是运动后过量氧耗的主要能量来源。有研究表明，在以 73% $VO_2 max$ 强度持续运动 40 分钟后，其运动后过量

---

① 马春莲. 对运动减肥新观点的认识与探讨 [J]. 体育研究与教育，2012（6）：120 - 123.

氧耗的持续时间至少在 14 小时以上，而且额外消耗 190 千卡的热量。另有研究证实，大强度运动虽然以消耗糖为主，但与做功量相同的中低强度长时间有氧运动相比，24 小时内的脂肪消耗量相当。

大强度间歇性运动的减肥效果可以得到初步证实，并且可能对不同部位的脂肪影响程度不同。与中低强度长时间持续性运动相比，大强度间歇性运动对腹部脂肪的燃烧作用更加显著。科尔特等发现肥胖儿童在分组分别进行 12 周 HIT 和长时间耐力锻炼（END）后，两组摄氧量峰值（VO$_2$peak）均显著增高，胰岛素血症和胰岛素抵抗指数（HOMA）均较训练前显著下降，两组儿童 BMI 均出现下降。雷素等比较了肥胖女青年进行高强度和中等强度间歇训练的效果，发现两种训练后受试者体重、BMI、体脂率、血浆脂蛋白、脂联素等都下降，但仅在高强度组出现腰围、甘油三酯和总胆固醇的下降。国内研究发现，12 周的高强度间歇训练与中强度持续训练均可减少腹部皮下脂肪，但前者效果更明显。基廷等则发现，超重成年男子的总体脂率和躯干脂肪率在持续 END 后出现下降，而 HIT 组没有变化，这可能与 HIT 总能耗较少有关。总体上，HIT 能够有效改善脂肪代谢。[①]

大强度运动对减肥的影响有两个方面：一方面，在运动中直接消耗一部分的脂肪；另一方面，大强度运动后，机体会出现运动后的过量氧耗、基础代谢率升高等情况。[②]这种过量氧耗、基础代谢率升高可以让机体消耗更多的脂肪，同时大强度运动会使机体对含高糖高脂食物的摄取产生影响，进而影响到机体能量的摄入与支出，达到减肥减脂的目的。

拉库尔等在研究了运动训练对脂肪代谢的影响后发现，运动后过量氧耗主要用于脂肪的氧化分解。本茨因等研究了抗阻训练和血乳酸及脂代谢的关系表示，在摄氧量、血乳酸恢复到安静状态后，机体还保持着很高的脂肪氧化代谢水平。李等的研究认为运动后过量氧耗短时间、高强度的运动比低强度的运动高，而且恢复期的脂肪氧化代谢水平也高于后者。

不同强度的运动对食欲的影响也不同。一定强度的运动后，短时间内食欲会下降，形成"运动性厌食"。如果长期运动，由于运动对食欲有抑制作用，会造成身体能量负平衡，对控制体重及减肥有较好的效果。布吕纳等研究了不同运动强度对女性食欲影响后认为，运动 15 周后，大强度组对饱和脂肪酸及胆固醇的摄取下降，小强度组对饱和脂肪酸及胆固醇的摄取无变化。同时，大强度组比小强度组体脂百分比下降明显，大强度组比小强度组减肥效果明显。

3. 特殊环境与运动减肥

低氧结合运动与减肥作为一种特殊的环境因素，低氧不同程度地影响着机体的生理功能。多数研究发现，低氧不同程度地抑制个体发育和体重的增加，许多研究指出低氧环境下生活能导致体重下降。

---

① 张国华. 低氧运动下 AMPK 与体脂调节相关激素的研究进展［J］. 成都体育学院学报，2011，37（1）：88–91.

② 马春莲. 对运动减肥新观点的认识与探讨［J］. 体育研究与教育，2012（6）：120–123.

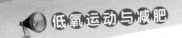

水环境与运动减肥水的密度、导热性及浮力等特性对人体生理功能有较大的影响，其中最重要的一点就是可以影响人的能量代谢。近年来，由于在水中运动可以使体热更容易散发、减轻关节的负担，水的阻力使人体消耗更多的能量、水环境对心血管的良好的刺激等因素，水中运动减肥也被学者们所提倡。有研究认为，在水温为 27～30 ℃时运动，肌体可塑性最强，尤其有利于腰部及腿部肌肉重塑，增加瘦体重。

五、运动减肥的瓶颈

运动减肥只要有负荷时间、负荷量或负荷强度，并保持原有摄入量或减少摄入量，就能减掉身上多余的脂肪。因此，理论上讲只要身体承受得了，减多少减多快不是运动减肥所要解决的关键问题，真正需要解决的"瓶颈"① 问题主要包括以下方面。

1. 健康问题

健康问题，是指所选择的运动减肥方法，对身体健康有益还是有害。目前关于运动减肥的研究还存在一些不足，甚至是理论认识上的错误。运动，并非不加选择地参与就有益于健康。事实证明，不科学的运动对人体健康同样是有负面影响的。方法不同，减肥机制也不同，对人体的影响也就不同。因此，如何科学地运动、健康地减肥，值得深入研究和探讨。只有让人承受得了，既能减肥，又不损害健康，甚至有助于疾病自然康复的运动才值得推广。

2. 饥饿感易产生

运动减肥方法手段多样，虽然减得快，但运动后容易加重饥饿感，使得食欲增加，食物摄入量加大，从而导致反弹，最终使运动减肥步入越减越肥的怪圈。这种现象是运动减肥研究者或参与者必须面对的，且应当着重解决的关键性问题。如何使运动后不产生饥饿感，并且在不损害健康的前提下保持原有摄入量或减少摄入量，是反弹现象能否得到彻底解决的关键所在。

3. 运动持续性问题

当今的减肥市场，大家想的都是如何才能快速地减掉脂肪，一味地追求短期效应。而对减肥达标后怎样调控体重，保持减肥成果，做到长期的永久性的减肥缺乏思考。运动时间长，而且太苦太累，用这样一种方法来减肥，再用这样一种方法来保持减肥成果，是健康人都很难做到，更何况肥胖患者或体弱多病者。由此可见，完全靠毅力支撑着的运动是不可取的，也不适合推广。要实现永久性的保持运动减肥达标成果这一梦想，就必须解决"运动难坚持"的问题。

六、运动减肥研究存在的问题

运动减肥方法研究虽然取得了一定成果和效益，但仍明显存在问题。

（1）中低强度有氧运动减肥重复研究较多，对有关指标控制缺乏统一认识。虽然采

---

① 肖维青. 运动减肥瓶颈理论研究现状探析［J］. 宜春学院学报，2014，36（3）：15－18.

用的实验设计不同，但得出的结论却大同小异。对每次运动持续时间以及运动强度的控制不明确，到底每次运动多长时间、运动强度控制在多大可达减肥效果仍没有达成一致，如有人提出每次 2 小时，但也有人提出每次 40 分钟的。

（2）对于大强度间歇性运动减肥研究较少，缺乏系统性研究。国内对大强度间歇性运动减肥认识不足，还停留在传统的思想观念上。目前仅有少数研究对传统观念提出质疑，但大多还是以借鉴国外成果为主。就国外而言，研究多以样本量较少的实验性研究为主，研究较为零散，缺乏系统性、总结性研究成果，也缺乏不同性别、不同种族、不同年龄以及不同体能水平的人群采用大强度间歇性运动减肥的相关研究资料。再者，患有不同疾病的肥胖人群采用该方法减肥的效果如何，这些问题还有待于进一步深入研究。

（3）运动强度控制界线模糊。从已有研究来看，中低强度长时间持续性运动减肥的强度控制与大强度间歇性运动强度有交叉重叠，致使研究深度与精度欠缺。如有氧运动减肥中，$50\% \sim 70\%$ VO_2max 强度与美国对较大运动强度的界定：运动强度 $\geq 60\%$ 有所交叉，存在明显缺陷。

（4）研究视角狭窄。已有研究仅从脂肪消耗与能量消耗等方面研究减肥，是否可以从肥胖者社会生活方式的改变、从长期的生活习惯改变以及从肥胖者的日常行为干预来达到减肥目的，国外虽有相关研究，但仍很薄弱。

七、体育锻炼和控制体重的误区

尽管研究实践证实体育锻炼是控制体重的一种有效的方法，但许多有减肥诉求的人对运动控制体重理解有误，主要体现在以下方面。

（1）运动强度越大，减肥效果越明显。运动减肥是通过增加能量的总消耗达到减肥的目的，大强度运动由于持续时间短，其总能量的消耗并不大。大强度运动中由于排汗较多，所以运动后即刻体重下降明显，这主要是由于体内水分丢失引起，并不是真正意义上的体重减少。因此，想要达到运动的减肥效果，运动训练的时间要长。以前认为中低强度的运动对减肥最有效，但新的研究发现，减肥可以通过高强度的间歇训练实现。若两种运动形式的结合减肥效果会更加明显。

（2）运动不能有效地减轻体重。体育运动可以增强食欲，使饮食量增多，虽然运动消耗能量增多，但如果运动后不进行能量摄入的限制，可能会出现越运动，体重不降反升的情况。因此，运动必须要结合饮食控制，至少保证运动后的食物摄入量不高于运动前的状态，这就是俗称的"迈开腿，管住嘴"。

（3）局部运动可以减少局部的脂肪。很多人误认为练什么部位就能减少什么部位的脂肪。尤其是女性为了保持良好的形体，希望通过局部运动来减少某部位的脂肪，这种减肥方式是不可取的。从细胞代谢的角度来讲，脂肪从最集中的部分开始分解，而且分解量与总消耗量有关，与运动部位关系不大。

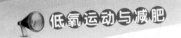
第三节 低氧运动减肥的常用方法

目前，高原/亚高原训练开始用于提高运动员的竞技水平。这种训练方法主要利用高原的外环境低氧和运动造成的负荷性缺氧的叠加效应，刺激运动员呼吸、循环和运动等系统的良性习服—适应，提高氧的利用能力。然而，限于高原环境条件的艰苦、经费的经济性和低氧运动的安全性，常压人工低氧训练逐渐增多，间歇性低氧训练的应用逐渐普及，模拟高原训练的高住低练、低住高练、高住高练低训以及不同浓度低氧交替训练在控重减肥中的作用、效果比较研究逐步增多。在前期运动减肥的理念中，有利于脂肪功能的运动，是中等强度的耐力运动。因此，模拟高原训练减肥过程中多是应用"低氧＋耐力"运动的组合形式。随着运动减肥理论的进化，有多项研究表明，大强度的抗阻训练后，能量消耗的持续时间更长，且燃脂效果更明显。低氧运动引起的体重和脂肪的降低不仅比在常氧下运动更加有效，而且可以持续更长的时间。由此，国外的一些研究采用了低氧重复冲刺训练，但由于考虑肥胖对重复冲刺的耐受性和安全性，目前应用于减肥的研究并不多见。低氧运动能够改善机体的氧运输扩散的速度，提高氧利用效率，提高机体的最大摄氧量。因此，低氧运动已经广泛地应用到改善肥胖和超重人群的身体机能。

一、关于低氧运动减肥的相关动物实验

在低氧运动的减肥作用的实验研究中，对啮齿动物的研究较多，这是由于啮齿动物跟人类的同源性高，且实验条件易于控制。此类实验主要是通过高脂膳食的喂养，造成啮齿动物肥胖，并在此基础上再进行了低氧运动的干预，来评判低氧训练的效果，以此探究何种方式、运动时间和低氧浓度的减肥效果更优，进一步进行机制的探讨。实验品种的选择以雄性 SD 大鼠居多，小部分实验以小鼠为研究对象，现有的文献整理见表 3-1。

表 3-1 低氧训练减肥动物实验文献

实验动物	低氧浓度（模拟高度）	低氧训练方式	运动形式	实验结果
c57 小鼠	10.5%（4 500 米）	高住低练	跑台运动，速度：10 米/分，坡度：0°，1 时/（次·天），6 天/周，持续 4 周	低氧运动通过提高棕色脂肪比率降低肥胖机体体脂率；低氧运动可以通过提高白色脂肪 UCP-1、PGC-1αmRNA 的相对含量，促进白色脂肪棕色化；增加棕色脂肪 PGC-1α 蛋白表达，提高棕色脂肪的活性[①]

① 付鹏宇，龚丽景，段佳妍，等. 低氧运动对肥胖小鼠脂肪 UCP-1 和 PGC-1α 表达的影响 [J]. 中国运动医学杂志，2015，34（11）：1 070-1 075.

续上表

实验动物	低氧浓度（模拟高度）	低氧训练方式	运动形式	实验结果
肥胖雄性 SD 大鼠	13.3% ~ 16.3%（2 000 米 ~ 4 500 米）	间歇性低氧训练	跑台运动，速度：20 米/分，坡度：0°，1 时/（次·天），5 天/周，持续 8 周	低氧和（或）耐力运动可有效控制营养性肥胖大鼠体质量，增加骨骼肌 PGC – 1α 及其下游基因的表达，13.3% 低氧浓度下耐力运动效果较佳①
肥胖雄性 SD 大鼠	15.4%（2 500 米）	低住高练	游泳训练持续 8 周，5 天/周	低氧运动的大鼠摄食量却减少；低氧运动较常氧运动作用更加明显，而以持续低氧运动效果最佳；常氧、低氧运动和单纯低氧均引起肥胖大鼠胆固醇、三酰甘油、低密度脂蛋白、血糖和胰岛素降低或呈降低趋势，而高密度脂蛋白和瘦素升高或呈升高趋势；大鼠内脏脂肪积累与体重变化一致②
肥胖雄性 SD 大鼠	13.6%（3 500 米）	高住低练低住低练	水平动物跑台进行耐力训练，训练强度常氧 25 ~ 26 米/分，低氧 20 ~ 21 米/分，1 时/天，6 天/周，分别持续 1 ~ 4 周后取材测试	高住高练，较低住低练能够升高肥胖大鼠瘦素和瘦素受体、脂联素、胰高血糖素、肾上腺素、生长激素，降低内脂素、胰岛素和甲状腺素，在其调节作用下，高住高练，较低住低练改善脂蛋白代谢，抑制脂肪合成，促进脂肪分解和氧化，减少脂肪转运至胞内，结果导致脂代谢负平衡，从而减少体脂，降低体重指数③

---

① 吴菊花，杨亚南，翁锡全，等. 低氧运动对营养性肥胖大鼠骨骼肌 PGC - 1α 及其下游因子的影响 [J]. 体育学刊，2016，23（3）：130 – 136.

② 谢宜轩，李帅东. 持续和间歇低氧运动对肥胖大鼠体重及相关代谢指标的影响 [J]. 扬州大学学报（农业与生命科学版），2016，37（1）：31 – 34.

③ 路瑛丽. 高住高练对肥胖大鼠脂代谢的影响及机制研究 [D]. 北京：北京体育大学，2013.

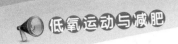

续上表

实验动物	低氧浓度（模拟高度）	低氧训练方式	运动形式	实验结果
肥胖雄性 SD 大鼠	前 2 周为 15.4%；后 2 周为 14.5%	间歇性低氧训练	低氧环境中运动 1 小时，5 天/周，速度：20 米/分，然后在安静状态下低氧刺激 3 小时	4 周的有氧运动以及间歇性低氧刺激使骨骼肌线粒体 UCP3 蛋白的表达增加，运动与间歇性低氧刺激相结合能使骨骼肌线粒体 UCP3 的表达水平高于单一的运动或间歇性低氧刺激。而且，低氧刺激以及低氧刺激与运动相结合使得大鼠的体重、体脂百分比降低幅度比单一的运动更加明显①
肥胖雄性 SD 大鼠	12.5%（4 000 米）	高住低练	在 12.5% 的低氧舱中 12 小时，跑台坡度：10°，跑速：25 米/分，持续运动 60 分/天，5 天/周，持续 8 周的低氧运动	低氧环境与训练会抑制体重和脂肪量增加，同时保持肌肉占体重百分比。低氧环境下运动的减脂作用强于常氧环境下运动，其原因可能与白色脂肪分解速度加快有关。同时，间歇低氧条件下体内瘦素的分泌增加，抑制白色脂肪的合成并促进其分解②
肥胖雄性 SD 大鼠	12.7%（4 000 米）	高住高练高住低练	高住高练组：每天在氧含量 12.7% 的环境住 22.5 小时，低氧游泳 1.5 小时 高住低练组：每天在氧含量 12.7% 的环境住 22.5 小时，常氧游泳 1.5 小时，为期 4 周	低氧暴露 4 周可能有升高血脂的作用，低氧训练 4 周血脂可能降低，低氧暴露或低氧训练 4 周，下丘脑 Leptin 受体结合容量可能增大，使下丘脑 NPY 的分泌下降，抑制体重的增长③

① 邓红，徐晓阳，林文弢，等. 间歇性低氧运动对大鼠骨骼肌线粒体解偶联蛋白 3（UCP3）表达的影响 [J]. 体育科学，2007（7）：59-63.

② 禹尚美. 低氧及低氧训练对大鼠身体脂肪代谢的影响 [D]. 北京：北京体育大学，2015.

③ 马延超，张缨，刘花层. 不同低氧训练方式对血脂、体重及其变化机理的研究 [J]. 中国体育科技，2007（5）：136-140.

续上表

实验动物	低氧浓度（模拟高度）	低氧训练方式	运动形式	实验结果
雄性胰岛素抵抗大鼠	14.5%（3 000 米）	间歇性低氧训练	跑台运动 4 时/天，7 天/周，1 时/天，跑速：25 米/分，持续 4 周	间歇低氧运动可以改善胰岛素抵抗大鼠体成分和血脂代谢①
肥胖雄性 SD 大鼠	13.6%（3 500 米）	高住高练	跑台运动，20 米/分/次，1 时/天，6 天/周，为期 4 周	低氧训练能够降低体重，脂肪含量和血清 TC，通过降低 miR-378b 的表达②

由表 3-1 可见，低氧运动减肥实验中雄性 SD 大鼠使用得最为频繁。这是由于主要的前期造模模型是营养性的肥胖模型，而大鼠的成材率较高（通常在 70% 左右）、生命力顽强、取材操作简便、取材率高，因此实验成功率较高。小鼠也经常用作肥胖建模的对象，但目前发表的文章中，肥胖小鼠用于低氧运动减肥实验研究并不多见。

1. 低氧浓度区间

全部采用人工低氧的方式进行干预，实验中低氧浓度的选择从 16.3% 下降到 10.5%，模拟海拔高度在 1 800~5 500 米，最常用的低氧浓度范围在 13.6%~15.4%（模拟海拔 2 500~3 500 米），由此可见，模拟海拔 2 500~3 500 米是低氧运动公认的安全有效的范围。

2. 低氧运动方式及运动方案

常用的方法有高住低练、低住高练、高住高练以及高住高练间歇性低氧。运动形式主要采用了跑台耐力跑和耐力游泳，运动强度都控制在中低强度，运动时间介于 1~1.5 小时，运动频率 5~7 天/周，干预总时长 4~8 周。

3. 低氧运动对啮齿动物的减肥作用

不同方式的低氧运动都能够起到控重减肥的作用，且低氧训练的效果要优于常氧训练。低氧训练从整体上促使能量输出量增加，打破了肥胖机体现有的能量平衡。为了达到一个新的能量代谢稳态，低氧训练下使瘦素和瘦素受体、脂联素、胰高血糖素、肾上腺素、生长激素分泌升高，内脂素、胰岛素和甲状腺素降低，抑制脂肪合成，促进脂肪

---

① 李旭武，翁锡全，林文弢. 间歇低氧运动对胰岛素抵抗大鼠体成分及血脂指标的影响 [J]. 广州体育学院学报，2014，34（4）：93-96.

② LU Y L，JING W，FENG L S，et al. Effects of hypoxic exercise training on microRNA expression and lipid metabolism in obese rat livers [J]. Journal of Zhejiang university（science b），2014，15（9）：820-829.

分解和氧化，减少脂肪转运至细胞内，导致脂代谢负平衡，从而减少体脂。另外，下丘脑瘦素（Leptin）受体结合容量可能增大，使下丘脑神经肽Y（NPY）的分泌下降，抑制体重的增长。改善血脂代谢和胰岛素抵抗，引起肥胖大鼠胆固醇、甘油三酯、低密度脂蛋白、血糖和胰岛素降低或呈降低趋势，而高密度脂蛋白和瘦素升高或呈升高趋势。低氧运动可以促使机体 PGC－1α 的表达升高，UCP1 和 UCP3 的分泌增加，促使白色脂肪棕色化，进而提高机体的整体能量代谢，达到控重减肥的效果。

二、关于低氧运动减肥的相关人体实验

低氧运动减肥在动物实验中得到了验证，即低氧运动较常规的运动减肥效果更加明显，而普通的运动减肥存在明显的平台期，部分低氧训练减肥的研究汇总见表3－2。

表3－2　低氧运动减肥人体实验文献

志愿者人群	低氧浓度	低氧训练方式	运动形式	实验结果
79 名超重青年，年龄 18～20 岁	10%	低住高练	100 瓦的功率自行车训练，3 次/周，30 分/次，为期 1 个月	低氧训练改善实验志愿者的呼吸和心血管系统的功能，脂肪含量较实验前明显降低，骨骼肌重量明显升高，提高了人体的气体运输能力、体力活动和有氧代谢能力①
31 名肥胖症患者	15%	低住高练	低强度的运动，3 次/周，90 分/次，为期 8 周	低氧训练组体重下降水平显著高于常氧对照组，BMI 下降趋势明显②
45 名肥胖男女志愿者，有胰岛素抵抗和糖尿病	15%（2 740 米）	低住高练	跑步机，60 分/次，3 天/周，摄氧量（VO_2）强度为65%，为期 4 周	低氧中进行耐力训练能够提高肥胖患者的体适能、代谢风险标志，空腹血胰岛素水平、胰岛素抵抗指数和身体组成，体脂率下降、体重下降但不显著，腰围下降③

① BALYKIN M V, GENING T P, VINOGRADOV S N. Morphological and functional changes in over-weight persons under combined normobaric hypoxia and physical training [J]. Human physiology, 2004, 30 (2): 184 – 191.

② NETZER N C, CHYTRA R, KÜPPER T. Low intense physical exercise in normobaric hypoxia leads to more weight loss in obese people than low intense physical exercise in normobaric sham hypoxia [J]. Sleep and breathing, 2008, 12 (2): 129 – 134.

③ WIESNER S, HAUFE S, ENGELI S, et al. Influences of normobaric hypoxia training on physical fitness and metabolic risk markers in overweight to obese subjects [J]. Obesity, 2010, 18 (1): 116 – 120.

续上表

志愿者人群	低氧浓度	低氧训练方式	运动形式	实验结果
32 名肥胖中年人	15%	低住高练	跑步机，3 次/周，90 分/次，持续时间为 8 周	低氧训练组较常氧运动组更显著降低体重①
1 名 49 岁肥胖女性，处于糖尿病前期阶段	脉搏血氧饱和度（SpO_2）保持在 83% ~ 91%	6 分钟低氧和 3 分钟常氧交替进行	前期进行 5 周的饮食控制，后期进行 9 周的低氧训练	5 周后体重呈下降趋势，9 周的间歇性低氧训练更能降低体重，9 周训练后快速血糖改善②
32 名肥胖成年人，年龄（50.3 ± 10.3）岁	14.0%（3 500 米）12.2 %（4 500 米）	间歇性高住高练	低氧运动，2 次/周，90 分/次，随后低氧休息 90 分钟，为期 8 个月	对比体重、BMI、腰臀比等指标发现，两组都有提高，但没有明显的差异。脂肪含量的降低与高密度脂蛋白相关。长期中等强度的低氧训练（间歇性高住高练）并没有引起更好的减重效果，因此该方案中的低氧刺激对于身体体成分的改变刺激作用不明显③
超重和肥胖青少年 40 名	14.7%（2 700 米）	高住低练	运动形式包括游泳（强度：6 梅脱）、有氧操（强度：7.5 梅脱）、篮球（强度：6 梅脱），6 天/周、2 次/天、2 时/次，为期 4 周，10 时/天低氧暴露	低住低练组和高住低练组体重、BMI 较干预前均下降，且两组间差异具有显著性，干预后，低住低练组内源性大麻素呈上升趋势，高住低练组内源性大麻素呈下降趋势，两组间内源性大麻素的差异具有统计学意义。内源性大麻素可能是高住低练减控体重的重要介质，有助于改善低住低练减控体重过程中下降的食欲抑制因子，从而可能有利于维持运动结合饮食减控体重的长期效果④

① NETZER N C, CHYTRA R, KÜPPER T. Low intense physical exercise in normobaric hypoxia leads to more weight loss in obese people than low intense physical exercise in normobaric sham hypoxia ［J］. Sleep and breathing, 2008, 12（2）：129 – 134.

② FULLER N R, COURTNEY R. A case of remission from pr-diabetes following intermittent hypoxic training ［J］. Obesity research & clinical practice, 2016, 10（4）：487 – 491.

③ GATTERER H, HAACKE S, BURTSCHER M, et al. Normobaric intermittent hypoxia over 8 months does not reduce body weight and metabolic risk factors—a randomized, single blind, placebo—controlled study in normobaric hypoxia and normobaric sham hypoxia ［J］. Obesity facts, 2015, 8（3）：200 – 209.

④ 王茹，刘冬梅，吴娜娜，等. 高住低练对肥胖青少年内源性大麻素及相关食欲调节激素的影响［J］. 体育科学，2016，36（2）：51 – 57.

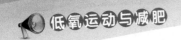

续上表

志愿者人群	低氧浓度	低氧训练方式	运动形式	实验结果
单纯性肥胖青少年44名，男女各22人，年龄16~24岁	高原训练（2 388米）或低氧室（2 366米）	高住高练高住高练低训	低强度训练包括慢跑、羽毛球、乒乓球、篮球、有氧操等，6天/周、4时/天 高原组在海拔2 388米高原地区居住和训练；低氧组在人工模拟海拔2 366米的低氧舱居住（8小时以上）和训练（低氧为1时/天、常氧为3时/天），为期4周	高原组BMI、WHR、体脂率、脂肪重量下降速度显著快于常氧组，低氧组BMI、WHR下降速度非常显著快于常氧组，体脂率和脂肪重量下降速度差异不显著。与常氧低强度训练相比，高原和低氧低强度训练均能更有效降低肥胖青少年的体脂率，但对于血糖正常的青少年肥胖患者来说，其调节血糖和改善胰岛素抵抗的作用不具有明显优势①
超重和肥胖青少年37名，年龄13~16岁	14.7%（2 700米）	高住低练	运动形式有游泳（强度：6梅脱）、有氧操（强度：7.5梅脱）、篮球（强度：6梅脱），6天/周，2次/天，2时/次，为期4周的干预	低氧组男性受试者体重、BMI和体脂下降量显著大于常氧组，两组瘦体重变化无显著性差异；然而，低氧组女性受试者瘦体重下降显著大于常氧组。两种干预措施均可显著改善肥胖青少年身体形态和糖脂代谢指标②
89名青少儿肥胖或超重者	14.7%~15.4%（2 500~2 800米）	高住高练低训	运动形式有氧操、哑铃操、踏板操、搏击操、垫上运动、跑步机、力量训练、动感单车等，4时/天。其中，低氧组采用高住高练低训，隔天一次低氧训练，2时/天，持续30天	低氧环境下进行，其减肥和促进甘油三酯的水解效果显著优于常氧条件下的同一方案③

① 李靖，张漓，冯连世，等. 高原或低氧训练对肥胖青少年减体重效果及血糖代谢相关指标的影响［J］. 中国运动医学杂志，2014，33（5）：460-464.

② 王茹，王红霞，许亚丽，等. 高住低练对肥胖青少年形态学指标和糖脂代谢的影响［J］. 北京体育大学学报，2013（9）：81-87.

③ 姜永波. 高住高练低训对青少儿减肥作用的实验研究［D］. 北京：北京体育大学，2013.

志愿者人群	低氧浓度	低氧训练方式	运动形式	实验结果
37 名男性，单纯性肥胖儿童	14.8%~15.4%	低住高练	为期 4 周的运动处方及控制饮食干预。其中，低氧组每周进行 3~4 次低氧训练，包括椭圆机、功率自行车、跑步机训练	低氧训练组受试者体脂率下降量显著性高于常氧运动组①

三、低氧运动减肥的应用

1. 主要适用人群

低氧运动减肥的主要应用人群为青少年和中年超重肥胖人群，而应用于其他人群的研究未见报道。分析其原因，低氧运动的减肥干预要求排除其他的干预因素，最好能够进行封闭式干预。表 3-2 中多项研究就是以封闭式青少年减肥训练营进行的实验过程。另外，儿童青少年时期的肥胖是以脂肪细胞绝对数目的增加为主，这个时期肥胖后，成年后肥胖的概率非常高。因此，对于青少年肥胖的治疗干预尤为重要。

人体低氧减肥实验中，以选择氧浓度 15% 左右居多，模拟海拔高度 2 500 米，这样就兼顾了运动能力与低氧刺激。低氧条件下，肥胖机体的运动能力下降，过低浓度的低氧训练不能保证运动负荷，同时要避免氧浓度过低造成的低氧损伤。其中巴雷金在研究中施加给志愿者的氧浓度为 10%，但分析实验发现，实验对象为超重人群而非运动能力更低的肥胖症患者，且低氧运动的时间较短（30 分钟）。② 由此可见，适宜的氧气浓度是低氧运动减肥成功的关键。

2. 低氧训练方式

低氧训练方式以高住低练和低住高练为主，也有直接在高原地区进行的高住高练的干预，还兼有高住高练低训和间歇性高住高练。运动项目选择以中低强度的跑步、功率自行车和游泳为主，同时兼有混合运动，但强度都相对较低。其中，成年人的自控能力强，跑步和功率自行车等项目训练能够持续地进行能量输出，对于儿童青少年需要采用

---

① 刘晓鹏. 间歇性低氧运动处方对单纯性肥胖儿童体成分和骨代谢的影响 [D]. 开封：河南大学，2015.

② BARROSO E，RODRIGUEZ - CALVO R，SERRANO - MARCO L，et al. The PPARβ/δ activator GW501516 prevents the down - regulation of AMPK caused by a high - fat diet in liver and amplifies the PGC - 1α - Lipin 1 - PPARα pathway leading to increased fatty acid oxidation [J]. Endocrinology，2011，152 (5)：1 848 - 1 859.

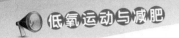

多样的运动项目，保证运动负荷和趣味性。目前，高强度的间歇训练在能量消耗方面的作用要优于中等强度的耐力训练，但对于肥胖人群的应用有一定的风险。因此，在运动员中的应用相对较为广泛，如低氧高强度重复冲刺训练。

3. 低氧环境下运动负荷的选择

低氧运动减肥采用的运动强度以中低强度为主。在低氧训练探寻人体最大脂肪代谢强度的实验中发现，低氧环境中制定治疗肥胖运动处方时，运动强度比常氧下的运动靶强度降低，以 10% ~15% VO_2max 分解脂肪功能的效率最高。[①] 只有威斯纳在实验中使用 65% VO_2max 的运动强度，该强度按照美国《ACSM 运动测试与运动处方指南（第9版）》中推荐中等强度范围为 40% ~60% VO_2max，属于高强度的运动，但运动干预时间为 1 时/天，3 次/周，运动量相对较小，总体运动负荷属于中低负荷。成年人的训练以 90 分/天，2~3 次/周为主；而青少年的训练选择 4 时/天，5~6 天/周。分析原因，成人的训练以实验志愿的形式参加，运动负荷太高，可能影响正常的生活，难以坚持。肥胖青少年则以封闭的训练营为主，有专门的训练监督人员和生活监督人员。总体的干预周期最短的为 4 周，最长的为 8 个月。这是因为低氧运动的习服—适应需要一定的周期。有研究发现，机体对低氧运动的适应要从 3 周后才能显现。

4. 低氧运动的减肥效应

氧浓度在 15%，中低运动负荷，为期 4 周以上的不同形式的低氧运动都能起到降脂减肥的作用。与相同负荷的常氧运动相比，低氧运动的减肥效果更好，体脂率降低幅度更大，速度更快。低氧运动＋饮食干预的模式较单纯的低氧运动减肥作用明显。高住高练、高住高练低训较低住高练、高住低练的减肥效果要好。低氧运动能够降低肥胖患者的体脂率，对于体重的降低则研究结果不一致，运动强度大、时间短的低氧干预提升了肥胖患者的骨骼肌含量和瘦体重，则体重变化不大；而运动强度小、时间短的低氧运动则通过降低脂肪含量而降低了体重。低氧运动促使了内源性大麻素分泌的改变，抑制了食欲，促进了甘油三酯的动员和水解，改善了肥胖机体的血糖代谢、胰岛素抵抗，提高了运动能力和有氧代谢能力。

① 冯连世. 高原训练及其研究现状（续完）[J]. 体育科学, 1999, 19（6）: 66 – 71.

第四章

低氧运动减肥的机制

随着社会物质的丰富，人们生活饮食习惯有所改变。逐渐形成以高脂、高糖等特点为主的饮食习惯，同时也伴随着久坐不动的生活方式。因此，肥胖、代谢综合征等代谢性疾病日益增多。据研究推测，到 2025 年，1/3 美国儿童出生后可能携带 Ⅱ 型糖尿病致病风险，并极易发生心血管疾病、肾衰、代谢综合征等疾病。[①] 代谢综合征的重要特点之一，是伴随严重性肥胖，而肥胖容易导致人体血脂紊乱、骨骼肌脂肪酸氧化代谢障碍、糖代谢紊乱和细胞内能量代谢通路失衡等症状。有研究发现，能量摄入高于能量消耗所致的慢性能量稳态失衡，往往是肥胖、Ⅱ 型糖尿病、血脂紊乱、高血压和非酒精性脂肪肝等疾病发展的主要影响因素之一，而其病理过程中则涉及糖脂代谢紊乱和线粒体氧化磷酸化失衡等。对此，许多学者采取多种手段对其进行干预，例如有氧耐力运动、低氧暴露或低氧结合耐力运动等，以期可削弱肥胖等所带来的并发症，增强体质健康。

常氧下的有氧耐力运动对人体的控重作用已得到许多研究证实。有研究显示，高原居民长期生活在低氧环境暴露下，其体型较瘦，体重较轻。随着高原海拔高度递增（即氧气浓度下降）和生活时间延长，导致其体重降低的幅度随着增加。[②③④] 然而，关于低氧暴露或低氧结合耐力运动影响人体成分的研究目前尚存一定争议，低氧暴露或低氧结合耐力运动调控机体脂肪代谢的机制尚需深入研究。

---

① LIU C, LIN J D. PGC－1 coactivators in the control of energy metabolism ［J］. Acta biochimica et biophysica sinica, 2011, 43（4）: 248－257.

② MORTOLA J P, FRAPPELL P B, AGUERO L, et al. Birth weight and altitude: a study in Peruvian communities ［J］. The journal of pediatrics, 2000, 136（3）: 324－329.

③ 冯连世. 高原训练与低氧训练 ［J］. 体育科学, 2005, 25（11）: 2.

④ FUSCH C, GFRORER W, KOCH C, et al. Water turnover and body composition during long－term exposure to high altitude（4,900－7,600 m）［J］. Journal of applied physiology, 1996, 80（4）: 1 118－1 125.

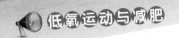

第一节 关键信号分子介导机体能量
代谢的运动适应机制

机体能量代谢稳态是维持整体机体健康的基本前提与重要保证。众多研究显示，运动可有效驯化机体的能量代谢体系，促进机体能量代谢体系发生有益的代谢适应。随着研究的逐渐深入，细胞分子信号调控理论的逐渐完善，并为运动调控机体能量代谢的分子学机制提供了一种崭新研究角度。

作为对机体能量代谢较为敏感的调节分子，5'单磷酸腺苷活化蛋白激酶（AMP - activated protein kinase，AMPK）、过氧化物酶体增殖物受体γ共激活分子1α（Peroxisome proliferator activated receptor γcoactivator - 1α，PGC - 1α）、过氧化物酶体增殖物激活受体家族（Peroxisome proliferator - activated receptors，PPARs）和鸢尾素（Irisin）等关键细胞信号分子及其介导的通路对机体能量代谢的稳态起着一种不可替代的重要作用。因此，了解这些关键细胞信号分子在介导机体能量代谢的运动适应机制，对了解运动减肥的机制起着关键的指导作用。

一、5'单磷酸腺苷活化蛋白激酶（AMP - activated protein kinase, AMPK）介导机体能量代谢的运动适应机制

AMPK是机体细胞的能量感受器，能够调节机体能量代谢[1]，其在正常生理过程或病理过程中均发挥着重要的生物功能。AMPK活化有助于纠正机体能量代谢紊乱，促使机体细胞代谢趋向生理平衡。在正常的细胞应激反应中，当机体发生能量危机时，ATP浓度下降，AMP浓度上升，细胞内的AMP/ATP比例升高。此时，AMPK被激活，而在病理状态下，例如代谢综合征、肿瘤等，则会伴随着能量代谢紊乱，AMPK活性被抑制[2]。因此，AMPK在代谢性疾病和能量代谢紊乱等方面是一个有力的潜在靶点。

AMPK蛋白包括α、β、γ三个亚单位，α为催化亚单位，β和γ则为调节亚单位（如图4 - 1所示）。哺乳动物的催化亚单位主要包括两种亚型：α1和α2，而其调节亚单位主要包括以下亚型：β1、β2、γ1、γ2、γ3。[3][4] α1分布于心脏、脑、肝脏等组织；α2

① CARLING D，VIOLLET B. Beyond energy homeostasis：the expanding role of AMP - activated protein kinase in regulating metabolism [J]. Cell metabolism，2015，21（6）：799 - 804.

② NOVIKOVA D S，GARABADZHIU A V，MELINO G，et al. AMP - activated protein kinase：structure，function，and role in pathological processes [J]. Biochemistry（Moscow），2015，80（2）：127 - 144.

③ CHEUNG P C F，DAVIES S P，HARDIE D G，et al. Characterization of AMP - activated protein kinase γ - subunit isoforms and their role in AMP binding [J]. Biochemical journal，2000，346（3）：659 - 669.

④ HARDIE D G，CARLING D，CARLSON M. The AMP - activated/SNF1 protein kinase subfamily：metabolic sensors of the eukaryotic cell? [J]. Annual Review of Biochemistry，1998（67）：821 - 855.

亚型均富含于骨骼肌、心脏、肝脏中，α2 亚单位含量显著高 α1 亚单位，且对于 AMP 表达更加敏感。[①] β 亚单位可与其他底物或蛋白进行结合，于细胞内的亚器官定位 AMPK，促使其发挥相应作用，β1 和 β2 可表达于趾长伸肌（Ⅱ型肌纤维），仅有 β1 表达于比目鱼肌（Ⅰ型肌纤维）。[②] 研究表明，AMPK 不同亚单位在不同肌纤维类型中表达不一。免疫沉淀实验发现，γ1 主要表达于骨骼肌中，但诺瑟杂交法的实验结果与之相比并不一致。诺瑟杂交法显示，γ3 在骨骼肌中的表达更高。由此可知，γ 亚单位在决定 AMPK 对 AMP 的敏感性方面扮演重要角色。[③]

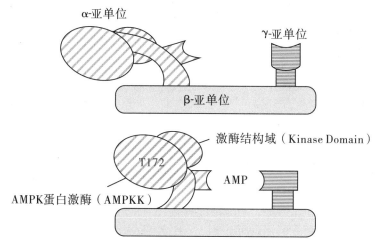

图 4 - 1　AMPK 亚单位示意图[④]

AMPK 参与脂代谢的同时也参与糖代谢，其原始功能为可抑制脂肪合成，通过影响众多信号通路进而调整机体能量代谢稳态。[⑤] 此外，AMPK 也可以抑制蛋白质合成、调控参与基因转录的因子（如核受体家族 PPARs 等）、参与细胞凋亡生理过程、促进血管生成、调节血管张力等。AMPK 还可以参与机体抗炎作用，也会影响机体离子通道的活化。

AMPK 是机体细胞的能量感受器，在调节和维持机体能量代谢平衡稳态中起着十分

① SALT I, CELLER J W, HAWLEY S A, et al. AMP - activated protein kinase: greater AMP dependence, and preferential nuclear localization, of complexes containing the alpha2 isoform [J]. Biochemical Journal, 1998, 334 (1): 177 - 187.

② CHEN Z, HEIERHORST J, MANN R J, et al. Expression of the AMP - activated protein kinase β1 and β2 subunits in skeletal muscle [J]. FEBS letters, 1999, 460 (2): 343 - 348.

③ CHEUNG P C F, DAVIES S P, HARDIE D G, et al. Characterization of AMP - activated protein kinase γ - subunit isoforms and their role in AMP binding [J]. Biochemical journal, 2000, 346 (3): 659 - 669.

④ WINDER W W. Energy - sensing and signaling by AMP - activated protein kinase in skeletal muscle [J]. Journal of applied physiology, 2001, 91 (3): 1 017 - 1 028.

⑤ MUSI N, YU H, GOODYEAR L J. AMP - activated protein kinase regulation and action in skeletal muscle during exercise [J]. Biochemical society transactions, 2003, 31 (1): 191 - 195.

重要的作用。ACC 是 AMPK 的靶基因，可调控脂肪酸合成。在体或离体，AMPK 均可通过磷酸化 Ser-79、Ser-1200、Ser-1215 三个位点进而调控 ACC 的活性。磷酸化 Ser-79 位点可降低最大摄氧量，同时降低柠檬酸合成酶活性。有研究显示，大鼠肝细胞中 ATP 耗尽可激活 AMPK，进而抑制 ACC 活性，抑制脂肪酸合成。大鼠跑台实验或电刺激中，ACC 活性被抑制往往伴随着 AMPK 的活化。[1][2] 次最大负荷运动时，AMPK 活性不变，伴随着 ACC 活性被抑制。[3] 丙二酰辅酶 A 是 ACC 的产物，骨骼肌中的 ACC 活性与肝脏、心肌不同，可由 AMPK 磷酸化而激活。[4] 丙二酰辅酶 A 可通过抑制 CPT-1 活性，而 CPT-1 是骨骼肌细胞中脂肪酸氧化代谢的限速酶，可通过抑制脂肪酸进入线粒体而对脂肪酸氧化代谢起关键调控作用。运动时，股四头肌红肌中的丙二酰辅酶 A 表达快速下降，推测是为了将长链辅酶 A 高效运入线粒体中，进行脂肪酸氧化。[5][6] 通过脂肪酸氧化分解产生 ATP，抑制脂肪酸合成消耗 ATP 进而活化 AMPK，最终抑制 ACC。

在这些组织中，AMPK 调控其脂肪酸氧化代谢似乎是其简单功能之一。离体实验中，ACC 被 AMPK 磷酸化，并失去活性。在体实验中，大鼠骨骼肌的 AMPK 可被运动激活，进而抑制 ACC，降低丙酰辅酶 A 的活性。电刺激骨骼肌的过程中，AMPK 激活，并伴随着 ATP 减少和 AMP 增加。有趣的是，有研究表明电刺激所致的 AMPK 激活，可能与 α2 亚单位相关。在大鼠心脏灌注实验中，冠状动脉结扎所致的局部缺血引起心肌 AMPK 大量活化，并抑制 ACC 和降低丙酰辅酶 A 的表达。随之的心脏再灌注引起丙酰辅酶 A 的继续下降，这可能解释了心肌中的脂肪酸氧化速率升高的问题。HMGR 也是 AMPK 的一个传统靶基因，其作用是调节胆固醇的生成，AMPK 在 Ser-871 位点磷酸化 HMGQ。AMPK 通过磷酸化该位点进而抑制胆固醇的合成。此外，AMPK 的靶基因还包括脂肪分解酶，催化脂肪组织中的 TG 水解和各种细胞中的胆固醇类物质水解等，并于 Ser-565 位点磷酸化。比列纳等进行 13 周高脂饲养 AMPKα2 敲除的小鼠实验，结果发现与对照组相比，AMPKα2 敲除的小鼠机体的脂肪重量和体重均显著性增加，这表明 AMPKα2 敲除会引起机体肥胖，提示 AMPKα2 活化对调节机体肥胖程度起着重要的影响作用。[7] 同时也有研

①⑤ RASMUSSEN B B, WINDER W W. Effect of exercise intensity on skeletal muscle malonyl – CoA and acetyl – CoA carboxylase [J]. Journal of applied physiology, 1997, 83 (4): 1 104 – 1 109.

②④ WINDER W W, HARDIE D G. Inactivation of acetyl – CoA carboxylase and activation of AMP – activated protein kinase in muscle during exercise [J]. American journal of physiology – endocrinology and metabolism, 1996, 270 (2): E299 – E304.

③ HUTBER C A, HARDIE D G, WINDER W W. Electrical stimulation inactivates muscle acetyl – CoA carboxylase and increases AMP – activated protein kinase [J]. American journal of physiology – endocrinology and metabolism, 1997, 272 (2): E262 – E266.

⑥ RASMUSSEN B B, HANCOCK C R, WINDER W W. Postexercise recovery of skeletal muscle malonyl – CoA, acetyl – CoA carboxylase, and AMP – activated protein kinase [J]. Journal of applied physiology, 1998, 85 (5): 1 629 – 1 634.

⑦ VILLENA J A, VIOLLET B, ANDREELLI F, et al. Induced adiposity and adipocyte hypertrophy in mice lacking the AMP – activated protein kinase – α2 subunit [J]. Diabetes, 2004, 53 (9): 2 242 – 2 249.

究证明，肥胖则会引起骨骼肌和肝脏等组织中的 AMPK 蛋白表达下降及其磷酸化水平降低。[①]

关于机体调控 AMPK 活性的机制主要包括以下方面。

1. AMP/ATP 比值的调节

调控 AMPK 的关键因素包括：5'-AMP 和 ATP。AMP 可通过 4 个机制进行调控：①直接变构激活（可达 5 倍）；②结合到 AMPK 上，使之成为 AMPKK 的底物；③结合到 AMPK 上，使之不能通过磷酸化活化（2C 磷酸酶蛋白）；④变构激活 AMPKK。

高表达的 ATP 可对抗 AMP 所引起①③机制反应，且对抗 AMP 所引起的 AMPKK 磷酸化 AMPK，尽管并未阐明其效果是否与②④机制相反。AMPK 在机体中可高度感受细胞内的能量变化，AMP/ATP 或 ADP/ATP 比率的变化可直接影响 AMPK 的活性，当运动、低氧、低温等外界代谢应激或引起机体细胞内能量失衡的激动剂刺激机体时，AMP/ATP 或 ADP/ATP 比率上升，立即激活 AMPK。当 AMPK 激活时，一方面可抑制消耗 ATP 的消耗行为，储积能量；另一方面则增强可产生 ATP 氧化分解代谢的速率，进而产生较多 ATP，供机体应激所需，例如葡萄糖的氧化分解、脂肪酸的分解代谢等。AMP 浓度增加可活化 AMPK，而 CP 和 ATP 则可抑制 AMPK 活性。AMP 结合 AMPK，使之成为 AMPKK 的底物。[②] AMP 也可以直接作用于 AMPKK，使之在 α 亚单位 Th-172 位点活化 AMPK。AMP 与 2C 磷酸酶蛋白结合，使之除去 α 亚单位 Th-172 位点的磷酸，抑制 AMPK 活性。[③] 在机体内部，缺血缺氧、葡萄糖消耗、电刺激、热休克或外来药物，如抗霉素 A、二硝基苯酚、叠氮化合物等服用，均可导致 AMP/ATP 比值提高，随之激活 AMPK，引起机体做出应激反应。此外，急性运动或有氧运动也可引起 AMP/ATP 比值上升，进而活化 AMPK 应答系统。研究表明骨骼肌糖原含量可能引起 AMP/ATP 比值改变，调节 AMPK 对骨骼肌收缩的反应。德拉等对大鼠进行分别构建骨骼肌高糖原组和骨骼肌低糖原组，并进行电刺激。结果发现，骨骼肌低糖原组大鼠腓肠肌中的 AMPK 表达活性显著性高于高糖原组[④]，但此实验并未阐明糖原对 AMPK 活性是否具有直接的影响。

2. 通过 AMPK 上游因子调节

丝氨酸-苏氨酸蛋白激酶 11（LKB1）是 AMPK 的上游激酶，其可通过 AMPK 亚单位上的 Th-172 位点磷酸化 AMPK，又可抑制相应磷酸酶对该位点进行去磷酸化，协同增强 AMPK 磷酸化进而激活。坂本等研究发现，LKB1 可诱导 AMPK 活化，但 LKB1 的表

① 陈春平，任华，何柯书，等. 运动对肥胖状态下 LKB1-AMPK-ACC 信号传导通路的影响 [J]. 广州体育学院学报，2012，32（4）：101-104.

②③ HAWLEY S A, DAVISON M, WOODS A, et al. Characterization of the AMP-activated protein kinase kinase from rat liver and identification of threonine 172 as the major site at which it phosphorylates AMP-activated protein kinase [J]. Journal of biological chemistry, 1996, 271 (44): 27 879-27 887.

④ DERAVE W, AI H, IHLEMANN J, et al. Dissociation of AMP-activated protein kinase activation and glucose transport in contracting slow-twitch muscle [J]. Diabetes, 2000, 49 (8): 1 281-1 287.

达并未受到 AMPK 的作用影响。① 许多研究表明，LKB1 可在机体多种细胞中激活 AMPK，随之调控机体能量代谢等。研究认为，肥胖可减少 LKB1 蛋白表达进而损伤 LKB1 - AMPK 信号通路，降低 AMPK 活性，抑制脂肪酸氧化分解。研究又发现，有氧运动可有效增强 LKB1 蛋白的表达，进而增强 AMPK 磷酸化水平。② 也有研究发现，有氧运动虽能有效增强骨骼肌中 LKB1 的表达，但其对其下游的 AMPK 并无任何影响。③ 因此，对于有氧运动能否通过增加骨骼肌中 LKB1 进而增强 AMPK 的活性，目前尚存些许争议。任华等研究发现高脂膳食所诱导的肥胖大鼠肝脏内 LKB1 - AMPK 信号传导通路中的各蛋白激酶表达及磷酸化水平均受损④，推测可能与高脂膳食所致的肝脏脂代谢紊乱相关。此外，其实验中 8 周的有氧运动可显著改善大鼠肝脏内 LKB1 - AMPK 信号传导通路中的各蛋白激酶表达及磷酸化水平，缓解肝脏中的脂代谢紊乱。⑤ AMPK 上游的 AMPK 蛋白激酶（AMPKK）通过磷酸化 50～100 倍活化 AMPK。

3. 通过 AMP 非依赖通路的调节

脂联素、瘦素均为脂肪组织分泌的肽类激素，其中瘦素可调节摄食、能量消耗等方面。有研究发现，瘦素可选择性活化骨骼肌中的 AMPKα2 亚单位，其早期激活则可直接作用于骨骼肌，而随后则依赖下丘脑—交感神经系统。下丘脑中 AMPK 受到瘦素抑制后，则可引起机体摄食量降低，进而引起体重减少。⑥ 脂联素则可激活 AMPK，促使其在抑制内皮细胞凋亡、促进血管新生方面起着重要作用⑦⑧，但其作用机制目前尚未清楚。除瘦素、脂联素外，抗 2 型糖尿病药物（如二甲双胍）⑨ 等也可激活 AMPK，而不改变 AMP/ATP 的比值，其作用机制仍在探讨中。

① SAKAMOTO K, GORANSSON O, HARDIE D G, et al. Activity of LKB1 and AMPK - related kinases in skeletal muscle: effects of contraction, phenformin, and AICAR [J]. American journal of physiology - endocrinology and metabolism, 2004, 287 (2): E310 - E317.

② SRIWIJITKAMOL A, IVY J L, CHRIST - ROBERTS C, et al. LKB1 - AMPK signaling in muscle from obese insulin - resistant Zucker rats and effects of training [J]. American journal of physiology - endocrinology and metabolism, 2006, 290 (5): E925 - E932.

③ TAYLOR E B, HURST D, GREENWOOD L J, et al. Endurance training increases LKB1 and MO25 protein but not AMP - activated protein kinase kinase activity in skeletal muscle [J]. American journal of physiology - endocrinology and metabolism, 2004, 287 (6): E1 082 - E1 089.

④⑤ 任华，衣雪洁. 长期有氧运动对肥胖大鼠肝脏 LKB1 - AMPK - ACC 信号传导通路的影响 [J]. 沈阳体育学院学报，2015, 34 (4): 92 - 97.

⑥ MINOKOSHI Y, ALQUIER T, FURUKAWA N, et al. AMP - kinase regulates food intake by responding to hormonal and nutrient signals in the hypothalamus [J]. Nature, 2004, 428 (6 982): 569 - 574.

⑦ SHIBATA R, OUCHI N, KIHARA S, et al. Adiponectin stimulates angiogenesis in response to tissue ischemia through stimulation of amp - activated protein kinase signaling [J]. Journal of biological chemistry, 2004, 279 (27): 28 670 - 28 674.

⑧ KOBAYASHI H, OUCHI N, KIHARA S, et al. Selective suppression of endothelial cell apoptosis by the high molecular weight form of adiponectin [J]. Circulation research, 2004, 94 (4): e27 - e31.

⑨ ZHOU G, MYERS R, LI Y, et al. Role of AMP - activated protein kinase in mechanism of metformin action [J]. The journal of clinical investigation, 2001, 108 (8): 1 167 - 1 174.

中等强度耐力跑台运动可上调骨骼肌中 AMPK 表达 2 ~ 3 倍，AMPK 可调控骨骼肌中的能量代谢。同时有研究发现，AMPK 活性的高低与大鼠运动的速率有关。[①] 研究发现，当大鼠以一定速率原地跑动时，其 AMP 浓度增加，CP 浓度下降，AMPK 被激活。于亮等研究发现，一次性力竭运动后，小鼠比目鱼肌中的 pAMPK 表达量显著高于趾肌内的表达，表明 pAMPK 选择性高表达于慢肌纤维。由此推测 pAMPK 可能与有氧代谢有着密切联系，也可调节肌纤维类型的转化。该研究结果显示，运动可刺激 AMPKα 表达显著增加，但在不同肌纤维内表达量存在一定差异性。[②] 孔布等以健康男性为受试者，进行了一次性大强度运动（70% VO$_2$max），发现其骨骼肌中的 AMPK 活性显著性增加，与于亮等研究结果一致。[③] 西尔文诺伊宁等研究结果显示，一次性抗阻运动和耐力运动均可提高 AMPK 磷酸化水平，但 AMPK 似乎未对其下游的 PGC – 1 有所影响。由此可知，无论动物实验或人体实验中，一次性大强度运动可促进 ATP 大量消耗，引起 AMP/ATP 比值提高，进而激活 AMPK。[④] 陆凯等研究发现，高强度间歇性运动比中等强度耐力运动激活大鼠心肌 AMPK 的效果更佳。[⑤] 而衣雪洁等则发现，慢性耐力运动激活肝脏中 AMPK 的效果优于急性运动，由此提示不同组织的 AMPK 对不同运动方式的应答效果不同。[⑥]

运动则可以活化大鼠机体内的 AMPK，但具有一定的亚单位选择性、运动时长及强度依赖性、组织的特异性等。有研究发现，对肥胖大鼠进行 7 周有氧运动干预，可增强骨骼肌内 AMPKα1 蛋白的表达，而骨骼肌中的 AMPKα2 并未改变。[⑦] 同时又有研究发现，人体实验中，运动干预后，骨骼肌中 AMPK 磷酸化增强，AMPKα2 活性上调，而

① OLIVEIRA N R C, MARQUES S O, LUCIANO T F, et al. Treadmill training increases SIRT – 1 and PGC – 1α protein levels and AMPK phosphorylation in quadriceps of middle – aged rats in an intensity – dependent manner [J]. Mediators of inflammation, 2014 (2014): 987 017.

② 于亮，周越，陈晓萍，等. 一次性力竭运动小鼠骨骼肌 AMPK 活性变化对自噬水平的影响 [J]. 武汉体育学院学报，2015，49（3）：91 – 95.

③ COMBES A, DEKERLE J, WEBBORN N, et al. Exercise – induced metabolic fluctuations influence AMPK, p38 – MAPK and Ca MKII phosphorylation in human skeletal muscle [J]. Physiological reports, 2015, 3 (9): e12 462.

④ SILVENNOINEN M, AHTIAINEN J P, HULMI J J, et al. PGC – 1 isoforms and their target genes are expressed differently in human skeletal muscle following resistance and endurance exercise [J]. Physiological reports, 2015, 3 (10): e12 563.

⑤ LU K, WANG L, WANG C, et al. Effects of high – intensity interval versus continuous moderate – intensity aerobic exercise on apoptosis, oxidative stress and metabolism of the infarcted myocardium in a rat model [J]. Molecular medicine reports, 2015, 12 (2): 2 374 – 2 382.

⑥ YI X, CAO S, CHANG B, et al. Effects of acute exercise and chronic exercise on the liver leptin – AMPK – ACC signaling pathway in rats with type 2 diabetes [J]. Journal of diabetes research, 2013 (11): 946 432.

⑦ SRIWIJITKAMOL A, IVY J L, CHRIST – ROBERTS C, et al. LKB1 – AMPK signaling in muscle from obese insulin – resistant Zucker rats and effects of training [J]. American journal of physiology – endocrinology and metabolism, 2006, 290 (5): E925 – E932.

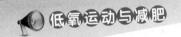

AMPKα1 的活性却不受影响。[①] 研究发现，大鼠跑台运动后，趾长伸肌中的 AMPKα2 亚单位表达显著性增加，而 AMPKα1 并未有所变化。同时有研究发现，骨骼肌收缩或低氧、山梨醇等外界刺激后，AMPKα1 和 AMPKα2 两种亚单位均被激活，提示不同的 α 亚单位对不同的外界应激可能有不同反应。[②③④] 沃伊塔泽夫斯基等研究发现，健康受试者运动后，肌肉活检发现低强度运动对 AMPK 活性并无影响，而高强度急性运动可显著性提高 AMPK 的表达[⑤]，且 α1 亚单位并未有改变，仅 α2 亚单位表达增强，这与藤井等研究一致[⑥]。

综上可知，骨骼肌中 AMPK 表达上调与骨骼肌的收缩有重要联系，而 AMPK 表达上调也与机体骨骼肌工作效率有关。当工作强度达 70% VO_2max 时，仅有 α2 亚单位活性增强，而在 30 秒最大速率冲刺时，α 亚单位的两种亚型均活性增强。AMPK 是敏感的能量感受器，在机体能量代谢调控中起着重要作用，无论电刺激所致的肌肉收缩或不同运动方式，均可活化 AMPK。AMPK 通过其下游的不同信号分子进行合成代谢的抑制，或增强机体分解代谢，进而提高机体细胞中 ATP 的水平来应对不同外界刺激，终实现机体整体能量代谢供需平衡。[⑦]

① WRIGHT D C, GEIGER P C, HOLLOSZY J O, et al. Contraction – and hypoxia – stimulated glucose transport is mediated by a Ca^{2+} – dependent mechanism in slow – twitch rat soleus muscle ［J］. American journal of physiology – endocrinology and metabolism, 2005, 288 (6): E1 062 – E1 066.

② MUSI N, HAYASHI T, FUJII N, et al. AMP – activated protein kinase activity and glucose uptake in rat skeletal muscle ［J］. American journal of physiology – endocrinology and metabolism, 2001, 280 (5): E677 – E684.

③ HAYASHI T, HIRSHMAN M F, FUJII N, et al. Metabolic stress and altered glucose transport: activation of AMP – activated protein kinase as a unifying coupling mechanism ［J］. Diabetes, 2000, 49 (4): 527 – 531.

④ FRYER L G, HAJDUCH E, RENCUREL F, et al. Activation of glucose transport by AMP – activated protein kinase via stimulation of nitric oxide synthase ［J］. Diabetes, 2000, 49 (12): 1 978 – 1 985.

⑤ WOJTASZEWSKI J F P, NIELSEN P, HANSEN B F, et al. Isoform – specific and exercise intensity – dependent activation of 5' – AMP – activated protein kinase in human skeletal muscle ［J］. The journal of physiology, 2000, 528 (1): 221 – 226.

⑥ FUJII N, HAYASHI T, HIRSHMAN M F, et al. Exercise induces isoform – specific increase in 5' – AMP – activated protein kinase activity in human skeletal muscle ［J］. Biochemical and biophysical research communications, 2000, 273 (3): 1 150 – 1 155.

⑦ NIEDERBERGER E, KING T S, RUSSE O Q, et al. Activation of AMPK and its impact on exercise capacity ［J］. Sports medicine, 2015, 45 (11): 1 497 – 1 509.

二、过氧化物酶体增殖物受体 γ 共激活分子 1α（Peroxisome proliferator activated receptor γ coactivator‐1，PGC‐1α）介导机体能量代谢的运动适应机制

转录共激活因子是与特定 DNA 序列结合以促进基因转录的因子，可识别特殊的 DNA 序列。在过去的研究中，部分学者已清晰认识到转录共激活因子在生理信号影响基因表达方面起着关键作用。

过氧化物酶体增殖物受体 γ 共激活分子 1（Peroxisome proliferator activated receptor γcoactivator‐1，PGC‐1）家族在能量代谢、激素信号等方面起着重要作用，PGC‐1 家族具有多功能的转录共激活效应，可与不同的转录因子结合，在许多能量代谢信号通路中起着"分子开关"的作用（如图 4‐2 所示）。而 PGC‐1α 作为 PGC‐1 家族中的"明星分子"是转录共激活因子研究中的热点之一，PGC‐1α 可调控适应性产热，调节线粒体生成和糖脂代谢等。[①] PGC‐1α 参与调节低温、低氧刺激或者运动等所诱导的多种生物学反应过程，在机体对不同影响因素的适应机制中起着重要作用。本书通过综述低氧刺激对机体大脑、心肌、骨骼肌、脂肪等组织中 PGC‐1α 的调控，探讨低氧刺激下，PGC‐1α 调节机体线粒体生成、脂肪酸氧化和提高骨骼肌产热能力等。

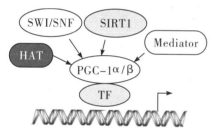

线粒体发生/重塑（Mitochondrial biogenesis/remodeling）
骨骼肌纤维表型（Skeletal myofiber phenotype）
肝脏糖异生（Hepatic gluconeogenesis）
脂蛋白代谢（Lipoprotein metabolism）
昼夜代谢节律（Circadian metabolic rhythm）
活性氧解毒（ROS detoxification）
血管形成（Angiogenesis）

图 4‐2　PGC‐1 家族及其作用效果图

PGC‐1α 基因位于小鼠第 5 染色体（人类第 4 染色体），所编码的蛋白含 797（小鼠）或 798（人类）个氨基酸。[②] PGC‐1α 的 C 端包含 1 个 RNA 结合域和 2 个富含丝氨酸及精氨酸残基的 RS 区域，可与 RNA 聚合酶Ⅱ的 C 末端区相互作用（如图 4‐3 所示）。PGC‐1α 的 N 末端（1~230 位氨基酸）转录活性较强，可与多种转录因子或核受体蛋白结合并相互作用，进而辅助下游基因转录活化。此外，PGC‐1α 包含 3 个可被蛋白激酶‐A 磷酸化的位点和 1 个可介导受体与共激活分子相互作用的 LXXLL 域。[③] 通过 PGC‐1α 的分子结构可知，PGC‐1α 与核受体蛋白结合，其后募集其他共激活分子，最

①　FINCK B N, KELLY D P. PGC‐1 coactivators：inducible regulators of energy metabolism in health and disease［J］. The journal of clinical investigation, 2006, 116（3）：615‐622.

②　PUIGSERVER P, WU Z, PARK C W, et al. A cold‐inducible coactivator of nuclear receptors linked to adaptive thermogenesis［J］. Cell, 1998, 92（6）：829‐839.

③　ZHANG Y, HUYPENS P, ADAMSON A W, et al. Alternative mRNA splicing produces a novel biologically active short isoform of PGC‐1α［J］. Journal of biological chemistry, 2009, 284（47）：32 813‐32 826.

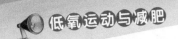

终调控其下游靶基因转录表达，终实现其不同的生理作用功能。

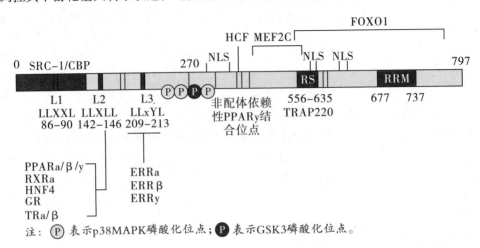

注：Ⓟ 表示p38MAPK磷酸化位点；Ⓟ 表示GSK3磷酸化位点。

图4-3　PGC-1α结构功能域①

PGC-1α多表达于脑、骨骼肌、心肌和棕色脂肪组织等能量代谢活跃的组织，其可调节线粒体生物发生，促进白色脂肪组织棕色化，调控适应性产热，以及葡萄糖代谢、骨骼肌细胞内脂肪酸β氧化等生理过程。②③ 此外，还可调节骨骼肌纤维转化，促进肌纤维转化为氧化Ⅰ型和Ⅱa型肌纤维。④ 实验表明，PGC-1α敲除后，小鼠往往表现出骨骼肌和心肌能量缺乏，运动能力下降，尤其在外界压力刺激下，PGC-1α敲除小鼠易出现心肌病变。⑤⑥⑦ 无论如何，PGC-1α基因的表达可改善机体呈现出的病理性病变，改善疾病的发展阶段，减轻心肌病变状态和胰岛素抵抗状态。然而，PGC-1α在这些病变中所涉及的能量稳态信号通路的作用，目前尚处于未知阶段。耐力运动可增强PGC-1α的

① ZHANG Y, HUYPENS P, ADAMSON A W, et al. Alternative mRNA splicing produces a novel biologically active short isoform of PGC-1α [J]. Journal of biological chemistry, 2009, 284 (47): 32 813-32 826.

② FINCK B N, KELLY D P. PGC-1 coactivators: inducible regulators of energy metabolism in health and disease [J]. The journal of clinical investigation, 2006, 116 (3): 615-622.

③ BENTON C R, NICKERSON J G, LALLY J, et al. Modest PGC-1α overexpression in muscle in vivo is sufficient to increase insulin sensitivity and palmitate oxidation in subsarcolemmal, not intermyofibrillar, mitochondria [J]. Journal of biological chemistry, 2008, 283 (7): 4 228-4 240.

④⑤ HANDSCHIN C, CHIN S, LI P, et al. Skeletal muscle fiber-type switching, exercise intolerance, and myopathy in PGC-1α muscle-specific knock-out animals [J]. Journal of biological chemistry, 2007, 282 (41): 30 014-30 021.

⑥ ARANY Z, HE H, LIN J, et al. Transcriptional coactivator PGC-1α controls the energy state and contractile function of cardiac muscle [J]. Cell metabolism, 2005, 1 (4): 259-271.

⑦ ZECHNER C, LAI L, ZECHNER J F, et al. Total skeletal muscle PGC-1 deficiency uncouples mitochondrial derangements from fiber type determination and insulin sensitivity [J]. Cell metabolism, 2010, 12 (6): 633-642.

表达，肝脏中的脂素（Lipin1）可与 PGC-1α 共同作用于脂肪代谢的过程。

调控 PGC-1α 表达的因素，包括正向调节和负向调控两方面。低氧、冷暴露、饥饿等均可影响 PGC-1α 表达。冷暴露可诱导棕色脂肪中 PGC-1α 表达上调，促进其线粒体中 ATP 合成。[①] AMPK 和丝裂原活化蛋白激酶（p38MAPK）均为 PGC-1α 上游信号分子，AMPK 可通过多个位点磷酸化进而激活 PGC-1α[②]，而 p38MAPK 磷酸化则可破坏成肌细胞 p160MBP，进而增强 PGC-1α 转录。[③] 此外，沉默信息调节子 2 同源体 1（Sirt1）可通过脱乙酰作用上调 PGC-1α 表达，发挥降血脂、降血糖、抗氧化及降低炎症因子等功能。[④] 而 PPARs 不同亚型也可直接影响 PGC-1α 表达。除上述细胞信号通路外，雷帕霉素靶蛋白（mTOR）通路也可调控 PGC-1α 活性，PGC-1α 也可通过 YY1 进行其自身转录调节。[⑤] 此外，尚存在些负向调控 PGC-1α 表达的因子，如 RIP140 和 160MYP 可抑制 PGC-1α 表达，进而抑制线粒体生成，ZNF746 可抑制 PGC-1α 表达，并导致黑质神经元缺失，P53 通过调节端粒障碍进而抑制 PGC-1α 表达，苏氨酸激酶（AKT）细胞信号通路可抑制 PGC-1α 活性。[⑥⑦] 总之，存在多种调控 PGC-1α 的细胞信号通路和因子，而本书主要综述低氧刺激对不同组织中多种细胞信号通路调控 PGC-1α 表达的研究。

运动对 PGC-1α 表达的调控作用已引起众多学者的关注。运动诱导 PGC-1α 表达水平提高是通过多条信号传导实现，例如以依赖 Ca^{2+} 信号通路为主的信号传导，运动促进肌浆网中 Ca^{2+} 释放，通过钙调磷酸酶和钙调素依赖性蛋白激酶Ⅳ，促进 PGC-1α 表达（如图 4-4 所示）。[⑧] 此外，运动可通过 PGC-1α 介导众多细胞信号通路，进而调控机体

① ROBIDOUX J, CAO W, QUAN H, et al. Selective activation of mitogen-activated protein (MAP) kinase kinase 3 and p38α MAP kinase is essential for cyclic AMP-dependent UCP1 expression in adipocytes [J]. Molecular and cellular biology, 2005, 25 (13): 5 466-5 479.

② JÄGER S, HANDSCHIN C, PIERRE J S, et al. AMP-activated protein kinase (AMPK) action in skeletal muscle via direct phosphorylation of PGC-1α [J]. Proceedings of the national academy of sciences, 2007, 104 (29): 12 017-12 022.

③ PUIGSERVER P, RHEE J, LIN J, et al. Cytokine stimulation of energy expenditure through p38 MAP kinase activation of PPARγ coactivator-1 [J]. Molecular cell, 2001, 8 (5): 971-982.

④ LAGOUGE M, ARGMANN C, GERHART-HINES Z, et al. Resveratrol improves mitochondrial function and protects against metabolic disease by activating SIRT1 and PGC-1α [J]. Cell, 2006, 127 (6): 1 109-1 122.

⑤ SCARPULLA R C. Metabolic control of mitochondrial biogenesis through the PGC-1 family regulatory network [J]. Biochimica et biophysica acta (bba) - molecular cell research, 2011, 1813 (7): 1 269-1 278.

⑥ POWELKA A M, SETH A, VIRBASIUS J V, et al. Suppression of oxidative metabolism and mitochondrial biogenesis by the transcriptional corepressor RIP140 in mouse adipocytes [J]. The journal of clinical investigation, 2006, 116 (1): 125-136.

⑦ SHIN J H, KO H S, KANG H, et al. PARIS (ZNF746) repression of PGC-1α contributes to neurodegeneration in Parkinson's disease [J]. Cell, 2011, 144 (5): 689-702.

⑧ 林文弢, 吴菊花, 鞠丽丽, 等. 转录共激活分子 PGC-1α 与肥胖者减体重研究现状的探讨 [J]. 广州体育学院学报, 2015, 35 (1): 91-94.

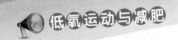

能量代谢，例如运动促进 PGC-1α 表达，进而促使非粘连蛋白5（FNDC5）表达上调，FNDC5 在体内蛋白裂解出鸢尾素（Irisin），而 Irisin 可促白色脂肪转化为微棕色脂肪。[①] 众所周知，棕色脂肪可进行分解，最后以热量形式散发，达到减脂效果。而运动可促进棕色脂肪中 PGC-1α 表达增加，进而促进其下游的解偶联蛋白1（UCP1）等表达增加，线粒体中氧化能力增强。通过转基因动物的研究（PGC-1α 过表达），可充分证实 PGC-1α 对于线粒体生物合成的重要调控作用及运动可上调 PGC-1α 表达。无论骨骼肌或全身性过表达 PGC-1α 均可增加线粒体的数目及增强机体氧化应激的能力，同时研究显示全身性过表达 PGC-1α 的转基因鼠，其运动过程中摄氧量增大，疲劳现象得到延缓。[②③]

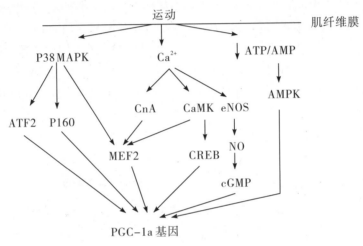

图4-4 运动调控骨骼肌 PGC-1α 的信号通路示意图

运动可有效上调骨骼肌中 PGC-1α 的表达。研究发现，长期有氧运动训练促使老年大鼠的主动脉活性氧族（ROS）形成减少，AMPK 活化激酶、PGC-1α 蛋白等物质合成增加，增加 ATP 形成和线粒体 DNA 含量等，进而有效减少老年大鼠主动脉氧化应激和亚硝化应激和减少其动脉硬化和血管内皮紊乱疾病发生。[④] 此外，研究发现，通过运动干预，可以激活小鼠 p38MAPK 信号通路，而活化 p38 则可以激活 PGC-1α 基因启动子活

① BOSTRÖM P, WU J, JEDRYCHOWSKI M P, et al. A PGC1-α-dependent myokine that drives brown-fat-like development of white fat and thermogenesis [J]. Nature, 2012, 481 (7 382): 463.

② DUMONT M, STACK C, ELIPENAHLI C, et al. PGC-1α overexpression exacerbates β-amyloid and tau deposition in a transgenic mouse model of Alzheimer's disease [J]. The FASEB journal, 2014, 28 (4): 1 745-1 755.

③ MORRIS E M, JACKMAN M R, MEERS G M E, et al. Reduced hepatic mitochondrial respiration following acute high-fat diet is prevented by PGC-1α overexpression [J]. American journal of physiology-gastrointestinal and liver physiology, 2013, 305 (11): G868-G880.

④ GU Q, WANG B, ZHANG X F, et al. Chronic aerobic exercise training attenuates aortic stiffening and endothelial dysfunction through preserving aortic mitochondrial function in aged rats [J]. Experimental gerontology, 2014, 56: 37-44.

性。PGC－1α 的转录被运动神经元诱导增强的分子内 Ca^{2+} 所调节，PGC－1α 能导致依赖 Ca^{2+} 调蛋白的蛋白激酶和蛋白磷酸酶钙神经素 A 活化。①② 随后，肌细胞增强因子 2（MEF2C）和 cAMP 反应性结合蛋白磷酸化作用的改变导致转录因子活化，绑定 PGC－1α 启动子及诱导其转录。此外，耐力运动诱导 AMPK、p38、β_2－肾上腺素受体信号活化，ROS 和 NO 促进 PGC－1α 转录。③④ 耐力运动诱导 PGC－1α 剪接变异体（PGC－1α－a、PGC－1α－b 和 PGC－1α－c）产生。耐力运动后，骨骼肌 PGC－1α 总水平及其活性相应提升。⑤⑥⑦ 迄今为止，其他运动形式对于不同 PGC－1α 剪接变异体表达的刺激作用尚未被研究。

研究者发现，雌性小鼠长期运动可有效阻止高脂膳食所诱导的小鼠妊娠期 PGC－1α 过度甲基化，并增强 PGC－1α 及其靶基因表达一致性和改善高脂膳食所诱导妊娠小鼠后代代谢紊乱。⑧ 寺田等对大鼠进行一次性高强度间歇运动和为期 6 小时的低强度耐力运动后发现，两种不同形式运动刺激下，大鼠骨骼肌中 PGC－1α 蛋白含量均出现明显增加，但两者间并未有显著性差异，提示运动强度或者运动时间影响 PGC－1α 表达作用效果的差异性可能较微弱。然而，其研究中高强度间歇性训练的大鼠骨骼肌中 PGC－1α 增加效

① HANDSCHIN C. Regulation of skeletal muscle cell plasticity by the peroxisome proliferator－activated receptor γ coactivator 1α [J]. Journal of receptors and signal transduction, 2010, 30 (6): 376－384.

② HANDSCHIN C, RHEE J, LIN J, et al. An autoregulatory loop controls peroxisome proliferator－activated receptor γ coactivator 1α expression in muscle [J]. Proceedings of the national academy of sciences, 2003, 100 (12): 7 111－7 116.

③ EGAN B, CARSON B P, GARCIA－ROVES P M, et al. Exercise intensity－dependent regulation of peroxisome proliferator－activated receptor γ coactivator－1α mRNA abundance is associated with differential activation of upstream signalling kinases in human skeletal muscle [J]. The journal of physiology, 2010, 588 (10): 1 779－1 790.

④ MIURA S, KAWANAKA K, KAI Y, et al. An increase in murine skeletal muscle peroxisome proliferator－activated receptor－γ coactivator－1α (PGC－1α) mRNA in response to exercise is mediated by β－adrenergic receptor activation [J]. Endocrinology, 2007, 148 (7): 3 441－3 448.

⑤ BOGERS R P, BARTE J C M, SCHIPPER C M A, et al. Relationship between costs of lifestyle interventions and weight loss in overweight adults [J]. Obesity reviews, 2010, 11 (1): 51－61.

⑥ TADAISHI M, MIURA S, KAI Y, et al. Effect of exercise intensity and AICAR on isoform－specific expressions of murine skeletal muscle PGC－1α mRNA: a role of β2－adrenergic receptor activation [J]. American journal of physiology－endocrinology and metabolism, 2010, 300 (2): E341－E349.

⑦ NORRBOM J, SÄLLSTEDT E K, FISCHER H, et al. Alternative splice variant PGC－1α－b is strongly induced by exercise in human skeletal muscle [J]. American journal of physiology－endocrinology and metabolism, 2011, 301 (6): E1092－E1098.

⑧ LAKER R C, LILLARD T S, OKUTSU M, et al. Exercise prevents maternal high－fat diet－induced hypermethylation of the Pgc－1α gene and age－dependent metabolic dysfunction in the offspring [J]. Diabetes, 2014, 63 (5): 1 605－1 611.

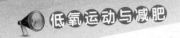

果高于低强度耐力运动。① 由此推测，高强度间歇性训练可能对于大鼠骨骼肌中 PGC - 1α 的刺激较强。藤本等对大鼠进行低强度长时间游泳运动干预后（选取不同时间点取材），发现大鼠骨骼肌 PGC - 1α 出现不同变化，在 6 小时游泳组大鼠运动后 18 小时内，其 PGC - 1α 的基因表达均高于对照组；在 18 小时时，大鼠的肱骨内上髁肌的 PGC - 1α 含量高于对照组 75%；在 24 小时时，则高于对照组 73%。同时发现骨骼肌内 PGC - 1α 的基因水平也显著高于对照组，而在运动后的 24 小时内则与对照组无差异。② 由此提示运动对大鼠骨骼肌中 PGC - 1α 的影响可能存在滞后作用，运动对其表达也具有一定时程性。若德保等比较 75% VO_2max 与 85% VO_2max 两种不同训练强度下骨骼肌产生的 PGC - 1α，发现 85% VO_2max 强度下产生的 PGC - 1α 远高于 75% VO_2max 时，提示运动强度也许是影响骨骼肌中 PGC - 1α 表达的一个重要因素。③ 对比寺田等的研究结果，运动强度对骨骼肌中 PGC - 1α 的作用效果并不显著，这可能由于两者所选择的参照物不同，导致实验结果有所差异。同时也表明，运动强度影响 PGC - 1α 表达的效果方面尚存在一定争议。此外，两者的研究中仅做了运动影响骨骼肌中 PGC - 1α 作用效果的研究，而未做运动影响骨骼肌中 PGC - 1α 的机制研究。

影响线粒体发生的因素主要包括 PGC - 1α 和线粒体转录影响因子 α（TFAM），有研究显示，AMPK 所介导的信号通路可通过影响 PGC - 1α 的表达进而影响线粒体发生，AMPK 磷酸化，激活 CaMK 信号通路和 p38MAPK 信号通路，进而调节这个过程的发生。④ 研究发现，急性运动可使 PGC - 1α 发生异位，其中 PGC - 1α 可横跨多物种出现该种转位，而 TFAM 仅能在大鼠中出现此种情况。巴尔等研究发现，一次性运动可促进骨骼肌中 PGC - 1α 蛋白和基因水平的表达均显著性增加，且在运动后的 18 小时内仍呈增加状态⑤，表明 PGC - 1α 表达可能具有时间滞后性，运动影响 PGC - 1α 的表达具有持续性效应。伊赫桑等让受试者进行 30 分钟的 70% VO_2max 运动训练，随之进行间歇性 100% VO_2max 大强度练习直至疲劳。运动后，一只腿冷水浴（10℃）15 分钟，另一只腿未做

① TERADA S, KAWANAKA K, GOTO M, et al. Effects of high - intensity intermittent swimming on PGC - 1α protein expression in rat skeletal muscle [J]. Acta physiologica scandinavica, 2005, 184 (1): 59 - 65.

② FUJIMOTO E, YAMAGUCHI W, TERADA S, et al. Change in PGC - 1α expression in rat skeletal muscle after low - intensity prolonged swimming exercise [J]. Journal of physiological anthropology, 2011, 30 (1): 23 - 27.

③ NORDSBORG N B, LUNDBY C, LEICK L, et al. Relative workload determines exercise - induced increases in PGC - 1alpha mRNA [J]. Medicine and science in sports and exercise, 2010, 42 (8): 1 477 - 1 484.

④ SMITH B K, MUKAI K, LALLY J S, et al. AMP - activated protein kinase is required for exercise - induced peroxisome proliferator - activated receptor γ co - activator 1α translocation to subsarcolemmal mitochondria in skeletal muscle [J]. The journal of physiology, 2013, 591 (6): 1 551 - 1 561.

⑤ BAAR K, WENDE A R, JONES T E, et al. Adaptations of skeletal muscle to exercise: rapid increase in the transcriptional coactivator PGC - 1 [J]. The FASEB journal, 2002, 16 (14): 1 879 - 1 886.

任何干预。[1] 结果表明，运动和冷暴露都可诱使 PGC - 1α 表达增加。利特等进行每组 30 秒，共 4 组，组间休息 4 分钟的高强度间歇蹬车运动干预，随之进行股外侧肌活检，检测安静状态、运动后即刻、运动后 3 小时、运动后 24 小时等时刻骨骼肌中 PGC - 1α 的表达，发现运动可通过活化胞质中 p38MAPK 和 AMPK 细胞信号通路，增加胞核内 PGC - 1α 表达和线粒体发生相关基因的表达。[2] 该研究充分表明，一次急性高强度间歇性运动可通过增加胞核内 PGC - 1α 进而增加线粒体生成，再次印证 PGC - 1α 是调控线粒体生成的关键因子之一。

综上所述，运动可通过 AMPK、p38MAPK、CaMK 等细胞信号通路增强机体 PGC - 1α 的表达。然而，运动存在多种形式，如一次性大强度力竭运动、中等强度耐力运动、高强度间歇性运动等，不同运动形式可能诱发不同细胞信号通路，进而对机体 PGC - 1α 产生不同作用效果。同时，运动刺激机体 PGC - 1α 的表达目前还存在一些问题尚需研究，例如何种运动方式对机体 PGC - 1α 作用效果较佳，运动诱发机体 PGC - 1α 表达是否存在阈值，运动诱发机体 PGC - 1α 是否具有永久性，不同组织的 PGC - 1α 含量对于运动刺激的应答是否一致等，目前尚未有明确阐释。

三、过氧化物酶体增殖物激活受体家族（Peroxisome proliferator - activated receptor，PPARs）介导机体能量代谢的运动适应机制

PPARs 是伊森曼和格林于 1990 年实验中发现的[3]，因其能被过氧化物酶体增殖物激活而得名，其编码的蛋白质与其他核受体具有相似的结构区和功能区。PPARs 能调控独特的基因组表达，是能量平衡和营养代谢的转录调节子，其由 PPARα、PPARβ 和 PPARγ 三种亚型组成，不同亚型由不同基因编码。在国内外研究脂质代谢的过程中，对过氧化物酶体增殖物激活受体家族的研究越发受到关注，PPARs 简单的结构区域如图 4 - 5 所示。

AF - 1	A/B	C	D	E/F	AF - 2

图 4 - 5　PPARs 简单的结构区域

PPARs 家族在许多临床医学应用中为糖脂代谢、细胞分化增殖、抗炎作用和保护神经等方面引起关注，现已成为治疗较多疾病的一个靶目标。在众多关于运动与血脂代谢

① IHSAN M, WATSON G, CHOO H C, et al. Postexercise muscle cooling enhances gene expression of PGC - 1α [J]. Medicine & science in sports & exercise, 2014, 46 (10): 1 900 - 1 907.

② LITTLE J P, SAFDAR A, BISHOP D, et al. An acute bout of high - intensity interval training increases the nuclear abundance of PGC - 1α and activates mitochondrial biogenesis in human skeletal muscle [J]. American journal of physiology - regulatory, integrative and comparative physiology, 2011, 300 (6): R1 303 - R1 310.

③ ISSEMANN I, GREEN S. Activation of a member of the steroid hormone receptor superfamily by peroxisome proliferators [J]. Nature, 1990, 347: 645 - 650.

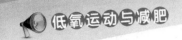

关系的研究中，尽管争议颇多，但大多数研究证明有氧运动有利于改善机体的血脂代谢，降低机体血脂水平。PPARs 与运动能力、特别是与耐力运动能力之间关系密切，规律的有氧耐力运动的增强 PPARs 的作用效果，从而改善血脂的水平在一定的实验中已得到证实。另外，PPARs 具有的强力促代谢作用与胰岛素抵抗的防治有一定的联系。

吕凯的实验发现，耐力训练刺激了 PPARs 的表达，从而导致 PPARs 进一步调控脂肪酸氧化的酶类，使得与脂肪酸有氧氧化相关的酶类的表达量升高。[1] 在 PPARs 系中，存在着脂肪分解过程中的脂酸 β - 氧化酶系，能使极长链脂酸（如 C20、C22）氧化为较短链脂酸，而对较短链脂酸无效。FAD 为辅基的脂酸氧化酶催化反应的第一步，所脱得的 H 生成 H_2O_2，H_2O_2 被 H_2O_2 酶分解，并不与呼吸链偶联生成 ATP。PPARs 生理功能主要是使不能进入线粒体的甘碳、廿二碳脂酸先氧化为较短链脂酸，以便能进入线粒体内分解氧化。

1. PPARα

PPARα 结构包含 4 个功能结构域和 6 个结构区域（A/B、C、D、E/F），由 468 个氨基酸残基组成。PPARα 的 A/B 激活功能区，是激酶的磷酸化作用位点，可增加 PPARα 与配体亲和力，影响其转录活性；C 区具有高度保守性，可促进 PPARα 和目标基因上的 PPARα 反应元件（PPRE）结合；D 区铰链区，将 DNA 结合区与配体结合区相连；E/F 配体结合区（LBD）负责与特异配体结合，增加目的基因表达，协助转录过程。PPARα 能与配体结合而活化，其高表达于肝脏、骨骼肌、心肌、肾皮质等能量代谢旺盛的组织，与糖脂代谢、能量平衡调节、抑制炎症反应等密切相关。[2] 研究显示，激活的 PPARα 与心血管等疾病代谢密切相连，如大鼠在缺血缺氧状态下，心肌通过下调 PPARα 表达，增加葡萄糖代谢供能比例，降低脂肪酸氧化供能，以减少心肌氧耗，增加心肌对缺血缺氧耐受性，对心脏起到保护作用。[3] 此外，研究还发现，激活的 PPARα 在促进白色脂肪棕色化中具有重要作用。[4] 肌肉因子 Irisin 是一种跨膜蛋白，其作用于白色脂肪细胞，使 PPARα mRNA 表达水平升高了三倍多，若采用药物阻断 PPARα 的表达则阻止了 Irisin 的白色脂肪棕色化作用。众多实验证明，啮齿类动物中的 PPARα 激活会引发肝肿瘤和过氧

① LUQUET S, GAUDEL C, HOLST D, et al. Roles of PPAR delta in lipid absorption and metabolism: a new target for the treatment of type 2 diabetes [J]. Biochimica et biophysica acta – molecular basis of disease, 2005, 1740 (2): 313 – 317.

② KOHLER H P, GRANT P J. Plasminogen – activator inhibitor type 1 and coronary artery disease [J]. New England journal of medicine, 2000, 342 (24): 1 792 – 1 801.

③ URDAMPILLETA A, GONZÁLEZ – MUNIESA P, PORTILLO M P, et al. Usefulness of combining intermittent hypoxia and physical exercise in the treatment of obesity [J]. Journal of physiology and biochemistry, 2012, 68 (2): 289 – 304.

④ 王姣. PPARa 激动剂联合全反式维甲酸通过 P38MAPK 信号通路促使小鼠白色脂肪细胞向棕色脂肪细胞转化 [D]. 郑州：郑州大学, 2014.

化物增殖，而令人高兴的是此作用并不在人类身上发生。[1] 基因敲除 PPARα 的小鼠在饥饿状态下其脂肪酸转运和氧化会严重受损，并出现肝脏脂肪变性。在进食状态下，肝脏仅存在轻微的脂肪变性。[2] 这可能是由于 PPARα 表达受抑，引起肝内脂肪氧化酶基因转录水平下降，导致脂蛋白合成代谢障碍，脂质在肝脏沉积，加速了脂肪肝的发生。此外，研究表明，活化的 PPARα 可增加肝内脂蛋白脂肪酶（LPL）活性，而 LPL 可水解甘油三酯（TG），同时抑制肝细胞中 ApoCⅢ基因转录，从而促进甘油三酯脂蛋白的代谢。[3]

2. PPARβ/δ

人类 PPARδ 基因含有 441 个氨基酸残基，定位于人染色体 6p21.1~21.2，长度约为 35 千碱基对。PPARδ 含有 6 个功能结构域：①氨基端为转录激活功能区，特点为不依赖配体的细胞和组织特异性（A/B 区）；②DNA 结合区（C 区，亦称 DBD 区），主要作用为参与 DNA 序列的识别和部分二聚体的形成；③羧基端是配体结合区（E/F 区，亦称 LBD 区），此区域与视黄酸 X 受体（RXR）结合形成异源二聚体，共同组成配体依赖性的转录抑制/激活功能区；④铰链区（D 区）；⑤可连接 DNA 结合区；⑥配体结合区。[4] PPARδ 分布广泛，骨骼肌、心肌、脂肪、皮肤、胰岛和子宫等组织中均有较高表达。PPARδ 通过对各种脂类代谢旺盛组织（如脂肪、肝脏、骨骼肌、心肌等）的脂肪酸氧化相关基因表达调控，在前脂肪细胞分化、脂质转运和利用中发挥重要作用，进行对脂肪酸氧化代谢有普遍的调节。[5]

骨骼肌内 PPARβ/δ 多表达于有氧氧化型慢肌，参与 FA 的代谢。健康大鼠进行 6 周中等强度游泳训练后，胫骨前肌 PPARβ/δ 蛋白增加 2.6 倍[6]，一次性耐力训练后骨骼肌 PPARβ/δ 增加，再继续 6 周训练后蛋白表达进一步增加，并且运动耐力增强。赵贤宇等观察马在运动前后骨骼肌 PPARβ/δ 水平的变化发现，运动后 30 分钟，PPARβ/δ 提高 2.5 倍，运动 60 分钟后可在循环血白细胞中发现 PPARβ/δ 的表达。[7] 骨骼肌中 PPARβ/δ 通过上调慢肌纤维收缩蛋白、线粒体生物合成以及 β 氧化相关基因，从而提高运动能力。

① CHEUNG C, AKIYAMA T E, WARD J M, et al. Diminished hepatocellular proliferation in mice humanized for the nuclear receptor peroxisome proliferator – activated receptor α [J]. Cancer research, 2004, 64 (11): 3 849 – 3 854.

② KIDANI Y, BENSINGER S J. Liver X receptor and peroxisome proliferator – activated receptor as integrators of lipid homeostasis and immunity [J]. Immunological reviews, 2012, 249 (1): 72 – 83.

③ 刘美莲. 过氧化物酶体增殖物激活受体研究的新进展 [J]. 国外医学（生理、病理科学与临床分册），2001, 21 (5): 413 – 416.

④⑤ 崔立坤，陈伟，王莉莉，等. 过氧化物酶体增殖物激活受体 β/δ 激动剂对脂代谢的作用及其机制研究进展 [J]. 国际药学研究杂志，2009, 36 (4): 259 – 263.

⑥ HOLST D, LUQUET S, NOGUEIRA V, et al. Nutritional regulation and role of peroxisome proliferator – activated receptor δ in fatty acid catabolism in skeletal muscle [J]. Biochimica et biophysica acta – molecular and cell biology of lipids, 2003, 1633 (1): 43 – 50.

⑦ CHO H W, SHIN S, PARK J W, et al. Molecular characterization and expression analysis of the peroxisome proliferator activated receptor delta (PPARδ) gene before and after exercise in horse [J]. Asian – Australasian journal of animal sciences, 2015, 28 (5): 697.

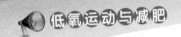

对糖尿病患者进行为期 4 个月的有氧耐力训练后，骨骼肌 PPARβ/δ 和 UCP3 表达增加，胰岛素抵抗降低，说明运动激活 PPARβ/δ 可改善骨骼肌胰岛素敏感性，降低血糖。[①] 菲利普等通过使小鼠进行急性跑台运动，发现运动后小鼠骨骼肌 PPARβ/δ 表达上升，这是通过激活 AMPK 的转录作用而形成的，耐力运动通过激活 AMPK/MEF2 信号通路从而提高 PPARβ/δ 的表达[②]，这与纳卡等在 2008 年的实验结果[③]一致。此外，他们还发现 PPARβ/δ 除了对骨骼肌收缩反应可激活 PPARβ/δ，糖原的减少也可促使 PPARβ/δ 表达提高。[④]虽然运动对心肌 PPARβ/δ 影响的研究很少，但是当 PPARβ/δ 在心肌内过度表达时可以保护心肌细胞免受由于过度压力导致的机械应力增大，从而减轻心肌肥厚。

3. PPARγ

人类的 PPARγ 下基因长约 100 千碱基，位于 3 号染色体 3p25 区，有 6 个共同的外显子和 479 个氨基酸残基。在啮齿动物中，PPARγ 在脂肪组织等组织中呈高水平表达。PPARγ 由 4 个功能结构域（A/B、C、D、E/F）组成。A/B 区是位于氨基端配体依赖的转录活化区（AF-1）；C 区是高度保守的 DNA 结合区域（DBD），含有两个锌指结构，可与过氧化物酶体增殖物反应元件（PPRE）发生特异性结合；D 区是可变形铰链区；E/F 区是配基结合区域（LBD），LBD 除了可与配基结合，还能与位于羧基端的转录活化区域（AF-2）相互作用影响转录调节。PPARγ 基因转录时，由于所用启动子和拼接方式的不同产生 γ1γ2 和 γ3 三种不同的亚型。PPARγ 在很多组织中都有表达，且高表达于脂肪细胞中。同时还表达于其他组织中，如心脏和肝脏等。PPARγ 在胰岛素抵抗等代谢性疾病中也起着极为重要的作用。[⑤] PPARγ 是一类位于细胞核内由配体调节的核激素受体，经激动剂火化后，可以增强胰岛素敏感性，增加脂肪细胞的数量，提高甘油三酯含量，是调控脂肪细胞进一步分化的一个关键因子，有效调剂脂质代谢过程。

PPARγ 被激动剂激活以后，可增强胰岛素敏感性。PPARγ 也是脂肪细胞分化的关键调控因子，与脂质代谢关系最为密切，可使脂肪细胞数量增加并促进脂肪细胞甘油三酯合成，调节包括脂肪酸摄取、结合、氧化及脂质运输在内的许多基因的表达，进而可有效地改善血脂状况，调节脂质代谢平衡，有效调剂脂质代谢过程。PPARγ 高表达于脂肪细胞，能够促进前脂肪细胞的分化与贮存，增强脂肪细胞对胰岛素的敏感性。同时可以刺激葡萄糖在骨骼肌中的代谢，具有提高胰岛素敏感性，进而改善 IR 的作用。PPARγ 的

① FRITZ T, KRÄMER D K, KARLSSON H K R, et al. Low-intensity exercise increases skeletal muscle protein expression of PPARδ and UCP3 in type 2 diabetic patients [J]. Diabetes/metabolism research and reviews, 2006, 22 (6): 492-498.

②④ PHILP A, MACKENZIE M G, BELEW M Y, et al. Glycogen content regulates peroxisome proliferator activated receptor-β (PPAR-β) activity in rat skeletal muscle [J]. PLoS One, 2013, 8 (10): e77 200.

③ NARKAR V A, DOWNES M, RUTH T Y, et al. AMPK and PPARδ agonists are exercise mimetics [J]. Cell, 2008, 134 (3): 405-415.

⑤ 马晶晶，章涛. PPARγ 功能与疾病关系研究进展 [J]. 中国药理学通报，2012，28 (5): 601-604.

激活可通过几个方面增加外周组织的胰岛素敏感性，从而改善 IR，调节糖代谢。

（1）促进脂肪组织中脂质的储存，降低循环中 FFA 水平，减少肌肉和肝脏对 FFA 的摄取。

（2）促进脂肪细胞的分化，增加小脂肪细胞的数量，减少大脂肪细胞的数量。小脂肪细胞比大脂肪细胞对胰岛素反应更强，有利于脂肪细胞对葡萄糖的摄取。另外成熟的脂肪细胞比前脂肪细胞更能表达 GLUT4，促进葡萄糖的转运。

（3）调控参与糖代谢过程中关键酶基因的表达。GLUT4 在维持糖代谢平衡方面起到了重要作用，TZDs 可上调 GLUT4 的表达。磷脂酰肌醇 - 3 - 激酶（PI - 3K）是靶细胞介导葡萄糖进入细胞内的关键性激酶，其介导的通路是胰岛素信号传导的主要途径。活化的 PPARγ 可以促进 PI - 3K 亚单位 p85 的表达，从而促进信号转导。在不依赖 PI - 3K 的途径中，c - Cb1 相关蛋白（CAP）是介导 c - Cb1 和胰岛素受体相互作用的信号蛋白，为 GLUT4 提供第二信号，在胰岛素特异性激活 c - Cb1 酪氨酸磷酸化过程中起重要作用。TZDs 使人或动物的脂肪细胞 CAP 的表达增加，促进信号传导。

（4）调控一系列脂肪组织分泌的细胞因子，如瘦素、TNF - α、脂联素和抵抗素等。

PPARγ 与运动能力、特别是与耐力运动能力之间关系密切，具有强力的促进代谢作用，使之成为研究其与脂质、糖类代谢的主要因素。科维斯等采用腺病毒感染大鼠的骨骼肌，从而使骨骼肌内部的 PPARγ 的共同激活因子 1α（PGC - 1α）过量表达，结果发现骨骼肌的三羧酸循环解偶联和线粒体的 β 氧化的状况被逆转。[①] 规律的有氧耐力运动增强 PPARγ 的作用效果，从而改善胰岛素敏感性的水平在一定的实验中已得到证实。李等人以 C57BL/6J 型肥胖大鼠进行 12 周的运动训练，发现有氧运动可以降低大鼠的血浆中胰岛素和葡萄糖的浓度，表明有氧运动可以改善胰岛素敏感性。同时观察到，有氧运动可以增加 PPARγ 的共活剂 PGC - 1α 的脱乙酰作用。[②] 当出现炎症、脂质代谢稳态紊乱、Ⅱ 型糖尿病、动脉硬化等疾病时，PPARγ 的药理学作用是十分有利的。雅克的研究中，选择 17 名习惯静坐的个体，进行一个为期 8 周的低强度有氧运动（10 000 步/天，一周 3 次），以 RT - PCR 的方法对 PPARγ 进行基因水平的测定，结果发现低强度的有氧运动可以上调 PPARγ 的表达。[③] 该研究证明，低强度的有氧运动所诱发的 PPARγ 表达升高，可以有效地抗炎症，改善脂质代谢。

① KOVES T R，LI P，AN J，et al. Peroxisome proliferator - activated receptor - γ co - activator 1α - mediated metabolic remodeling of skeletal myocytes mimics exercise training and reverses lipid - induced mitochondrial inefficiency［J］. Journal of biological chemistry，2005，280（39）：33 588 - 33 598.

② LI L，PAN R，LI R，et al. Mitochondrial biogenesis and peroxisome proliferator - activated receptor - γ coactivator - 1α（PGC - 1α）deacetylation by physical activity：intact adipocytokine signaling is required［J］. Diabetes，2011，60（1）：157 - 167.

③ YAKEU G，BUTCHER L，ISA S，et al. Low - intensity exercise enhances expression of markers of alternative activation in circulating leukocytes：roles of PPARγ and Th2 cytokines［J］. Atherosclerosis，2010，212（2）：668 - 673.

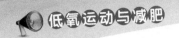

四、鸢尾素（Irisin）介导机体能量代谢的运动适应机制

Irisin 是 2012 年博斯特罗姆等发现的一种可促进白色脂肪向棕色脂肪转化的肌肉因子，它是由 PGC1 - α 的下游分子Ⅲ型纤连蛋白组件包含蛋白 5（FNDC5）经剪切、修饰后形成的一段约 110 个氨基酸多肽片段。① 研究发现，Irisin 是 FNDC5 中的 FND 绝大部分，其中 FNDC5 的 N - 端有一个信号序列（sp），中间是Ⅲ型纤连蛋白结构域（FND），紧接着为疏水氨基酸区（H）和 C 末端（C）。Irisin 的命名源于希腊神话中彩虹女神 Iris 的名字，其氨基酸序列在哺乳动物种类中具有高度保守性，小鼠和人的 Irisin 氨基酸序列完全相同。②

Irisin/FNDC5 在个体胚胎期和成年后的组织分布有一定的差异。动物实验表明，小鼠胚胎原位杂交后发现，FNDC5 主要表达于头部、心脏和腮弓部位③；而成年小鼠其主要存在于脑、心脏和骨骼肌。另外，人体实验表明，成年人体内的 FNDC5 分布与小鼠类似，主要高度表达于骨骼肌、心包和直肠；中度表达于心脏；低度表达于脑、肝脏和脂肪组织等。④ 研究者掌握 FNDC5/Irisin 在机体的组织分布，为探索 Irisin 的生理结构及功能奠定了基础。

Irisin 是一种人体在运动时才会自然分泌的生物蛋白，其最主要的生物学功能是促进白色脂肪（WAT）向棕色脂肪（BAT）转化，又称作白色脂肪棕色化。哺乳动物体内存在白色脂肪组织和棕色脂肪组织。WAT 主要分布在皮下，并以三酰甘油的形式把多余的能量储存在体内；而 BAT 含有较丰富的线粒体，主要以产热的形式消耗体内多余能量。⑤ 棕色脂肪细胞的线粒体内膜含有大量解偶联蛋白 1（Uncoupling protein1，UCP1），其在线粒体内的较高含量和在棕色脂肪细胞中的高表达是区别 WAT 和 BAT 的重要标志。UCP1 可跨越线粒体内膜运输质子从而破坏氧化磷酸化偶联，在减少 ATP 合成的同时促进能量以热量的形式散失。研究发现，Irisin 处理皮下脂肪细胞后，UCP1 mRNA 的表达上调，UCP1 阳性脂肪细胞数量增多，线粒体密度增加，β 细胞的再生和促代谢因子⑥表达增多，细胞呈现棕色脂肪样变化。⑦ 另有研究也发现，低水平的 Irisin 就可使体外培养的白色脂肪细胞培养液中 UCP1 表达上调 50 倍之多，这说明 Irisin 除了促进白色脂肪向棕色脂肪转化外，也可增加线粒体密度，提高线粒体代谢能力，还能促进细胞氧耗，增加能量消

①② BOSTRÖM P, WU J, JEDRYCHOWSKI M P, et al. A PGC1 - α - dependent myokine that drives brown - fat - like development of white fat and thermogenesis [J]. Nature, 2012, 481 (7 382): 463 - 468.

③ LIU J J, WONG M D S, TOY W C, et al. Lower circulating irisin is associated with type 2 diabetes mellitus [J]. Journal of diabetes and its complications, 2013, 27 (4): 365 - 369.

④ TIMMONS J A, BAAR K, DAVIDSEN P K, et al. Is irisin a human exercise gene? [J]. Nature, 2012, 488 (7 413): E9 - E10.

⑤ CAO H. Adipocytokines in obesity and metabolic disease [J]. Journal of endocrinology, 2014, 220 (2): T47 - T59.

⑥ 促代谢因子（Betatrophin），一种新发现再肝脏和/或脂肪细胞表达并具有多种功能的活性多肽。

⑦ SANCHIS - GOMAR F, PEREZ - QUILIS C. The p38 - PGC - 1α - irisin - betatrophin axis: Exploring new pathways in insulin resistance [J]. Adipocyte, 2014, 3 (1): 67 - 68.

耗，从而满足人体运动所需的能量。[1] 此外，Irisin 对胰岛素抵抗相关疾病的发生、发展有重要作用。博斯特罗姆等对高脂饮食小鼠导入表达 FNDC5 的腺病毒 10 天后发现，小鼠空腹胰岛素水平明显降低，糖耐量改善，说明 Irisin 可有效改善饮食诱导的胰岛素抵抗，但具体机制尚未十分清楚。[2] 另外有个别研究推测，Irisin 可能与神经系统生长发育有关，但目前研究尚浅。[3]

骨骼肌类型分为：Ⅰ型、Ⅱa型、Ⅱb型、Ⅱx型。最初研究证实，PGC1-α 存在于Ⅰ型和Ⅱa型肌纤维中，参与能量代谢、骨骼肌肌型转变和 Irisin 分泌等，对 WAT 向 BAT 转化及 UCP1 基因的表达起着至关重要的作用。运动可通过多条信号途径诱导 PGC1-α 基因表达和活性增强，并促进Ⅱb型肌纤维向Ⅰ型和Ⅱa型肌纤维转变。[4] Ca^{2+} 依赖的信号调节途径是运动促进 PGC1-α 表达的必经通路。运动引起肌浆网中钙的释放，通过钙调磷酸酶（CnA）和钙调素依赖性蛋白激酶Ⅳ（CaMKⅣ），上调 PGC1-α 表达，其中（CnA）通路控制骨骼肌类型转变。另有研究证实，促分裂原活化蛋白激酶（p38 MAPK）通路也是运动促进 PGC1-α 表达的通路之一，可控制耐力运动后线粒体生成及血管生成。[5] 在对 PGC1-α 转基因小鼠的备选基因筛选后发现，骨骼肌中包含 FNDC5 在内的 5 种蛋白质被确认为目的基因，而在骨骼肌 PGC1-α 特异敲除的小鼠，骨骼肌 FNDC5mRNA 表达显著下调，Irisin 水平下降72%，这提示 PGC1-α 参与 FNDC5 和 Irisin 的表达调控过程。[6] Irisin 可促进 UCP1 的表达，诱导脂肪小滴形成和线粒体密度，增加脂肪细胞氧耗，诱导白色脂肪向米色脂肪细胞表型转化，即可通过 PGC1-α/Irisin/UCP1 信号途径调节减肥。

也有研究发现，p38 MAPK 和 ERK 信号通路在白色脂肪棕色化中发挥重要作用。[7]

---

① CRUNKHORN S. Metabolic disease: exercise hormone fights metabolic disease [J]. Nature reviews drug discovery, 2012, 11 (3): 189.

② BOSTRÖM P, WU J, JEDRYCHOWSKI M P, et al. A PGC1-α-dependent myokine that drives brown-fat-like development of white fat and thermogenesis [J]. Nature, 2012, 481 (7 382): 463-468.

③ SHARMA N, CASTORENA C M, CARTEE G D. Greater insulin sensitivity in calorie restricted rats occurs with unaltered circulating levels of several important myokines and cytokines [J]. Nutrition & metabolism, 2012, 9 (1): 90-101.

④ LIRA V A, BENTON C R, YAN Z, et al. PGC-1α regulation by exercise training and its influences on muscle function and insulin sensitivity [J]. American Journal of Physiology-Endocrinology and Metabolism, 2010, 299 (2): E145-E161.

⑤ EGAN B, CARSON B P, GARCIA-ROVES P M, et al. Exercise intensity-dependent regulation of peroxisome proliferator-activated receptor γ coactivator-1α mRNA abundance is associated with differential activation of upstream signalling kinases in human skeletal muscle [J]. The Journal of physiology, 2010, 588 (10): 1 779-1 790.

⑥ WRANN C D, WHITE J P, SALOGIANNNIS J, et al. Exercise induces hippocampal BDNF through a PGC-1α/FNDC5 pathway [J]. Cell metabolism, 2013, 18 (5): 649-659.

⑦ SHAN T, LIANG X, BI P, et al. Myostatin knockout drives browning of white adipose tissue through activating the AMPK-PGC1α-Fndc5 pathway in muscle [J]. The FASEB Journal, 2013, 27 (5): 1 981-1 989.

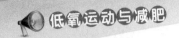

张远等向 Irisin 孵育的 3T3 - L1 脂肪细胞中分别加入 p38MAPK 抑制剂（SB203580）和 ERK 的抑制剂（U0126），结果发现，随着抑制剂浓度的增加，Irisin 对 p38MAPK 和 ERK 的磷酸化诱导逐渐被抑制，而总的 p38MAPK 和 ERK 蛋白含量并没有减少。同时，随着抑制剂浓度的增大，UCP1 的上调效应也逐渐减弱。当同时加入这两种抑制剂时，几乎完全抑制了 UCP1 的表达。① 这表明 Irisin 通过激活 p38MAKE 和 ERK 通路诱导 UCP1 的表达，促进白色脂肪棕色化。

运动减肥有诸多机制，其中 PPARα 可参与脂代谢及白色脂肪棕色化。通过基因表达序列证明，Irisin 可以诱导过氧化物酶体增殖物激活受体 α（PPARα）表达，而 PPARα 被激活后可诱导 UCP1 表达，进而激活了一系列参与脂肪细胞棕色化相关基因的表达。丘卡等用 FNDC5 孵育原代脂肪细胞后发现，PPARα mRNA 表达显著增加，而用其特异的拮抗剂 GW6471 处理细胞则抑制了 FNDC5 促进 UCP1 表达的效应，这提示 PPARα 可能是 FNDC5 的信号转导通路之一。②

SirT1 基因是一种依赖烟酰胺腺嘌呤二核甘酸（NAD +）的去乙酰化酶，能够调控棕色/米色脂肪分化。在皮下白色脂肪细胞中，SirT1 过表达能上调 PR 结构域蛋白 16（PRDM16）表达，增加线粒体生物合成。研究表明，去 SirT1 基因通过对 PPARγ 的去乙酰化修饰进而调控白色脂肪棕色化，而运动可诱导 SirT1 基因的去乙酰化作用③，这说明 SirT1 基因介导的去乙酰化作用也可能是运动促进 Irisin 表达的可能机制。

目前研究证明，运动对骨骼肌 FNDC5 及血浆中 Irisin 的表达有促进作用，而采用不同的运动方式对 Irisin 表达、分泌及对机体肥胖的影响规律不一致。诺里海姆等对 13 名体重正常的健康受试者进行 12 周耐力结合力量运动训练后发现，骨骼肌中 FNDC5 和 PGCl - α mRNA 表达均显著增加。④ 赫克斯顿等对 102 名健康受试者研究发现，与对照组相比，有氧运动和力量训练两组的血清 Irisin 水平不但没有升高，相反出现下降趋势。⑤ 健康成人进行 10 周功率自行车锻炼（ 4 ~ 5 次/天，20 ~ 35 分/次，平均强度 65% VO_2max）后发现，其骨骼肌中 FNDC5、PGC - 1α mRNA 水平显著增加，血浆 Irisin 浓度

① ZHANG Y, LI R, MENG Y, et al. Irisin stimulates browning of white adipocytes through mitogen - activated protein kinase p38 MAP kinase and ERK MAP kinase signaling [J]. Diabetes, 2014, 63 (2): 514 - 525.

② SHAN T, LIANG X, BI P, et al. Myostatin knockout drives browning of white adipose tissue through activating the AMPK - PGC1α - Fndc5 pathway in muscle [J]. The FASEB Journal, 2013, 27 (5): 1 981 - 1 989.

③ HIUKKA A, MARANGHI M, MATIKAINEN N, et al. PPARα: an emerging therapeutic target in diabetic microvascular damage [J]. Nature reviews endocrinology, 2010, 6 (8): 454.

④ NORHEIM F, LANGLEITE T M, HJORTH M, et al. The effects of acute and chronic exercise on PGC - 1α, irisin and browning of subcutaneous adipose tissue in humans [J]. The FEBS journal, 2014, 281 (3): 739 - 749.

⑤ HECKSTEDEN A, WEGMANN M, STEFFEN A, et al. Irisin and exercise training in humans - results from a randomized controlled training trial [J]. BMC medicine, 2013, 11 (1): 235.

明显升高。[①] 而 7 名中年男性进行一次性 45 分钟户外中速跑步（7.3 千米/小时）后，唾液 Irisin 水平显著升高，血清 Irisin 呈升高趋势，但该实验缺少统计学意义[②]，而 15 名体重正常的健康男性经 8 周运动后，血清 Irisin 浓度水平未出现改变。[③] 以上实验对象人群的组织和血中 Irisin 水平变化不大，推测可能是不同运动方式对健康人群影响不大的缘故。但也有研究发现，不同程度肥胖人群在运动后，其骨骼肌 FNDC5 及血中 Irisin 变化也不尽相同。在 60 岁以上的肥胖人群中，10 周耐力运动可显著促进骨骼肌 FNDC5 mRNA 表达，其血浆中 Irisin 水平也显著升高。[④] 男性运动员的 Irisin 水平显著高于中年肥胖女性，病态肥胖人群与厌食症患者相比，其 Irisin 水平更高。[⑤] 由于不同实验所采用的运动方式不完全相同，受试者的肥胖程度也不统一，所以运动强度无法统一衡量，不同研究结果可能会有偏差，这可能与样本量大小也有一定的关系。

第二节　关键信号分子介导机体能量代谢的低氧暴露、低氧运动适应机制及低氧暴露、低氧运动减肥机制讨论

在低氧环境的习服过程中，为了适应环境中氧气浓度的降低，机体的能量代谢体系也会随之进行相应的调整，尤其在针对能源物质选择性利用方面会发生一些相应的调整，这种调整是我们机体为了能量代谢平衡而进行低氧习服适应的重要环节。其中，AMPK、PGC-1α、PPARs、Irisin、Lipin1 等关键细胞信号分子及其介导的通路参与了机体能量代谢调整的过程，这可能是低氧暴露或低氧运动减肥的机制中的一部分。

① EGAN B, CARSON B P, GARCIA - ROVES P M, et al. Exercise intensity - dependent regulation of peroxisome proliferator - activated receptor γ coactivator - 1α mRNA abundance is associated with differential activation of upstream signalling kinases in human skeletal muscle [J]. The Journal of physiology, 2010, 588 (10): 1 779 - 1 790.

② AYDIN S, AYDIN S, KULOGLU T, et al. Alterations of irisin concentrations in saliva and serum of obese and normal - weight subjects, before and after 45 min of a Turkish bath or running [J]. Peptides, 2013, 50: 13 - 18.

③ HUH J Y, PANAGIOTOU G, MOUGIOS V, et al. FNDC5 and irisin in humans: Ⅰ. Predictors of circulating concentrations in serum and plasma and Ⅱ. mRNA expression and circulating concentrations in response to weight loss and exercise [J]. Metabolism, 2012, 61 (12): 1 725 - 1 738.

④ TIMMONS J A, BAAR K, DAVIDSEN P K, et al. Is irisin a human exercise gene? [J]. Nature, 2012, 488 (7 413): E9 - E10.

⑤ STENGEL A, HOFMANN T, GOEBEL - STENGEL M, et al. Circulating levels of irisin in patients with anorexia nervosa and different stages of obesity - correlation with body mass index [J]. Peptides, 2013, 39: 125 - 130.

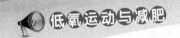

一、AMPK 介导机体能量代谢的低氧暴露、低氧运动适应机制

氧气对于机体细胞氧化磷酸化和能量的产生过程起着关键作用，但在高原地区，氧气浓度往往低于平原地区。有研究显示，平原人进入高原时，其机体能量代谢会显著下降，但是低氧暴露如何影响机体能量代谢尚不清楚。AMPK 是机体的细胞能量监测器，与机体细胞能量代谢状态密切联系，AMPK 的磷酸化水平不仅可反映机体细胞内能量代谢的状态，也可以间接反映机体细胞能源底物的贮存状态。已有研究显示，运动可通过不同机制影响机体细胞内 AMPK 的活性。也有研究表明，低氧状态也会引起机体 AMPK 活性发生改变。因此，特此综述低氧暴露或低氧结合耐力运动如何影响机体细胞内 AMPK 活性表达，以探讨低氧暴露或低氧结合耐力运动对机体能量代谢影响的机制。

单发波等将大鼠置于低氧暴露（模拟海拔高度 5 000 米）下 1 天，发现大鼠心肌 AMPK 磷酸化水平急剧下降。此外，该研究组在相同实验条件下，发现大鼠腓肠肌 AMPK 磷酸化水平也显著下降。[①] 西姆勒等的研究，在 1 天低氧暴露（模拟海拔高度 5 500 米）后，大鼠下丘脑中 AMPK 活性显著性下降。[②] 欧尔滕等对小鼠进行连续 8 周的慢性低氧干预后发现，小鼠骨骼肌中 AMPK 磷酸化水平也显著下降。[③] 由此推测，单纯性低氧暴露可能会引起机体不同组织（如骨骼肌、心肌、脑组织）的 AMPK 活性降低，且与低氧暴露时间长短无关。然而，许猛等对大鼠进行"低氧（13.6%）（0 小时）—复氧（1 小时，2 小时，6 小时，12 小时）"干预后发现，AMP/ATP 比值显著升高，AMPK 迅速激活，且随着复氧过程随之表现出显著的时程变化趋势。这提示低氧暴露刺激可引起机体能量变化应激，以满足机体自身的能量需求，AMPK 的活化也会伴随着一定时程变化趋势。[④] 但新近也有研究发现低氧暴露下，心肌细胞的 AMPK 活性显著增加，短暂低氧即可增加其活性，且呈持续增加状态。[⑤] 有研究发现，查乔埃等将癌细胞置于 1% 氧气浓度暴露，与常氧相比，发现低氧暴露可增加 AMPK 的表达，进而通过 AMPK 介导信号

① 单发波，蔡明春，徐刚，等. 急性缺氧对大鼠心肌组织 AMPK 磷酸化和糖原含量的影响 [J]. 第三军医大学学报，2011，33（7）：653 – 657.

② SIMLER N, MALGOYRE A, KOULMANN N, et al. Hypoxic stimulus alters hypothalamic AMP – activated protein kinase phosphorylation concomitant to hypophagia [J]. Journal of applied physiology, 2007, 102 (6): 2 135 – 2 141.

③ OVERTON J D, ADAMS G S, MCCALL R D, et al. High energy phosphate concentrations and AMPK phosphorylation in skeletal muscle from mice with inherited differences in hypoxic exercise tolerance [J]. Comparative biochemistry and physiology part a: molecular & integrative physiology, 2009, 152 (4): 478 – 485.

④ 许猛，赵华，曾凡星. 急性低氧暴露对大鼠骨骼肌 AMPK/TSC2/mTOR 信号通路的影响 [J]. 中国运动医学杂志，2015，34（7）：699 – 703.

⑤ BORGER D R, GAVRILESCU L C, BUCUR M C, et al. AMP – activated protein kinase is essential for survival in chronic hypoxia [J]. Biochemical and biophysical research communications, 2008, 370 (2): 230 – 234.

通路增强低氧暴露下的细胞自噬。[1] 与此相似，刘辉等研究发现，慢性低氧暴露可增强机体大脑 AMPK 的表达，进而抑制 mTOR 信号通路，从而增强低氧暴露所引起的细胞自噬，加剧阿尔茨海默病症。[2] 郝增涛等发现，2% 氧气低氧暴露可通过 AMPK – ACC1 介导的信号通路诱导 MC3T3 – E1 成骨细胞出现细胞凋亡，上调 AMPK 磷酸化表达，进而增强其成骨细胞凋亡水平。[3] 研究发现，10% 氧气低氧暴露下，低氧妊娠状态下小鼠机体的 AMPK 表达随之增强，可积极限制细胞能量消耗，并维持子宫动脉血流正常，为机体适应低氧妊娠提供积极促进作用。[4] 此外，鲁红云等实验中的 3T3 – L1 细胞以 4 时/天进行短暂性低氧暴露，结果发现急性低氧暴露导致 AMPK 活性下降，脂肪酸 β 氧化下降，胰岛素敏感性降低。进行多次低氧暴露后，AMPK 活性增强，胰岛素敏感性增强，TG 合成增多，表明脂肪细胞分化过程与 AMPK 活性有关。[5] 也有研究发现，低氧暴露对机体 AMPK 磷酸化水平并未有任何影响，沙尤等对大鼠低氧暴露（模拟海拔高度 5 500 米）5 天或 12 天，大鼠骨骼肌中 AMPKα 磷酸化水平并未发生变化。[6]

以上研究表明，在低氧暴露下，机体 AMPK 的表达及活性可能呈现不同方式（如上调、降低、未改变等）。同时也表明，AMPK 不仅在机体能量变化方面起着关键调控作用，也在细胞自噬、细胞凋亡、脂肪细胞分化等方面起着重要调控作用，其通过不同细胞信号通路［如雷帕霉素（mTOR）信号通路等］进行细胞代谢调节。低氧暴露下，AMPK 的表达可能受到多重因素影响，例如低氧暴露时程长短、低氧浓度高低，例如，1% 氧气时，机体可能出现相对缺氧状态，进而诱发机体保护应答反应。低氧暴露时，不同组织 AMPK 应激可能有所不同，低氧暴露后是否进行复氧刺激；低氧暴露时，是否为在体状态或离体状态等。不同状态下，低氧暴露刺激影响机体 AMPK 的表达效果可能有所不同，甚至相悖。但目前对于低氧暴露下，机体 AMPK 表达的研究尚处于初步阶段，国内外研究均不多见，AMPK 在低氧暴露下涉及的细胞信号通路或其他调控作用机制仍

① CHAACHOUAY H, FEHRENBACHER B, TOULANY M, et al. AMPK – independent autophagy promotes radioresistance of human tumor cells under clinical relevant hypoxia in vitro ［J］. Radiotherapy and oncology, 2015, 116 (3): 409 – 416.

② LIU H, QIU H, XIAO Q, et al. Chronic hypoxia – induced autophagy aggravates the neuropathology of Alzheimer's disease through AMPK – mTOR signaling in the APP Swe/PS1 dE9 mouse model ［J］. Journal of Alzheimer's disease, 2015, 48 (4): 1 019 – 1 032.

③ HAO Z, MA Y, WANG J, et al. Hypoxia promotes AMP – activated protein kinase (AMPK) and induces apoptosis in mouse osteoblasts ［J］. International journal of clinical and experimental pathology, 2015, 8 (5): 4 892 – 4 902.

④ SKEFFINGTON K L, HIGGINS J S, MAHMOUD A D, et al. Hypoxia, AMPK activation and uterine artery vasoreactivity ［J］. The journal of physiology, 2016, 594 (5): 1 357 – 1369.

⑤ LU H, GAO Z, ZHAO Z, et al. Transient hypoxia reprograms differentiating adipocytes for enhanced insulin sensitivity and triglyceride accumulation ［J］. International journal of obesity, 2016, 40 (1): 121 – 128.

⑥ CHAILLOU T, KOULMANN N, SIMLER N, et al. Hypoxia transiently affects skeletal muscle hypertrophy in a functional overload model ［J］. American journal of physiology – regulatory, integrative and comparative physiology, 2012, 302 (5): R643 – R654.

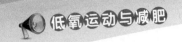

需进一步探索。

AMPK 可降低血糖和血脂水平，促进骨骼肌脂肪酸摄入与脂肪酸氧化分解，抑制脂肪合成，协调代谢和能量平衡，改善运动能力，对维持机体能量稳态发挥关键作用。因此，AMPK 可被氧化应激、激素、运动、低氧等激活。① 例如，有研究发现瘦素和脂联素可增强 AMPK 表达。② 研究发现慢性或急性运动均可促进骨骼肌中 AMPK 表达增加，且与运动强度呈正相关。③ 收缩刺激和运动也可活化 AMPK，并促进 FAT/CD36 和脂蛋白脂酶（lipoprteinlipase，LPL）表达，进而增强骨骼肌的脂肪酸摄入。④ 因此，可通过运动或人工低氧活化 AMPK 防治肥胖，改善骨骼肌脂代谢紊乱。前期研究结果显示，8 周常氧耐力运动、低氧或结合耐力运动干预后，大鼠骨骼肌 AMPK 磷酸化蛋白表达均有所提高，且低氧结合耐力运动干预后 AMPK 磷酸化程度更加显著，提示低氧结合耐力运动干预激活机体骨骼肌 AMPK 磷酸化效果较佳。前期研究中设置两种浓度低氧干预，研究结果显示 13.3% 低氧或结合耐力运动激活 AMPK 磷酸化效果优于 16.3% 低氧或结合耐力运动。由此推测氧气浓度越低，机体能量消耗速度越快，进而诱使机体对能量的需求越强，随之促进 AMPK 磷酸化程度越高。因此低氧浓度越低，AMPK 磷酸化程度越高，两者呈负相关；低氧结合耐力运动可显著性增强大鼠骨骼肌 AMPK 磷酸化程度，在对磷酸化 AMPK 蛋白进行多因素方差分析发现，运动主效应作用效果显著，而并无低氧或低氧×运动交互效应的主效应作用。以上结果提示，运动因素影响大鼠骨骼肌 AMPK 磷酸化程度方面具有主效应。

瘦素是重要的脂肪分泌因子，可通过与靶细胞膜上的瘦素受体（OB-R）结合发挥其生物学效应，具有降低食欲、调节能量平衡和减少脂肪累积等作用。研究发现磷酸化 AMPK 可提高脂肪分解代谢，抑制脂肪与胆固醇合成⑤，肥胖可使 AMPK 磷酸化水平降低，活性下降，而运动则可使 AMPK 表达增加，活性增强。

常氧状态下，瘦素是调控 AMPK 表达的重要脂肪分泌因子之一，可通过激活 AMPK 来调控骨骼肌脂肪酸氧化代谢。贾诺夫斯卡等研究证实瘦素可通过磷酸化 AMPK 和 ACC 来促进脂肪酸氧化代谢⑥，斯坦伯格等的研究结果与之相符，即瘦素可增强 AMPK 磷酸

① FRIEDRICHSEN M, MORTENSEN B, PEHMÖLLER C, et al. Exercise - induced AMPK activity in skeletal muscle: role in glucose uptake and insulin sensitivity [J]. Molecular and cellular endocrinology, 2013, 366 (2): 204 - 214.

② FANG X, FETROS J, DADSON K E, et al. Leptin prevents the metabolic effects of adiponectin in L6 myotubes [J]. Diabetologia, 2009, 52 (10): 2 190 - 2 200.

③④ 孙婧瑜, 漆正堂, 丁树哲. FAT/CD36、AMPK 和 PGC - 1α 在运动干预高脂饮食性肥胖中的作用机制 [J]. 中国运动医学杂志, 2013 (2): 174 - 178.

⑤ SOKKA A L, PUTKONEN N, MUDO G, et al. Endoplasmic reticulum stress inhibition protects against excitotoxic neuronal injury in the rat brain [J]. Journal of neuroscience, 2007, 27 (4): 901 - 908.

⑥ JANOVSKA A, HATZINIKOLAS G, STAIKOPOULOS V, et al. AMPK and ACC phosphorylation: effect of leptin, muscle fibre type and obesity [J]. Molecular and cellular endocrinology, 2008, 284 (1 - 2): 1 - 10.

化，并通过 AMPK 调节骨骼肌脂肪酸氧化。[①] 郭光等构建肥胖大鼠模型过程中发现，产生肥胖抵抗大鼠的体重、体脂下降与其瘦素升高进而促进 AMPK 磷酸化增加有关，这提示瘦素 – AMPK 通路可有效调节机体体重、体脂、脂肪酸氧化代谢等。[②] 衣雪洁等对糖尿病大鼠进行急性及慢性运动干预，发现两种运动均可活化 Leptin – AMPK 通路，进而改善大鼠胰岛素敏感性和肝脏脂代谢，这提示运动可激活 Leptin – AMPK 通路。低氧能否激活 Leptin – AMPK 通路，目前并未见到相关报道。[③] 实验结果显示，两种浓度低氧或结合耐力运动干预后，大鼠血液中瘦素含量均不同程度地有所增加，而大鼠骨骼肌细胞 pAMPK 蛋白表达也均随之有所上调。同时，低氧结合耐力运动均增加大鼠血液中脂联素含量，两种浓度低氧或结合耐力运动均可降低大鼠体重增幅，并降低大鼠附睾脂肪百分比。由此推测，两种浓度低氧或低氧结合耐力运动干预下，Leptin 增加，引起 AMPK 活性增强，Leptin – AMPK 通路激活，从而导致大鼠体重增幅减少，附睾脂肪百分比降低。

脂联素也是脂肪组织分泌的脂肪因子之一，能直接刺激骨骼肌中 5 – AMP 活化蛋白激酶磷酸化[④]，激活其下游靶点元活化蛋白激酶（MAPK），增强 PPARα 的转录活性及靶基因的表达，促进骨骼肌脂肪酸氧化代谢，降低脂质在骨骼肌中累积[⑤][⑥]，控制体重。托马等对 C57BL/6J 小鼠注射球形结构脂联素后，发现 AMPK 磷酸化作用增强，提示脂联素与 AMPK 活化存在关联。[⑦] 山内等将脂联素作用于 C2C12 细胞后，发现 AMPK 磷酸化水平升高，在 C2C12 细胞表达脂联素受体后，该效应更加显著。这表明脂联可通过结合脂联素受体激活 AMPK，进而促进骨骼肌的脂肪酸氧化代谢，由此提示脂联素 – AMPK 通

① STEINBERG G R, RUSH J W E, DYCK D J. AMPK expression and phosphorylation are increased in rodent muscle after chronic leptin treatment [J]. American journal of physiology – endocrinology and metabolism, 2003, 284 (3): E648 – E654.

② 郭光，田荣，曲卉，等. 高脂饮食诱导下的肥胖和肥胖抵抗大鼠细胞形态及瘦素、AMPK 表达变化的研究 [J]. 2011，北京体育大学学报，34 (3): 67 – 70.

③ YI X, CAO S, CHANG B, et al. Effects of acute exercise and chronic exercise on the liver leptin – AMPK – ACC signaling pathway in rats with type 2 diabetes [J]. Journal of diabetes research, 2013 (11): 946 432.

④ HONG J, KIM S, KIM H S. Hepatoprotective effects of soybean embryo by enhancing adiponectin – mediated AMP – activated protein kinase α pathway in high – fat and high – cholesterol diet – induced nonalcoholic fatty liver disease [J]. Journal of medicinal food, 2016, 19 (6): 549 – 559.

⑤ 刘青，郭蔚莹，迟宝荣. 脂联素与胰岛素抵抗及 2 型糖尿病关系的研究进展 [J]. 吉林大学学报（医学版），2006 (6): 1 142 – 1 145.

⑥ LI Z, XU J, ZHENG P, et al. Hawthorn leaf flavonoids alleviate nonalcoholic fatty liver disease by enhancing the adiponectin/AMPK pathway [J]. International journal of clinical and experimental medicine, 2015, 8 (10): 17 295 – 17 307.

⑦ TOMAS E, TSAO T S, SAHA A K, et al. Enhanced muscle fat oxidation and glucose transport by ACRP30 globular domain: Acetyl – CoA carboxylase inhibition and AMP – activated protein kinase activation [J]. Proceedings of the national academy of sciences, 2002, 99 (25): 16 309 – 16 313.

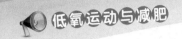

路可能成为脂联素发挥其生物学作用的重要信号通路之一。① 李蕾对高脂饲养大鼠进行运动干预后发现，其肝脏的脂联素受体 mRNA 表达水平上调，AMPK 磷酸化程度提高，活性增强，推测运动可能激活高脂饲养大鼠肝脏的脂素 – AMPK 通路。② 牛燕媚等在对胰岛素抵抗小鼠的研究中发现，有氧运动和膳食干预可促进脂素 – AMPK 通路的表达，改善小鼠脂质代谢紊乱③，刘霞等研究结果与之一致④，这提示运动或膳食可影响脂素 – AMPK 通路的活化。前期研究结果显示，两种浓度低氧或结合耐力运动不同程度增强 AMPK 磷酸化水平，同时发现两种浓度低氧干预则减少大鼠血液中脂联素含量，低氧结合耐力运动均增加大鼠血液中脂联素含量，两种浓度低氧或结合耐力运动均可降低大鼠体重增幅，并降低大鼠附睾脂肪百分比。由此推测低氧干预可能并未通过激活 AMPK 通路来调节营养性肥胖大鼠的体重、体脂等，而低氧结合耐力运动可能激活该通路进而调节营养性肥胖大鼠的体重、体脂的变化。

低氧暴露影响机体 AMPK 的表达已有所总结，而低氧暴露下的运动干预对机体 AMPK 表达的影响目前尚处于初步研究中。杨涛等人及其研究组的研究结果显示低氧暴露下，机体 AMPK 磷酸化水平显著下降。研究组同时进行的同一环境下的力竭运动时，大鼠腓肠肌 AMPK 磷酸化水平则显著升高⑤，推测 1 天低氧暴露刺激下，大鼠处于静息状态下，而骨骼肌或心肌的能量供求可能均处于平衡状态，AMP/ATP 比值并未增加，AMPK 未被激活。力竭运动状态下，大鼠的骨骼肌存在着能量供求间的矛盾，运动过程的 ATP 不断下降，而 AMP 则增多，此时 AMP/ATP 比值升高，随之 AMPK 磷酸化水平增强，AMPK 活性增加。此外，研究组的研究结果显示急性低氧暴露下骨骼肌组织中的糖原含量显著增加，而糖原可与 AMPK 的 β 亚单位结合，进而抑制其 α 单位的催化活性，而此种抑制作用主要与骨骼肌中糖原含量密切相关，骨骼肌中糖原减少则可增加 AMPK 活性，糖原增加则效果与之相悖。⑥ 而常氧下德拉夫等对大鼠进行分别构建骨骼肌高糖原组和骨骼肌低糖原组，并进行电刺激，发现骨骼肌低糖原组大鼠腓肠肌中的 AMPK 表达

① YAMAUCHI T, KAMON J, ITO Y, et al. Cloning of adiponectin receptors that mediate antidiabetic metabolic effects [J]. Nature, 2003, 423 (6 941): 762.

② 李蕾. 运动对高脂饲料喂养大鼠骨骼肌和肝脏组织脂联素—脂联素受体—腺苷酸活化蛋白激酶通路的影响 [J]. 中国应用生理学杂志, 2016 (2): 109 – 111.

③ 牛燕媚, 苑红, 刘彦辉, 等. 有氧运动和饮食干预对胰岛素抵抗小鼠骨骼肌脂联素—腺苷酸活化蛋白激酶信号系统的影响研究 [J]. 中国运动医学杂志, 2009 (4): 402 – 406.

④ 刘霞, 金其贯, 罗强. 运动和膳食控制对 2 型糖尿病大鼠脂联素—AMPK—GLUT4 通路的影响 [J]. 北京体育大学学报, 2013 (1): 55 – 58.

⑤ 杨涛, 黄庆愿, 单发波, 等. 急性高原低氧和力竭运动对大鼠骨骼肌 AMPK 磷酸化水平的影响 [J]. 生理学报, 2012, 64 (2): 193 – 198.

⑥ SHAN T, LIANG X, BI P, et al. Myostatin knockout drives browning of white adipose tissue through activating the AMPK – PGC1α – Fndc5 pathway in muscle [J]. The FASEB Journal, 2013, 27 (5): 1 981 – 1 989.

活性显著性高于高糖原组[1]，两者研究结果一致。但其并未阐明糖原对 AMPK 活性是否具有直接的影响，这可能与他们研究时间较早、实验技术条件受限有关。两者的研究结果一致表明，低氧暴露和常氧状态下，糖原含量对机体骨骼肌中 AMPK 的调节作用一致。此外，李格等研究发现间歇性低氧暴露或间歇性低氧结合耐力运动（11.2% 氧气浓度，8 时/天）可促进小鼠 AMPK 表达增加，并通过 AMPK 进而上调小鼠骨骼肌中 PPARα 表达。[2] 这表明慢性间歇性低氧结合耐力运动可有效刺激小鼠骨骼肌 AMPK 总量及磷酸化水平上调，进而介导其下游分子调控脂代谢。而陈仲宇等将大鼠进行 8 周间歇性低氧暴露（8 时/天，14% ~15%氧气浓度），检测 8 小时后及 8 周后大鼠比目鱼肌中的 AMPK 总蛋白及磷酸化 AMPK，发现两者均未有所变化。随后，他们进行肥胖大鼠低氧游泳实验（14%氧气，8 时/天），发现大鼠腓肠肌 AMPK 磷酸化水平显著提高。其将大鼠置于相同低氧浓度条件下进行 1 时/天的游泳实验，发现肥胖大鼠腓肠肌中 AMPK 及其介导的信号通路（AMPK – AS160 – GLUT4）磷酸化水平未发生任何改变。[3] 由此推测，运动刺激对 AMPK 及其介导的信号通路的活化可能存在一个阈值范围，并推测低氧训练可有效改善肥胖人群机体 AMPK 表达，促进 AMPK 所介导的能量信号通路上调。[4] 同时，也有研究对大鼠进行长期低氧训练（14% ~15%氧气浓度，8 时/天，持续 6 小时），可显著地改善胰岛素敏感性，以及有效抑制肥胖。通过长期的低氧训练，肥胖大鼠骨骼肌中的 AMPK 和 AS160 磷酸化也可有所逆转，进而改善肥胖状态。[5] 活德利等比较不同氧气浓度（常氧和11.5%氧气）下，运动训练强度对机体骨骼肌中 AMPK 的影响，发现不同氧气浓度下绝对运动训练强度是影响机体骨骼肌中 AMPK 信号通路及其活性的关键因素。[6]

综上所述，低氧结合耐力运动影响机体 AMPK 表达也存在不同效果，低氧结合耐力运动可能提高 AMP/ATP 比值或者减少骨骼肌中糖原含量，进而上调机体 AMPK 活性，增强其磷酸化水平。低氧结合耐力运动对机体 AMPK 的活化条件可能存在一定阈值范围，即达到活化 AMPK 的基准线之后，AMPK 磷酸化方可激活。此外，低氧暴露下，运动方

① DERAVE W, AI H, IHLEMANN J, et al. Dissociation of AMP – activated protein kinase activation and glucose transport in contracting slow – twitch muscle [J]. Diabetes, 2000, 49 (8): 1 281 – 1 287.

② LI G, WANG J, YE J, et al. PPARα protein expression was increased by four weeks of intermittent hypoxic training via AMPKα2 – dependent manner in mouse skeletal muscle [J]. PloS one, 2015, 10 (4): e0122593.

③ CHEN C Y, TSAI Y L, KAO C L, et al. Effect of mild intermittent hypoxia on glucose tolerance, muscle morphology and AMPK – PGC – 1alpha signaling [J]. Chinese journal of physiology, 2010, 53 (1): 62 – 71.

④ CHEN C Y, LEE S D, HSIH S Y, et al. Perturbations of the stress – induced GLUT4 localization pathway in slow – twitch muscles of obese Zucker rats [J]. Journal of physiology and biochemistry, 2011, 67 (3): 297 – 305.

⑤ CHEN S M, LIN H Y, KUO C H. Altitude Training Improves Glycemic Control [J]. The Chinese journal of physiology, 2013, 56 (4): 193 – 198.

⑥ WADLEY G D, LEE – YOUNG R S, CANNY B J, et al. Effect of exercise intensity and hypoxia on skeletal muscle AMPK signaling and substrate metabolism in humans [J]. American journal of physiology – endocrinology and metabolism, 2006, 290 (4): E694 – E702.

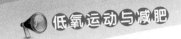

式或运动强度的选择也可能是影响机体 AMPK 活性的重要因素之一。总而言之，低氧结合耐力运动对 AMPK 的调控作用机制的研究目前尚存在较多空白之处，关于低氧结合耐力运动影响 AMPK 活性的研究报道相对较少。因此，关于低氧结合耐力运动影响机体 AMPK 表达的机制研究仍需进一步探析。

二、PGC-1α 介导机体能量代谢的低氧暴露、低氧运动适应机制

低氧环境，包括疾病状况下的缺氧状态（如血管、神经等氧气供应不足）、运动过程中所出现的生理性缺氧（机体氧气相对供应不足）或人为所制造的低于常氧的缺氧环境（模拟于高原环境，于密闭空间内通过低氧发生器所制造的氧气浓度低于常氧）等。运动、疾病或周围环境氧气缺乏均可导致氧气浓度下降，机体营养物质减少，促使 PGC-1α 表达增加，进而作用于氧化应激相关酶、葡萄糖代谢、脂肪代谢、血小板衍生生长因子等（如图 4-6 所示）[①]，促使其表达发生改变。

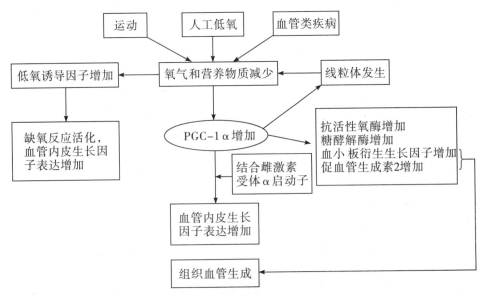

图 4-6　低氧刺激下 PGC-1α 调控血管内皮生长因子（VEGF）示意图

运动过程中，缺氧或活性氧（ROS）可诱导骨骼肌中 PGC-1α 的表达，这表明，对于缺氧或活性氧的刺激作用，PGC-1α 可能调节氧化代谢和细胞应激间的一种相互影响。[②] 有研究发现，在肺动脉内皮细胞缺氧模型中，氧气浓度下降，促使 PGC-1α 表达

———————————

① SHOAG J, ARANY Z. Regulation of hypoxia - inducible genes by PGC-1α [J]. Arteriosclerosis, thrombosis, and vascular biology, 2010, 30 (4)：662-666.

② CHUNG S Y, KAO C H, VILLARROYA F, et al. Bhlhe40 represses PGC-1α activity on metabolic gene promoters in myogenic cells [J]. Molecular and cellular biology, 2015, 35 (14)：2 518-2 529.

增加，进而保护肺动脉内皮细胞免受细胞凋亡损害，增加其线粒体生成。[1] 而在脑部缺血缺氧模型中，沉默信息调节子 2 同源体 3（SIRT3）通过 PGC－1α－MnSOD 细胞信号通路调节，PGC－1α 表达亦显著增加，促使其免于缺氧或缺血所造成的损伤。[2] 然而，在构建大鼠新生儿缺氧缺血性脑损伤模型中，于 6 小时和 24 小时检测大鼠神经线粒体基因和 PGC－1α 的表达，发现大鼠神经线粒体基因表达增加，而 PGC－1α 表达未曾发生变化。[3]

由上可知，疾病所致的缺氧状态对机体不同组织中 PGC－1α 的影响并非完全相同，这可能与疾病所致的缺氧时长或疾病特征有密切联系。目前，病理状态〔例如慢阻肺（COPD）、心脑缺血等〕所致的缺氧对 PGC－1α 表达的变化规律或生物分子机制的报道甚多，而人工低氧刺激对机体不同组织中 PGC－1α 的表达影响的报道并不多见。

低氧刺激下，由于机体不能得到足够氧气供应，其结构功能可能发生异常变化。为应对低氧环境刺激，机体会形成一系列缺氧应答机制，最终使细胞、组织乃至整个生物体可在氧气不足状况下满足能量代谢、生物合成等需要。机体可通过不同细胞信号通路对不同组织中的 PGC－1α 调控，促使 PGC－1α 及其下游分子调节机体产热功能，改变肌纤维类型，调控糖脂代谢，控制线粒体发生等。然而，研究多集中于常氧环境状态下，而人工低氧刺激干预下的相关实验研究目前较少。

（一）低氧暴露影响机体大脑皮层中 PGC－1α 的表达

低氧刺激 ROS 生成增加，脂质过氧化反应，促进细胞出现不可逆的氧化应激损伤，而体外实验显示 PGC－1α 可诱导具有清除 ROS 作用的蛋白〔如过氧化氢氧化酶、解偶联蛋白 2（UCP2）等〕合成[4]，进而清除自由基作用。PGC－1α 也可增强大脑皮层的核呼吸因子（NRF）和 ERRα 的表达，调控线粒体发生或通过增强其 TFAM 表达直接调控线粒体 DNA（mtDNA）的转录，进而保护细胞免受损伤。[5] 因此，低氧刺激下，PGC－1α 在大脑皮层线粒体生物合成、防止其过氧化应激、维持大脑皮层线粒体基因正常功能及稳定性等方面起着关键作用。

黛安娜等对大鼠进行 8% 低氧环境预处理 6 小时后，发现在低氧刺激下，小鼠可通过神经元性 NO 合成酶（nNOS）调节 PGC－1α 和环磷腺苷效应元件结合蛋白（CREB），

① LI J, ZHANG Y, LIU Y, et al. PGC－1α plays a major role in the anti－apoptotic effect of 15－HETE in pulmonary artery endothelial cells〔J〕. Respiratory physiology & neurobiology, 2015, 205: 84－91.

② WANG Q, LI L, LI C Y, et al. SIRT3 protects cells from hypoxia via PGC－1α－ and MnSOD－dependent pathways〔J〕. Neuroscience, 2015, 286: 109－121.

③⑤ YIN W, SIGNORE A P, IWAI M, et al. Rapidly increased neuronal mitochondrial biogenesis after hypoxic－ischemic brain injury〔J〕. Stroke, 2008, 39（11）: 3 057－3 063.

④ ST－PIERRE J, DRORI S, ULDRY M, et al. Suppression of reactive oxygen species and neurodegeneration by the PGC－1 transcriptional coactivators〔J〕. Cell, 2006, 127（2）: 397－408.

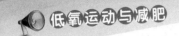

进而增强大鼠大脑皮质下线粒体生成。[1] 有研究显示，7 天持续性低压低氧则可通过 PGC－1α 信号通路降低线粒体和神经元功能适应性，进而造成急性损害[2]，这与黛安娜等的研究结果相悖。造成的原因可能是两者的研究虽然均为短暂性人工低氧干预，但是黛安娜等的研究进行于常压低氧下，且干预时间较短，推测气压环境与低氧刺激的干预时间均是影响大脑皮层中 PGC－1α 调控线粒体发生的重要因素。

综上可知，PGC－1α 在调控大脑皮层线粒体生物合成方面起着重要作用。然而，低氧刺激对 PGC－1α 的影响可能存在一定争议，这可能与低氧干预时长或气压高低有关。由此可见，低氧刺激影响 PGC－1α 在大脑皮层细胞信号调控中存在一定的复杂性和不确定性，到目前为止，人工低氧刺激对于机体大脑皮层 PGC－1α 的影响作用尚未研究清楚。

（二）低氧暴露影响机体心脏中 PGC－1α 的表达

对于心脏而言，线粒体的生物合成严重影响其功能表达。有研究显示，强制性地活化成熟心脏中的线粒体发生则易导致心力衰竭，表明心脏的线粒体生物发生可能存在最优化。线粒体发生包含一系列基因转录表达，而 PGC－1α 则在其合成过程中发挥重要作用。[3] 当 PGC－1α 转录表达及活性降低时，心脏功能往往出现障碍，并可能促使心脏收缩期的心力衰竭产生。也有研究发现，心肌肥大时，提高心肌中 PGC－1α 的表达量，则可促使心肌中血管内皮生长因子（VEGF）表达增加，增加心肌血管密度。[4] 由上可知，PGC－1α 在心脏线粒体发生方面和心脏血管形成方面均有着重要作用。禁食、寒冷、运动、低氧暴露等能量需求激增的应激条件刺激下，心脏中的 PGC－1α 往往会得到快速诱导并进行表达，以满足机体心脏的功能需求。

低氧暴露可通过 AMPK 细胞信号通路促进法洛四联症患者心肌 PGC－1α 表达增加，线粒体生成增多，进而增强 ATP 生成，减少低氧暴露对心脏的损害。[5] 与此相似，成年猫的心肌细胞经 0.5% 低氧环境刺激后，其心肌细胞 PGC－1α 表达量显著增加，并促进

① GUTSAEVA D R, CARRAWAY M S, SULIMAN H B, et al. Transient hypoxia stimulates mitochondrial biogenesis in brain subcortex by a neuronal nitric oxide synthase－dependent mechanism [J]. Journal of neuroscience, 2008, 28 (9): 2 015－2 024.

② LIU P, ZOU D, YI L, et al. Quercetin ameliorates hypobaric hypoxia－induced memory impairment through mitochondrial and neuron function adaptation via the PGC－1α pathway [J]. Restorative neurology and neuroscience, 2015, 33 (2): 143－157.

③ YUAN F, LEI Y, WANG Q, et al. Moderate ethanol administration accentuates cardiomyocyte contractile dysfunction and mitochondrial injury in high fat diet－induced obesity [J]. Toxicology letters, 2015, 233 (3): 267－277.

④ PEREIRA R O, WENDE A R, CRUM A, et al. Maintaining PGC－1α expression following pressure overload－induced cardiac hypertrophy preserves angiogenesis but not contractile or mitochondrial function [J]. The FASEB journal, 2014, 28 (8): 3 691－3 702.

⑤ ZHU L, WANG Q, ZHANG L, et al. Hypoxia induces PGC－1α expression and mitochondrial biogenesis in the myocardium of TOF patients [J]. Cell research, 2010, 20 (6): 676－687.

PGC－1α 下游靶基因（ERRα）表达上调。[1] 心肌细胞 H9c2 细胞经低氧预适应后，随之进行"90 分钟低氧—120 分钟复氧"处理。研究发现，经低氧预适应后，低氧可活化 AMPK－eNOS－PGC－1α 信号通路，减少氧化应激，进而保护 H9c2 细胞免于"低氧—复氧"所造成的损伤。[2] 在雷姆加万等的研究中，10% 低氧刺激持续 12 小时，PGC－1α 下调，导致心肌细胞内脂代谢减弱，而 10% 低氧刺激时间延至 24 小时时，发现 PGC－1α 上调，心肌细胞内脂代谢增强。因此表明低氧环境刺激对 PGC－1α 的影响可能具有一定时相性。[3] 低氧暴露下，心肌细胞中 PGC－1α 表达总体呈上调趋势，可能与低氧刺激下机体心脏线粒体供能增强有关，但雷姆加万等的研究却出现两相性，推测心肌细胞对于低氧刺激时间较为敏感。[4] 因此，低氧刺激干预心肌组织的时间长度设定方面可有所参考。

（三）低氧暴露影响机体骨骼肌中 PGC－1α 的表达

骨骼肌是机体主要的运动器官和氧耗器官，具有高度可塑性，其形态结构或功能均可随着不同生理性或病理性的刺激（如运动、电刺激、温度、低氧刺激等）而发生适应性变化。由于骨骼肌为主要氧耗器官之一，低氧刺激易导致骨骼肌的形态结构与功能发生异常。表现为肌肉萎缩，运动神经元减少，其工作能力下降，严重时可影响机体整体能量代谢失衡。研究显示，慢性低氧暴露可导致骨骼肌线粒体含量及呼吸链复合体表达下降。同时，伴随骨骼肌质量及耐力性降低。[5] 骨骼肌收缩或运动时，其能量需求急剧增加，能量主要来自线粒体的氧化供能。因此，维持线粒体质量稳态或促进其生物发生是稳定线粒体功能，支持骨骼肌收缩或运动所需能量供应的重要保证。而 PGC－1α 与骨骼肌线粒体含量及呼吸链复合体的表达存在密切联系，PGC－1α 是线粒体发生的"关键分子"，也是骨骼中脂肪酸 β 氧化、葡萄糖代谢、肌纤维转化的重要"开关"之一。因此，关于低氧刺激下 PGC－1α 表达的变化，对于维持骨骼肌形态结构或功能稳态具有重要意义。

低氧刺激下，骨骼肌中 PGC－1α 表达可能随其功能而变化。当 PGC－1α 调控脂肪

① CUNNINGHAM K F, BEESON G C, BEESON C C, et al. Estrogen－Related Receptor α（ERRα）is required for adaptive increases in PGC－1 isoform expression during electrically stimulated contraction of adult cardiomyocytes in sustained hypoxic conditions [J]. International journal of cardiology, 2015, 187: 393－400.

② HU L, ZHOU L, WU X, et al. Hypoxic preconditioning protects cardiomyocytes against hypoxia/reoxygenation injury through AMPK/eNOS/PGC－1α signaling pathway [J]. International journal of clinical and experimental pathology, 2014, 7（11）: 7 378－7 388.

③④ RAMJIAWAN A, BAGCHI R A, BLANT A, et al. Roles of histone deacetylation and AMP kinase in regulation of cardiomyocyte PGC－1α gene expression in hypoxia [J]. American journal of physiology－cell physiology, 2013, 304（11）: C1 064－C 1072.

⑤ GAMBOA J L, ANDRADE F H. Muscle endurance and mitochondrial function after chronic normobaric hypoxia: contrast of respiratory and limb muscles [J]. Pflügers archiv－european journal of physiology, 2012, 463（2）: 327－338.

酸氧化时，则随上游调控因子（如 AMPK）表达上调而增加，进而增强脂肪酸 β 氧化基因的表达（如 CPT－1、MCAD 等），增强低氧刺激下的骨骼肌脂肪酸供能。PGC－1α 调控骨骼线粒体发生时，由于低氧刺激，PGC－1α 表达下降，随之影响骨骼肌线粒体发生的相关分子表达（如线粒体转录因子 A）下降，导致低氧暴露通过抑制 PGC－1α 表达而影响骨骼肌线粒体发生相关基因转录，减少骨骼肌线粒体数目，降低骨骼肌质量。然而，骨骼肌为机体重要的能耗器官，PGC－1α 作为其关键调控分子之一，在低氧刺激下，骨骼肌中 PGC－1α 的表达机制目前尚未明确阐述。

综上所述，营养不良、运动、低氧等可影响 PGC－1α 蛋白的表达。有研究发现，人体骨骼中 PGC－1α 蛋白表达会随着人类年龄增长及久坐不动生活方式养成而有所减少，而进行运动干预后，则与之相反。[1] 高脂膳食会引起大鼠骨骼肌细胞 PGC－1α 表达下降。格林尼等发现耐力运动可激活骨骼肌中 PGC－1α，增强 FAT/CD36、CPT－1、MCAD 等脂肪酸氧化代谢相关酶的活性，增强脂肪酸氧化能力，加剧骨骼肌能量代谢。[2][3] 而塔奇斯等发现，持续 60 分钟的一次性大强度运动后即刻及 3 小时后，运动员骨骼肌的 PGC－1α 均未发生变化，这可能与 PGC－1α 调节耐力性运动所需的相关酶有关。[4] 低氧状态下，PGC－1α 可通过 HIF－1 调节机体骨骼肌线粒体生成和糖脂代谢等。[5] 铃木研究发现，间歇性低氧干预可诱导小鼠骨骼肌 PGC－1α mRNA 水平显著提高，进而促使骨骼肌脂肪酸氧化代谢增强。[6] 然而，低氧结合耐力运动对机体骨骼肌中 PGC－1α 调控作用的研究目前尚未见到报道。前期研究结果显示，不同浓度低氧或结合耐力运动干预后，大鼠骨骼肌中 PGC－1α 蛋白表达均有所上调，且 13.3% 低氧结合耐力运动干预后大鼠骨骼肌中 PGC－1α 蛋白表达上调尤其显著，推测可能与 13.3% 低氧状态下 HIF－1 活性相关，但目前尚未明确阐释其机制。此外，研究发现，低氧浓度越低，PGC－1α 蛋白表达越高，两者呈正相关，提示低氧可能通过活化 PGC－1α 进而增强机体脂肪酸氧化供能，可能是低氧促进机体能量代谢加快的机制之一。前期研究结果还显示，两种浓度低氧结合耐力运动干预后的大鼠骨骼肌 PGC－1α 蛋白表达显著性高于低氧安静组。由此提示，低

① PALACIOS O M, CARMONA J J, MICHAN S, et al. Diet and exercise signals regulate SIRT3 and activate AMPK and PGC－1α in skeletal muscle [J]. Aging, 2009, 1 (9): 771－783.

② GREENE N P, FLUCKEY J D, LAMBERT B S, et al. Regulators of blood lipids and lipoproteins—PPARδ and AMPK, induced by exercise, are correlated with lipids and lipoproteins in overweight/obese men and women [J]. American journal of physiology－endocrinology and metabolism, 2012, 303 (10): E1 212－E1 221.

③ NAKAMURA M T, YUDELL B E, LOOR J J. Regulation of energy metabolism by long－chain fatty acids [J]. Progress in lipid research, 2014, 53: 124－144.

④ TACHTSIS B, SMILES W J, LANE S C, et al. Acute endurance exercise induces nuclear p53 abundance in human skeletal muscle [J]. Frontiers in physiology, 2016, 7: 144.

⑤ SHOAG J, ARANY Z. Regulation of hypoxia－inducible genes by PGC－1α [J]. Arteriosclerosis, thrombosis, and vascular biology, 2010, 30 (4): 662－666.

⑥ SUZUKI J. Short－duration intermittent hypoxia enhances endurance capacity by improving muscle fatty acid metabolism in mice [J]. Physiological reports, 2016, 4 (7): e12744.

氧结合耐力运动对大鼠骨骼肌 PGC – 1α 蛋白的作用效果优于低氧干预。在对 PGC – 1α 蛋白表达进行多因素方差分析发现，并无运动因素、低氧因素或低氧×运动叠加因素的效应作用。

三、PPARs 介导机体能量代谢的低氧暴露、低氧运动适应机制

PPARs 在脂肪生成、脂质氧化代谢、胰岛素敏感性调节等生理过程中起着关键作用。越来越多的研究表明，PPARs 与胰岛素抵抗、2 型糖尿病、肥胖、代谢综合征、高脂血症等疾病之间存在因果关系。同时，不断增加的研究显示，PPARs 有可能成为肥胖、代谢综合征及其相关并发症等疾病的潜在治疗靶点。因此，了解 PPARs 介导机体能量代谢的低氧暴露、低氧运动适应机制，对于进一步了解低氧暴露或低氧运动减重的机制具有重要意义。

1. PPARα

PPARs 家族是调控脂代谢重要因子之一，其亚型 PPARα 在促进脂肪酸氧化，提高 HDL – c，抑制 VLDL – c 合成，活化并调控 MCAD，促进白色脂肪棕色化等方面起重要作用。低氧暴露、低氧运动、冷暴露和饥饿等均可影响 PPARs 表达。

低氧暴露是特殊的低氧运动，其泛指有机体以任何方式暴露于高原自然低氧或人工低氧环境（氧气浓度低于 20.9%）下进行运动的一种方式。研究显示，低氧暴露、低氧运动等应激条件下，肝脏 PPARα 的表达降低，以满足机体的供能需求。李建国等对小鼠进行 12 周的间歇低氧暴露后发现，小鼠肝脏中乙酰辅酶 A 羧化酶（ACC）和固醇调节元件结合蛋白（SREBP – 1mRNA）表达显著增加，肝脏中脂肪合成显著升高。[①] 与此相似，皮盖等和童亮等也对小鼠进行低氧暴露，发现肝脏中 ACC 的表达升高，肝脏中脂类合成增加，而 PPARα mRNA 和 CPT1 表达显著降低，脂肪酸氧化减少。[②③] 随后有研究发现，低氧运动可降低 CPT1 蛋白表达，抑制长链脂肪酸向线粒体内的转运，提高肝脏脂肪酸的转运能力，从而降低大鼠体重及体脂。综合相关研究发现，低氧暴露和低氧运动均可降低大鼠肝脏 PPARα、CPT1 基因和蛋白表达，而增加 PPARα mRNA 和 CPT1 等在骨骼肌中的基因、蛋白表达水平。

综上可知，肝脏是脂肪合成的重要器官，低氧暴露可提高肝脏中脂肪合成关键蛋白 ACC 和 SREBP – 1mRNA 等表达，促进肝脏中脂类合成，而降低分解蛋白 PPARα、CPT1 的表达，减少脂类在肝脏中氧化，从而将肝脏合成的脂肪转运至骨骼肌等能力代谢旺盛的组织氧化利用，达到降低体重、体脂的目的。低氧刺激下，骨骼肌 PPARα 的表达可能会随其功能的变化而变化。低氧耐力运动下，PPARα 基因缺失时，则 PPARβ 含量增加

① LI J, GRIGORYEV D N, YE S Q, et al. Chronic intermittent hypoxia upregulates genes of lipid biosynthesis in obese mice [J]. Journal of applied physiology, 2005, 99 (5): 1 643 – 1 648.

② PIGUET A C, STROKA D, ZIMMERMANN A, et al. Hypoxia aggravates non – alcoholic steatohepatitis in mice lacking hepatocellular PTEN [J]. Clinical science, 2010, 118 (6): 401 – 410.

③ TONG L. Acetyl – coenzyme a carboxylase: crucial metabolic enzyme and attractive target for drug discovery [J]. Cellular and molecular life sciences, 2005, 62 (16): 1 784 – 1 803.

以弥补对脂肪酸氧化的调控。PPARα 调控脂肪酸代谢时，由于低氧刺激，CPT1 表达升高，激活脂代谢途径，促进脂肪酸氧化。[1] 然而，低氧刺激下，PPARα 的表达还受到运动周期和低氧持续时间的影响，但具体调控机制尚未明确。

研究发现，有氧耐力运动可显著增加骨骼肌 PPARα 表达，进而促进骨骼肌脂肪酸氧化，研究发现 PGC－1α 可靶作用于 PPARα。因此，PGC－1α 可通过上调 PPARα 表达促进骨骼肌脂肪酸氧化。在机体中，PPARα 及其下游靶基因 CPT－1、MCAD 等均可有效调节机体心肌、骨骼肌以及肝脏等组织的脂肪酸氧化代谢。拉泽吉等利用 Cocl2 造低氧环境，发现低氧干预下大鼠心肌组织 PPARα、CPT－1 表达减少，推测出低氧干预可减少大鼠心肌对脂肪酸氧化供能的依赖，增加葡萄糖供能。[2] 恩古贝拉等研究发现低氧暴露 2 天（8%氧气浓度），心肌组织中 PPARα、MCAD 表达均显著上升，而低氧暴露 7 天（14%氧气浓度）后，心肌组织中 PPARα、MCAD 表达则显著下降。[3] 另研究发现低氧暴露 7 天（11%氧气浓度），心肌组织中 PPARα、MCAD、CPT－1 蛋白表达均有所下降，而延至 14 天后，三者蛋白表达则有所上升，提示 PPARα、MCAD、CPT－1 转录及表达可能与低氧刺激时长有关。[4]

低氧结合耐力运动对机体 PPARα 的研究较少，路瑛丽等进行慢性低氧耐力运动（13.6%氧气浓度）干预 4 周后，发现大鼠腓肠肌 PPARα mRNA 水平显著性上升。[5] 李格等研究结果显示低氧耐力运动（11%氧气浓度）干预后，大鼠骨骼肌 PPARα mRNA 水平变化不显著，但其蛋白表达则显著性增加，提示骨骼肌中 PPARα 表达可能受到低氧和耐力运动双重因素调节。[6]

前期研究发现，两种浓度低氧结合耐力运动均可促进 PGC－1α、PPARα、MCAD、CPT－1 的表达，且 13.3%低氧结合耐力运动的效果较佳。两种浓度低氧暴露干预时，PGC－1α 和 MCAD 表达均上调，而 CPT－1 的表达则均有所下降。PPARα 的蛋白和 mRNA 水平在 16.3%低氧干预时，表达下调；其在 13.3%低氧干预时，则有所上调，而低

① 姚璐，谢谨，李松波，等. 低氧和低氧训练对 AMPKα2 转基因小鼠骨骼肌 CPT－1 表达的影响 [J]. 北京体育大学学报，2011，34（1）：51－53.

② RAZEGHI P, YOUNG M E, ABBASI S, et al. Hypoxia in vivo decreases peroxisome proliferator － activated receptor α － regulated gene expression in rat heart [J]. Biochemical and biophysical research communications, 2001, 287（1）: 5－10.

③ NGUMBELA K C, SACK M N, ESSOP M F. Counter － regulatory effects of incremental hypoxia on the transcription of a cardiac fatty acid oxidation enzyme － encoding gene [J]. Molecular and cellular biochemistry, 2003, 250（1－2）: 151－158.

④ SHARMA S, TAEGTMEYER H, ADROGUE J, et al. Dynamic changes of gene expression in hypoxia － induced right ventricular hypertrophy [J]. American journal of physiology － heart and circulatory physiology, 2004, 286（3）: H1 185－H1 192.

⑤ 路瑛丽，张漓，冯连世，等. 高住高练和高住低练对大鼠血脂及腓肠肌脂肪酸氧化的影响 [J]. 中国运动医学杂志，2010，29（2）：137－140.

⑥ 李格，张缨. 低氧训练诱导 AMPK 对小鼠骨骼肌 PPARα 表达的影响 [J]. 山东体育学院学报，2013，29（5）：40－46.

氧结合耐力运动干预时，两种浓度低氧状态下，PPARα 表达均显著增加。由此提示，低氧结合耐力运动可有效促进骨骼肌脂肪酸氧化，单纯低氧干预时则可能引起机体骨骼肌脂肪酸氧化减弱。对 PPARα 蛋白表达进行多因素方差分析发现，运动和低氧的主效应作用效果显著，并无低氧×运动因素交互效应的主效应。以上结果提示，运动和低氧影响大鼠骨骼肌 PPARα 蛋白表达较显著，而 mRNA 水平，则仅有运动的主效应作用效果显著。

长时间高原低氧暴露，能够提高大鼠骨骼肌 PPARα mRNA、CPT1 基因、蛋白表达水平，增加线粒体 β−氧化速率，加快脂肪酸分解代谢。冯连世等研究显示短期高原低氧暴露可显著降低骨骼肌中 PPARα mRNA 和 CPT1 mRNA 的活性，但随低氧暴露时间的延长其活性又逐渐提高。同时，高原低氧暴露 30 天比急性高原暴露更能显著提高 PPARα 的活性。[1] 而霍斯克罗夫特等在构建大鼠低氧运动能量代谢时间依赖性模型时发现，在 10% 低氧环境中暴露 2 天和 10 天后，检测到大鼠左心室 UCP3、CPT1 表达增加，而 PPARα 表达未曾发生变化。[2] 另外还发现，运动过程中造成的机体缺氧同样可诱导骨骼肌 PPARα 表达升高。[3] 由上可知，人为制造的低氧环境和运动所致的生理性缺氧都可影响 PPARα 表达，即可能在机体缺氧时，PPARα 通过调节 UCP3、CPT1 等表达来调控脂肪氧化代谢和细胞应激，进而控制体重。此外，PPARα 的表达还存在负向调控因子，但到目前为止，此方面的具体影响作用尚未清楚。

诸多研究证实，PPARα 信号转导途径是调控脂代谢的重要途径之一。PPARα 是脂肪酸的感受器和能量调节器，在低氧运动环境下，可通过降低肝脏中 PPARα、CPT1 的表达而增加其骨骼肌中的含量，进而调控脂肪酸向线粒体的转运，即减少脂类在肝脏中的氧化，从而将肝脏合成的脂肪转运至心肌、骨骼肌等能力代谢旺盛的组织氧化利用。[4] 低氧刺激下，PPARα 可通过调控 ACC、SREBP−1 mRNA 及细胞色素 c，调节线粒体的微粒体 w−氧化和 β−氧化，进一步提高线粒体氧化脂肪酸的能力。[5] PPARα 除促进脂肪酸转运、活化外，还可调节载脂蛋白的代谢。中等强度游泳训练，可提高大鼠脂联素受体 1 (AdipoR1)、PPARα mRNA 的表达，提示 PPARα 可能通过调节 AdipoR1 对大鼠脂代谢进行调控。也有研究显示，PPARα 还可通过上调 apoA I、apoA II 和 LPL 基因表达，从而调

---

① FENG L, LU Y, ZHANG L, et al. Effect of Hypoxic Training on Fatty Acid Oxidation in Obese Rats [J]. The FASEB, 2013, 27 (1_ supplement): 760.

② HORSCROFT J A, BURGESS S L, HU Y, et al. Altered oxygen utilisation in rat left ventricle and soleus after 14 days, but not 2 days, of environmental hypoxia [J]. PLoS One, 2015, 10 (9): e0138564.

③ CHUNG S Y, KAO C H, VILLARROYA F, et al. Bhlhe40 represses PGC−1α activity on metabolic gene promoters in myogenic cells [J]. Molecular and cellular biology, 2015, 35 (14): 2 518−2 529.

④ 林文弢, 吴菊花, 鞠丽丽, 等. 转录共激活分子 PGC−1α 与肥胖者减体重研究现状的探讨 [J]. 广州体育学院学报, 2015, 35 (1): 91−94.

⑤ DESVERGNE B, WAHLI W. Peroxisome proliferator−activated receptors: nuclear control of metabolism [J]. Endocrine reviews, 1999, 20 (5): 649−688.

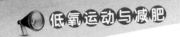

控载脂蛋白的代谢，导致血浆 HDL 的增加。① 综上所述，近年来，PPARα 调控脂代谢的作用机制备受关注，但长期低氧刺激或低氧耐力运动中，是否存在其他信号通路活化 PPARα 并调节脂代谢，有待研究确定。

2. PPARγ

刘晓玲等利用 Cocl2 诱导低氧环境，发现细胞中 PPARγ2 表达随之上调。② 路易斯等也发现低氧干预 6～8 周后，鹿鼠腓肠肌 PPARγ 基因和蛋白水平均显著性增加。③ 张杰等研究发现在低氧干预下，大鼠肺静脉平滑肌 PPARγ 的表达减少，在实验研究结果显示低氧干预下，16.3% 浓度低氧可使 PPARγ 表达下调，13.3% 浓度低氧则使 PPARγ 表达上调，推测低氧干预对 PPARγ 的影响可能具有两相性，低氧干预下，PPARγ 的表达与低氧浓度、时长或组织特异性有关。④

我们的研究发现，不同浓度低氧结合耐力运动则均上调 PPARγ mRNA 的表达。前期研究显示，仅低氧的主效应作用效果显著，而运动和低氧与运动的交互效应并无主效应。由此提示，低氧影响大鼠骨骼肌 PPARγ mRNA 表达较显著，低氧的主效应作用显著。目前，低氧或结合耐力运动对 PPARγ 调控方面的研究较少，低氧或结合耐力如何影响 PPARγ 表达的机制仍需进一步研究。

四、Irisin 介导机体能量代谢的低氧暴露、低氧运动适应机制

目前，国内外对于 Irisin 的研究大部分集中在有氧耐力运动、抗阻运动、力量耐力运动以及震动锻炼，并且人体实验较多，动物实验相对较少。前期的实验结果显示，高脂饮食建模成功的大鼠经过 8 周低氧耐力运动干预后，常氧运动组、13.3% 低氧运动组和 16.3% 低氧运动组与常氧安静组相比，大鼠血清 Irisin 均有升高趋势。其中，13.3% 低氧运动组 Irisin 升高最显著；13.3% 低氧运动组大鼠血清 Irisin 与 13.3% 低氧安静组相比增加了 21.3%；16.3% 低氧运动组与 16.3% 低氧安静组相比升高了 10.6%，而与常氧安静组相比则呈下降趋势；13.3% 低氧安静组、16.3% 低氧安静组与常氧安静组相比大鼠血清 Irisin 无显著性差异。以上结果表明，8 周低氧耐力运动干预后，常氧运动组、13.3% 低氧运动组和 16.3% 低氧运动组大鼠 Irisin 水平均有不同程度的升高。然而，13.3% 低氧运动组血清 Irisin 升高最为显著，16.3% 低氧运动组升高 Irisin 的效果略低于常氧运动组，即耐力运动、不同浓度低氧刺激、不同浓度低氧刺激联合运动均可以上调血 Irisin 表达水

① LEE C H, OLSON P, EVANS R M. Minireview: lipid metabolism, metabolic diseases, and peroxisome proliferator – activated receptors [J]. Endocrinology, 2003, 144 (6): 2 201 – 2 207.

② 刘晓玲，包韩乌云，赵华路，等. 在 CoCl_ 2 模拟低氧条件下 HIF – 1α 直接调控 PPARγ2 的表达 [J]. 基础医学与临床，2015, 35 (5): 585 – 589.

③ LUI M A, MAHALINGAM S, PATEL P, et al. High – altitude ancestry and hypoxia acclimation have distinct effects on exercise capacity and muscle phenotype in deer mice [J]. American journal of physiology – regulatory, integrative and comparative physiology, 2015, 308 (9): R779 – R791.

④ 张杰，江倩，陈秀庆，等. 低氧诱导大鼠肺静脉重塑及下调其过氧化物酶体增殖物受体 γ 的表达 [J]. 中华结核和呼吸杂志，2015, 38 (8): 607 – 611.

平。但单纯的低氧刺激或耐力运动上调 Irisin 表达的效果都不及低氧联合耐力运动。从实验研究范围来看，肥胖大鼠在含氧量越低的环境下运动，机体上调 Irisin 越显著。由此推测 Irisin 可能是一种应激因子，当大鼠在低氧环境下运动，机体同时受到低氧和运动双重刺激，机体可快速产生反向调节和适应性，故 16.3% 低氧运动时机体可能产生了一定的适应性。因此，16.3% 低氧运动组大鼠血清 Irisin 升高不明显。对以肥胖雄性 SD 大鼠为实验对象，进行的干预手段为 8 周低氧耐力运动，而且与高脂饮食小鼠耐力运动的干预结果相一致，其相同点主要为高脂饮食鼠。值得关注的是，有学者对年轻组和年老组雄性 SD 大鼠进行 10 分钟压力有氧运动，结果发现年轻组大鼠血清 Irisin 水平高于年老组。[1] 众所周知，Irisin 可以促进"坏脂肪"向"好脂肪"转化，增加能量消耗和氧耗，促进脂肪分解代谢，降低体重，是作为防治肥胖的新靶点。有学者报道，Smad3 -/- 小鼠进行 2 周的运动训练后，其血清 Irisin 与对照组相比升高了 145%。[2][3][4] 从目前研究来看，关于 Irisin 动物实验的报告并不多，进行低氧运动干预的实验更是少，但从前期的实验结果来看，经过一段时间的低氧运动干预，大鼠血清 Irisin 水平有升高趋势。

采用 8 周低氧运动对肥胖大鼠进行干预后，常氧运动组和 13.3% 低氧运动组的 Irisin 与常氧安静组相比具有升高趋势，分别增加了 11.6% 和 32.6%；13.3% 低氧运动组与 13.3% 低氧安静组、16.3% 低氧运动组相比，大鼠骨骼肌 Irisin 的表达有升高趋势，分别增加 18.8%、54%。由此表明，常氧运动和 13.3% 低氧运动均可上调骨骼肌 Irisin 表达，但 13.3% 低氧运动组升高 Irisin 效果相对更显著。16.3% 低氧运动组与 16.3% 低氧安静组相比无显著性差异；常氧运动组、常氧安静组、16.3% 低氧安静组 Irisin 之间也无显著性差异。由此表明，16.3% 低氧刺激和 16.3% 低氧运动对大鼠骨骼肌 Irisin 影响不大或提示大鼠已对此环境产生了适应的缘故。在实验中，常氧运动组、13.3% 低氧运动组、16.3% 低氧运动组的大鼠血清 Irisin 和比目鱼肌中 Irisin 的表达量在低氧运动干预后均有升高趋势。该研究结果提示，循环 Irisin 与骨骼肌分泌的 Irisin 在运动干预肥胖大鼠中表现为一致性。由此可知，血清 Irisin 的来源绝大部分是骨骼肌分泌的。

文献显示，肝脏中 PGC - 1α 在低氧环境刺激下，会显著增加。当 PGC - 1α 升高时，可刺激 FNDC5 表达增加，FNDC5 断裂生成的 Irisin 增加。有研究发现，肥胖小鼠在腹腔注射 Irisin 后，小鼠 BMI 降低，胰岛素抵抗得到了改善，更令人惊喜的是，此方法无任何副作用。前期结果发现，13.3% 低氧运动组 Irisin 表达则相对 13.3% 低氧安静组升高了

① AYDIN S, KULOGLU T, AYDIN S, et al. Cardiac, skeletal muscle and serum irisin responses to with or without water exercise in young and old male rats: cardiac muscle produces more irisin than skeletal muscle [J]. Peptides, 2014, 52: 68 - 73.

② SAMY D M, ISMAIL C A, NASSRA R A. Circulating irisin concentrations in rat models of thyroid dysfunction—effect of exercise [J]. Metabolism, 2015, 64 (7): 804 - 813.

③ AYDIN S, OGETURK M, KULOGLU T, et al. Effect of carnosine supplementation on apoptosis and irisin, total oxidant and antioxidants levels in the serum, liver and lung tissues in rats exposed to formaldehyde inhalation [J]. Peptides, 2015, 64: 14 - 23.

④ POHER A L, ALTIRRIBA J, VEYRAT - DUREBEX C, et al. Brown adipose tissue activity as a target for the treatment of obesity/insulin resistance [J]. Frontiers in physiology, 2015, 6 (4): 289 - 291.

12.9%，与16.3%低氧安静组、16.3%低氧运动组相比增加了20.7%、14.3%，但无显著性差异。比较分析可得，13.3%低氧运动组 Irisin 浓度升高最为明显，其次为常氧运动组，16.3%低氧运动组的 Irisin 水平与16.3%低氧安静组相比也有升高趋势，但不及其他两组效果显著。由此推测，肥胖大鼠在16.3%低氧环境下能很快适应，即在此环境下机体反馈性自身调节能力增强，提高了机体心肺系统的功能，促进脂代谢引起。有文献显示，大强度运动锻炼对机体 Irisin 有升高趋势，而大部分中等强度的长期运动对血 Irisin 没有影响。因此，13.3%低氧运动组 Irisin 浓度升高更为明显也有可能是大鼠在13.3%低氧环境下运动的强度更大引起。最初研究报道提到，Irisin 是由骨骼肌分泌的，但近期研究证实，机体的心脏、肝脏、肾脏和外分泌腺也可分泌 Irisin。此外，前期实验中大鼠肝脏分泌的 Irisin 与循环中 Irisin 表现为一致性。由此可知，血清 Irisin 的来源也可能来自肝脏的分泌。

通过查阅文献发现，目前关于低氧运动对 Irisin 影响的报道较少，实验研究只是观察了低氧耐力运动干预对肥胖大鼠 Irisin 的影响效果，而具体分子作用机制尚未阐释清楚，这些效果的影响机制也未曾阐明。

五、脂素（Lipin1）介导机体能量代谢的低氧暴露、低氧运动适应机制

Lpin1 可双向调控机体脂肪代谢，由脂素基因（Lipin）所表达产生，可协同其他核转录因子进而调节脂肪酸利用和脂肪合成基因的表达，可对骨骼肌、脂肪等组织的代谢动态平衡发挥重要调节作用。有研究表明，PGC-1α 可调控 Lipin1 表达。在细胞核内，Lipin1 作为转录共激活因子，可直接与 PPARα 和 PGC-1α 共同作用，共同调控脂质代谢。人体实验和动物实验均显示 Lipin1 可将脂质适当储存于脂肪组织中，进而潜在地减少脂质累积于骨骼肌和肝脏。[1] 研究发现，敲除 Lipin1 的组织或细胞，可导致诱导脂肪细胞分化的关键转录分子 PPARγ 和 C/EBPα 的表达下降。[2] 小鼠和人体实验表明脂肪组织 Lipin1 与血糖、胰岛素等表达水平呈负相关。[3]

Lipin1 缺乏会导致未成熟的脂肪细胞发生脂肪代谢功能障碍。研究发现，Lipin1 可在基因水平有效作用于猪的骨骼肌细胞内脂肪累积。[4] 由此推测，无论何种物种，Lipin1 均可影响骨骼肌脂代谢。也有研究发现，Lipin1 可选择性活化 PGC-1α 的靶向信号通路，增强肝脏中脂肪酸氧化代谢，抑制脂肪生成，同时通过活化 PPARα（PGC-1α 的靶标）

① REUE K. The role of lipin 1 in adipogenesis and lipid metabolism [C] //Novartis Foundation Symposium. New York：John Wiley，2007：58-68.

② PHAN J，PÉTERFY M，REUE K. Lipin expression preceding peroxisome proliferator-activated receptor-γ is critical for adipogenesis in vivo and in vitro [J]. Journal of biological chemistry，2004，279 (28)：29 558-29 564.

③ SUVIOLAHTI E，REUE K，CANTOR R M，et al. Cross-species analyses implicate Lipin 1 involvement in human glucose metabolism [J]. Human molecular genetics，2005，15 (3)：377-386.

④ HAUSMAN G J，BASU U，DU M，et al. Intermuscular and intramuscular adipose tissues：bad vs. good adipose tissues [J]. Adipocyte，2014，3 (4)：242-255.

进而促进脂肪酸氧化代谢，通过直接与 PGC - 1α 和 PPARα 作用，增强 PGC - 1α 和 PPARα 靶向作用。[①] 然而，潘等发现脂肪组织或骨骼肌中，由于 Lipin1 影响脂肪组织的脂肪细胞储积，而在骨骼肌中，Lipin1 则影响整体能量代谢和脂肪利用。[②] 因此，Lipin1 过表达则易导致肥胖增加。研究发现，普通膳食饲养时，骨骼肌 Lipin1 过表达小鼠呈轻度肥胖。而 6 周高脂膳食饲养后，骨骼肌 Lipin1 过表达小鼠则呈肥胖状态。这表明 Lipin1 在不同组织具有特异性功能表达的特点。前期研究发现低氧暴露时，肥胖大鼠骨骼肌中 Lipin1 基因和蛋白水平均有所下降，与潘等研究一致。然而，在对 Lipin1 蛋白表达进行多因素方差分析发现，运动、低氧浓度及运动低氧交互效应的主效应不显著；而在 mRNA 水平，Lipin1 则受运动和低氧的主效应作用效果显著。因此，运动和低氧影响大鼠骨骼肌 Lipin mRNA 表达较显著。前期研究显示，经 13.3% 低氧结合耐力运动干预后，Lipin1 的 mRNA 水平则有所增加，蛋白水平则有所下降。由于目前对 Lipin1 的研究较少，且低氧或结合耐力运动对 Lipin1 的影响作用的研究尚处于空白，因此低氧或结合耐力运动对 Lipin1 的影响作用仍需深入研究探讨。

六、低氧暴露或低氧结合耐力运动对机体血脂及体重调节相关激素水平的调控及可能机制

低氧暴露或低氧结合耐力运动中，机体能量消耗增强，氧化分解代谢能力提高，脂肪分解酶的活性增强，体内脂肪储存量下降。思奇思等通过 30 天持续性低氧暴露刺激，发现大鼠血液中 TG、总胆固醇（TC）、低密度脂蛋白（LDL - c）均显著性升高，而高密度脂蛋白（HDL - c）则显著性降低。在此期间，大鼠体重显著下降，血红蛋白含量增加。[③] 这个研究表明持续性低氧暴露刺激增强大鼠机体 TG 合成路径，而对总胆固醇合成路径并未有所影响。京科夫研究结果表明低氧暴露或低氧结合耐力运动均可显著性降低大鼠血清中 TC、TG 表达水平，而低氧结合耐力运动效果更显著[④]，此研究结果与翁锡全等的研究一致。这个研究提示，低氧暴露或低氧结合耐力运动均可促进脂代谢增强，而低氧结合耐力运动效果尤佳。翁锡全等研究结果显示低氧暴露或低氧结合耐力运动均使大鼠血清中 LDL - c 显著下降，HDL - c 显著升高，提示低氧暴露或低氧结合耐力运动有利于抑制机体动脉粥样硬化的发生。[⑤] 低氧暴露或低氧结合耐力运动调控机体血脂表达的

① FINCK B N, GROPLER M C, CHEN Z, et al. Lipin 1 is an inducible amplifier of the hepatic PGC - 1α/PPARα regulatory pathway [J]. Cell metabolism, 2006, 4 (3): 199 - 210.

② PHAN J, REUE K. Lipin, a lipodystrophy and obesity gene [J]. Cell metabolism, 2005, 1 (1): 73 - 83.

③ SIQUES P, BRITO J, NAVEAS N, et al. Plasma and liver lipid profiles in rats exposed to chronic hypobaric hypoxia: Changes in metabolic pathways [J]. High altitude medicine & biology, 2014, 15 (3): 388 - 395.

④ TIN'KOV A N, AKSENOV V A. Effects of intermittent hypobaric hypoxia on blood lipid concentrations in male coronary heart disease patients [J]. High altitude medicine & biology, 2002, 3 (3): 277 - 282.

⑤ 翁锡全，黄丽英，林文弢，等. 间歇低氧运动对大鼠血脂及载脂蛋白的影响 [J]. 体育科学，2005, 25 (9): 46 - 48.

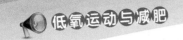

可能机制即 O_2 供应不足时，糖酵解增强，脂肪动员比例增大，此时血脂浓度下降，与低氧刺激下小肠对脂肪吸收减少有关。[①]

　　激素对机体的生长发育、能量代谢稳态等起着重要调节作用，体内许多激素（如瘦素、脂联素等）与其紧密相关，对机体体重的控制具有重要影响。有研究表明，低氧暴露或低氧结合耐力运动可降低机体体重，而低氧暴露或低氧结合耐力运动过程激素水平变化影响体重的研究越来越受到关注。瘦素是一种可调节食物摄入和能量代谢的多肽类激素，由脂肪组织合成分泌，可作用于下丘脑，通过抑制食欲、降低能量摄入、增强能量消耗、抑制脂肪合成等途径调控体内能量代谢。[②] 有研究发现，肥胖基因存在有可与低氧诱导因子 1（HIF – 1）结合的低氧反应因子位点，可促使低氧暴露下瘦素分泌水平增强。[③] 杨应忠等认为低氧暴露下，机体体重下降与瘦素分泌增加有着重要关系。[④] 研究发现，低氧结合耐力运动后，机体瘦素分泌水平高于低氧暴露下，可能由运动与低氧暴露的叠加作用所致。[⑤] 然而，有报道却显示，幼龄鼠进行 7 天低氧暴露后，其体重和血清瘦素水平均显著性降低，推测其血清瘦素表达降低可能与试图增强低氧所引起的食欲下降有关。[⑥]

　　低氧暴露调控瘦素表达的机制可能是由 HIF – 1 所介导的信号通路所致，在肥胖基因中含有低氧反应因子的相关位点，低氧暴露或低氧结合耐力运动中，低氧刺激其相关位点与 HIF – 1 结合，进而通过 HIF – 1 诱导瘦素基因的转录翻译，最终促使瘦素含量增加。

　　除了瘦素外，脂肪组织分泌合成的脂联素也在机体体重的控制中起着重要作用。研究显示，脂联素与肥胖呈负相关，肥胖者的脂联素水平比较低下，当其体重减轻时，脂联素表达显著升高。脂联素可通过 PPARα 或 AMPK 信号通路调控胰岛素敏感性，也可通过细胞肿瘤坏死因子 α（TNFα）抗动脉粥样硬化。此外，脂联素也可有效抵抗高脂膳食所诱导的营养性肥胖，脂联素表达增高时，机体体重呈下降趋势，且机体脂肪储积减少。[⑦] 慢性低氧刺激下，机体补给脂联素，可通过抑制核转录因子 κB（NF – κB）信号通

———————————

　　① 李天麟. 高原与健康［M］. 北京：北京科学技术出版社，2001.

　　② SÁINZ N，BARRENETXE J，MORENO – ALIAGA M J，et al. Leptin resistance and diet – induced obesity：central and peripheral actions of leptin［J］. Metabolism，2015，64（1）：35 – 46.

　　③ GROSFELD A，ZILBERFARB V，TURBAN S，et al. Hypoxia increases leptin expression in human PAZ6 adipose cells［J］. Diabetologia，2002，45（4）：527 – 530.

　　④ YANG Y，DROMA Y，RILI G，et al. Regulation of body weight by leptin，with special reference to hypoxia – induced regulation［J］. Internal medicine，2006，45（16）：941 – 946.

　　⑤ 黄徐根，冯连世，徐建方，等. 低氧训练对血清体重调节相关激素的影响［J］. 体育科学，2008，28（6）：39 – 46.

　　⑥ RAFF H，BRUDER E D，JANKOWSKI B M，et al. Effect of neonatal hypoxia on leptin，insulin，growth hormone and body composition in the rat［J］. Hormone and metabolic research，2001，33（3）：151 – 155.

　　⑦ OTABE S，YUAN X，FUKUTANI T，et al. Overexpression of human adiponectin in transgenic mice results in suppression of fat accumulation and prevention of premature death by high – calorie diet［J］. American journal of physiology – endocrinology and metabolism，2007，293（1）：E210 – E218.

路有效削弱氧化应激和炎症反应。[①] 目前，运动对脂联素表达影响的研究已较多，运动与脂联素表达呈正相关；而低氧暴露或低氧结合耐力运动对其影响效果的研究则相对较少。伊格莱西亚斯等研究发现健康受试者接受为期4小时的短暂性急性低压低氧刺激，发现其血液中脂联素水平显著性下降[②]，这与内策尔等的报道一致[③]。同时，符翠萍等研究结果显示，在阻塞性睡眠呼吸暂停低通气综合征小鼠模型中，慢性低氧（7%~21%氧气浓度间变化）暴露后，小鼠出现胰岛素抵抗和糖耐量紊乱，可能与低氧暴露所致的脂联素、瘦素表达紊乱相关。[④]

由上可知，低氧暴露下，机体脂联素合成分泌下降，同时可能伴随脂联素所介导的信号通路发生紊乱。低氧结合耐力运动中，关于机体脂联素表达的研究甚少，仅在李靖等研究中有所涉猎，且李靖等研究发现低氧暴露或低氧结合耐力运动后，机体脂联素水平并未发现显著变化[⑤]，其他未有文献对此有所研究。低氧暴露调控脂联素表达的机制可能是由于低氧暴露激活 NF – κB 通路，上调 TNFα 的表达，而 TNFα 升高后，则下调 PPARγ 的表达，PPARγ 作为脂联素基因转录表达的关键调控因子之一。当 PPARγ 蛋白合成减少后，随后 PPARγ 可抑制脂肪细胞分成分泌脂联素，终致脂联素合成分泌减少。[⑥][⑦][⑧]

七、低氧暴露或低氧结合耐力运动影响机体脂肪合成的调控机制

脂肪的生成主要在肝脏、脂肪组织等场所，调控脂肪生成包括乙酰辅酶 A 羧化酶（Acetyl – CoA Carboxylase，ACC）、固醇调节元件结合蛋白（Sterol Regulatory Element Binding Protein，SREBP）、脂肪酸合成酶（Fatty Acid Synthase，FAS）等关键酶。研究发现，急性低氧或间歇性低氧均会引起肝脏脂肪储积，引起脂肪合成增加。这表明低氧暴

① 潘国裕，苏梅，丁文筱，等. 慢性间歇低氧对氧化应激和炎症反应的影响及脂联素的干预作用 [J]. 中华医学杂志，2015，95（16）：1 218 – 1 221.

② IGLESIAS D，ROSSO L G，VAINSTEIN N，et al. Vascular reactivity and biomarkers of endothelial function in healthy subjects exposed to acute hypobaric hypoxia [J]. Clinical biochemistry，2015，48（16 – 17）：1 059 – 1 063.

③ NETZER N，GATTERER H，FAULHABER M，et al. Hypoxia，oxidative stress and fat [J]. Biomolecules，2015，5（2）：1 143 – 1 150.

④ FU C，JIANG L，ZHU F，et al. Chronic intermittent hypoxia leads to insulin resistance and impaired glucose tolerance through dysregulation of adipokines in non – obese rats [J]. Sleep and breathing，2015，19（4）：1 467 – 1 473.

⑤ 李靖，张漓，冯连世，等. 高原或低氧训练对肥胖青少年减体重效果及血糖代谢相关指标的影响 [J]. 中国运动医学杂志，2014，33（5）：460 – 464.

⑥ TAYLOR C T. Interdependent roles for hypoxia inducible factor and nuclear factor – κB in hypoxic inflammation [J]. The journal of physiology，2008，586（17）：4 055 – 4 059.

⑦ 曹竞文，何庆，张明，等. 肿瘤坏死因子 – α 对脂肪细胞脂联素和炎症因子 mRNA 表达的影响 [J]. 天津医药，2010，38（5）：401 – 404.

⑧ 岳晶晶，周芹，何庆，等. 不同频率间歇低氧对 3T3 – L1 脂肪细胞炎症因子和脂肪因子的影响 [J]. 天津医药，2011，40（4）：308 – 311.

露对于肝脏脂肪合成起着重要促进作用。①② 研究发现，低氧持续性暴露可通过 SREBP -
2 信号通路增强大鼠肝脏 TG 合成路径，而并未影响大鼠肝脏的胆固醇合成路径。③ 低氧
暴露（模拟海拔 5 000 米的高原）15 天或 30 天后，大鼠骨骼肌组织 ACC2 基因和蛋白表
达水平均显著性降低，表明低氧暴露可减少骨骼肌中的脂肪合成。④ 研究发现，间歇性低
氧可有效上调小鼠肝脏 SREBP - 1 基因及蛋白的表达水平。⑤韩国学者的研究发现 16 小时
（1% 氧气浓度）低氧暴露后，L6 细胞、C2C12 细胞、3T3 - L1 细胞等的 FAS 基因表达下
调。⑥ 然而，也有研究发现低氧暴露可通过上调 SREBP 的表达，进而增强 FAS 的表达。⑦
佐野等研究发现 3T3 - L1 细胞暴露于低氧环境后，ACC 蛋白合成增加。⑧ 以上研究提示，
低氧暴露调控机体脂肪合成的可能机制即低氧暴露可引起 SREBP - 1 的基因蛋白水平上
调，随之引起 FAS 基因蛋白表达增加，低氧暴露通过 SREBP - 1 等上调。然而，也有研
究发现，低氧暴露可降低脂肪合成。

低氧结合耐力运动对机体脂肪合成调控的研究相对较少，王金昊等采取不同时间段
（1 周、2 周、3 周、4 周）的低氧结合耐力运动干预，发现不同时间段低氧结合耐力运动
干预均造成大鼠肝脏 SREBP - 1 表达下降，进而抑制 FAS 活性，降低肝脏脂肪合成，推
测这可能是低氧结合耐力运动影响脂肪代谢的机制之一。⑨ 路瑛丽等的研究结果显示低氧
结合耐力运动（氧气浓度为 13.6%）后，大鼠肝脏中的 FAS 基因表达下调，表明低氧结
合耐力运动可抑制大鼠肝脏脂肪酸合成，但并未说明其原因机制。⑩

① JUN J C, SHIN M K, YAO Q, et al. Acute hypoxia induces hypertriglyceridemia by decreasing plasma triglyceride clearance in mice [J]. American journal of physiology - endocrinology and metabolism, 2012, 303 (3): E377 - E388.

②⑤ LI J, THORNE L N, PUNJABI N M, et al. Intermittent hypoxia induces hyperlipidemia in lean mice [J]. Circulation research, 2005, 97 (7): 698 - 706.

③ SIQUES P, BRITO J, NAVEAS N, et al. Plasma and liver lipid profiles in rats exposed to chronic hypobaric hypoxia: Changes in metabolic pathways [J]. High altitude medicine & biology, 2014, 15 (3): 388 - 395.

④ 毛孙忠. 高原习服过程中骨骼肌脂肪氧化利用特点、机制及意义 [D]. 重庆：陆军军医大学, 2008.

⑥ CHOI S M, CHO H J, CHO H, et al. Stra13/DEC1 and DEC2 inhibit sterol regulatory element binding protein - 1c in a hypoxia - inducible factor - dependent mechanism [J]. Nucleic acids research, 2008, 36 (20): 6 372 - 6 385.

⑦ FURUTA E, PAI S K, ZHAN R, et al. Fatty acid synthase gene is up - regulated by hypoxia via activation of Akt and sterol regulatory element binding protein - 1 [J]. Cancer research, 2008, 68 (4): 1 003 - 1 011.

⑧ SANO S, IZUMI Y, YAMAGUCHI T, et al. Lipid synthesis is promoted by hypoxic adipocyte - derived exosomes in 3T3 - L1 cells [J]. Biochemical and biophysical research communications, 2014, 445 (2): 327 - 333.

⑨ 王金昊, 路瑛丽, 冯连世, 等. 高住高练对肥胖大鼠肝脏 SREBP - 1c 表达的影响 [J]. 中国运动医学杂志, 2012, 31 (7): 590 - 595.

⑩ 路瑛丽, 冯连世, 谢敏豪, 等. 高住高练对肥胖大鼠 FAS mRNA 和 ATGL mRNA 表达的影响 [J]. 中国运动医学杂志, 2014, 33 (8): 785 - 789.

八、低氧暴露或低氧结合耐力运动影响机体脂肪分解的调控机制

影响脂肪分解的关键调控分子包括甘油三酯脂肪酶（Adipose Triglyceride Lipase，AT-GL）、CPT－1、柠檬酸合成酶（Citrate Synthase，CS）、脂肪酸转运分子［如脂肪酸转运体（FAT/CD36）、载脂蛋白等］。路瑛丽等的研究结果显示，实验中肥胖组大鼠ATGL较正常组较低，这可能是导致肥胖的原因之一。经低氧暴露或低氧结合耐力运动（氧气浓度为13.6%）后，大鼠脂肪组织中的ATGL表达均显著上升。这表明低氧暴露或低氧结合耐力运动可促进大鼠脂肪分解，减轻肥胖程度。[①] 刘彦隆等研究发现低氧暴露（1%氧气浓度）后，肝细胞中CPT－1基因表达显著性下调，可能与HIF－1α和HIF－2α所介导的下调PGC－1α信号通路有关。[②] 另有研究发现，急性低氧暴露（模拟海拔5 000米）后，大鼠骨骼肌中CPT－1蛋白显著降低。随着低氧暴露时间延长至30天，其骨骼肌中CPT－1的蛋白表达则显著上升。这表明长期低氧暴露可促使脂肪酸较多地进入骨骼肌线粒体中进行β氧化，加快脂肪氧化分解。[③] 坦普尔曼等发现4周慢性低氧刺激后，CD－1小鼠的CPT－1并未发生显著变化。[④] 格林等发现健康受试者经低氧结合耐力运动（13.5%氧气浓度，3次/周，持续8周）后，其骨骼肌中CS活性上调70%。[⑤] 霍华德等却发现登山运动员由高山返回平原后，其机体的CS活性下降的幅度超过20%。[⑥] 徐建方等则发现大鼠经低氧结合耐力运动后，其骨骼肌中的CS并未发生显著性变化，同时发现低氧暴露下大鼠骨骼肌中CS基因水平有所下调。[⑦] 由此提示，机体不同组织的CS活性对不同低氧浓度或运动方式可能产生不同的生理反应。查波夫斯基等研究发现，15分钟急性低氧干预后，心肌的FAT/CD36表达显著下降，导致脂肪酸转运速率下降，脂肪酸

---

① 路瑛丽，冯连世，谢敏豪，等. 高住高练对肥胖大鼠FAS mRNA和ATGL mRNA表达的影响［J］. 中国运动医学杂志，2014，33（8）：785－789.

② LIU Y, MA Z, ZHAO C, et al. HIF－1α and HIF－2α are critically involved in hypoxia－induced lipid accumulation in hepatocytes through reducing PGC－1α－mediated fatty acid β－oxidation ［J］. Toxicology letters, 2014, 226（2）：117－123.

③ 路瑛丽，张漓，冯连世，等. 高住高练和高住低练对大鼠血脂及腓肠肌脂肪酸氧化的影响［J］. 中国运动医学杂志，2010，29（2）：137－140.

④ TEMPLEMAN N M, BEAUDRY J L, LE MOINE C M R, et al. Chronic hypoxia－and cold－induced changes in cardiac enzyme and gene expression in CD－1 mice ［J］. Biochimica et biophysica acta, 2010, 1 800（12）：1 248－1 255.

⑤ GREEN H, MACDOUGALL J, TARNOPOLSKY M, et al. Downregulation of Na⁺－K⁺－ATPase pumps in skeletal muscle with training in normobaric hypoxia ［J］. Journal of applied physiology, 1999, 86（5）：1 745－1 748.

⑥ HOWALD H, PETTE D, SIMONEAU J A, et al. Ⅲ. Effects of chronic hypoxia on muscle enzyme activities ［J］. International journal of sports medicine, 1990, 11（S1）：S10－S14.

⑦ 徐建方，冯连世，路瑛丽，等. 低氧训练对肥胖大鼠糖有氧代谢关键酶基因表达的影响 ［J］. 体育科学，2012（1）：40－47.

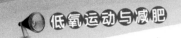

氧化分解降低。① 翁锡全等研究结果表明间歇性低氧结合耐力运动刺激可促使大鼠血清中 ApoA－1（存在于高密度脂蛋白）显著增加，然而 ApoB（存在于低密度脂蛋白）显著性减少，提示低氧结合耐力运动可降低心血管疾病产生率。

综上所述，不同组织器官对于低氧暴露或低氧结合耐力运动可能产生不同的回应，这可能与低氧干预时长、低氧结合耐力运动方式及低氧浓度高低相关，然而关于低氧暴露或低氧结合耐力运动影响脂肪氧化分解的因子较多，可能涉及较多不同的信号通路。因此，关于低氧暴露或低氧结合耐力运动对脂肪氧化分解代谢的机制并未完全阐明，两者对脂肪氧化分解关键分子的调控机制还需要进一步探析。

① CHABOWSKI A, GÓRSKI J, CALLES－ESCANDON J, et al. Hypoxia－induced fatty acid trans-porter translocation increases fatty acid transport and contributes to lipid accumulation in the heart ［J］. FEBS letters, 2006, 580（15）: 3 617－3 623.

低氧运动减肥的研究与展望

肥胖已成为威胁健康的重要问题之一，寻找控制体重的有效方法成为亟待解决的问题。除药物和手术治疗外，减控体重主要从限制能量摄入和增加日常能量消耗两个方面着手。虽然适当的饮食控制和/或结合有氧运动是世界公认的最安全、有效、经济的预防肥胖发生的方式之一，也是科学控制体重的理想康复方案，但是，仍有众多的体育工作者致力于不同体育健身运动模式对肥胖症预防与治疗的理论和方法研究。20 世纪七八十年代已有报道显示，登山爱好者在高山探险过程中体重降低，且随着海拔高度的增加体重下降幅度也增加。国内多种项目的运动员也在其高原训练实践过程中，均出现不同程度的体重降低现象。因此，高原或者模拟高原环境的低氧运动是否可作为一种有效的减体重方法？随着研究发现，低氧运动辅助减控体重的效果较显著。近年来，低氧运动越发受到体育科学与生物医学研究工作者的关注。

第一节　高原低氧环境对体重的作用研究

耸立于地球表面的高山与高原，具备其独特的生态系统与生活环境，在高海拔地区（尤其高原地区），大气压低、低氧、低温、低湿、太阳辐射强等因素往往会影响着高原居民的生活。其中，以低氧因素的影响更为显著。高原环境随着海拔增高，大气压和氧分压降低，导致吸入气氧分压下降，可能会引起人体产生多种反应。这些反应如同双刃剑，人们需要充分利用高原低氧环境的有利一面，例如高原低氧促进心肺对于氧气的利用能力等，来降低体重和体脂。在此基础上，人们在平原地区开始模拟了低氧环境以及低氧环境结合运动的方式，以此来拓展一种新颖的减控体重方式。

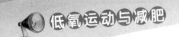

低氧训练开始应用于提高运动员的运动表现①和机体应对高海拔环境的生理、生化反应②，而众多的研究都提示体重降低是低氧环境下的共性表现。因此，体重反应成为低氧或低氧运动领域探讨的主题之一。低氧环境对于体重影响的研究在 20 世纪 90 年代逐渐增多，进入 21 世纪以后，肥胖和超重成为人们关注的重点，加上低氧技术的进步，使低氧训练的应用多样化、平民化，低氧减肥研究逐步丰富。

一、低氧环境降低体重的研究

（1）研究发现，高海拔地区新生儿出生体重明显低于平原或低海拔地区的新生儿。对此，雅格布等对秘鲁高海拔地区 15 个社区新生儿出生体重进行了调查分析。结果发现，影响新生儿出生体重的临界大气压数值为 590 毫米汞柱（氧分压为 114 毫米汞柱），约相当于海拔 2 000 米。在海拔 2 000~4 500 米，随着海拔升高，新生儿出生体重降低。海拔高度每上升 500 米，新生儿体重下降约 65 克。这种下降趋势不存在性别原因，也与社会因素无关。不同海拔高度，新生儿出生时，其体长几乎没有差别，但海拔 4 500 米以上新生儿出生体长有所下降。③ 对高海拔低出生体重的原因进行分析后得出，胎儿的氧供应减少的主要影响因素是高海拔地区氧浓度降低，因母体缺氧，分配供应给胚胎发育所需要的氧气也相对减少，造成了体内合成代谢不足，进而引起体重变轻。

（2）1981 年，作为研究远征珠穆朗玛峰的一部分，美国医学研究人员测量了高加索人和夏尔巴人探险队成员在不同海拔高度的体重、身体脂肪、肢体维度、膳食摄入量、72 小时粪便脂肪和 5 小时尿木糖排泄量。在高加索人中，在中等海拔高度的进场行军期间，体内脂肪损失占平均减轻 1.9 公斤体重的 70.5%，但是在海拔 5 400 米以上占平均减轻 4.0 公斤体重的 27.2%。在海拔 5 400 米以上的居住期间，手臂和腿围有显著的比例下降（分别为 1.5 厘米和 2.9 厘米）。另外，抵达大本营的夏尔巴人的身体脂肪约为平时的一半（9.1%：18.4%），居住在海拔 5 400 米以上时，保持了相同的体重和肢体周长。在所有受试者中，有 3 名受试者的脂肪吸收减少了 48.5%，这 3 名受试者相对于海拔 6 300 米 7 名受试者中的 6 名木糖排泄量减少了 24.3%。由此可知，肌肉分解代谢和吸收不良对高海拔地区的体重减轻有重要作用，高百分比的身体脂肪不能防止肌肉组织的损失。同时，夏尔巴人对高海拔的身体反应与高加索人存在一定的差异。④

① LEVETT D Z, RADFORD E J, MENASSA D A, et al. Acclimatization of skeletal muscle mitochondria to high – altitude hypoxia during an ascent of Everest [J]. The FASEB journal, 2012, 26 (4): 1 431 – 1 441.

② BOUTELLIER U, DERIAZ O, DI PRAMPERO P E, et al. V. Aerobic performance at altitude: Effects of acclimatization and hematocrit with reference to training [J]. International journal of sports medicine, 1990, 11 (S1): S21 – S26.

③ MORTOLA J P, FRAPPELL P B, AGUERO L, et al. Birth weight and altitude: a study in Peruvian communities [J]. The journal of pediatrics, 2000, 136 (3): 324 – 329.

④ BOYER S J, BLUME F D. Weight loss and changes in body composition at high altitude [J]. Journal of applied physiology, 1984, 57 (5): 1 580 – 1 585.

（3）在极端缺氧的条件下，机体的生理反应和适应是何种状态？以两名成功登顶世界最高峰的登山运动员为实验对象，通过肌肉活检，对身体进行全面检测（包括生物化学、组织化学和形态学分析），并用于评估肌肉样本特殊的分型改变。在极端缺氧和压力状态下，有氧工作能力的下降可能与肌组织的丢失和其氧化能力下降有关，但肌肉的毛细血管保持不变，肌组织的降低过程中伴随着脂褐素的增加。后期认为，脂质的过氧化可能与线粒体的丢失有关。随后的研究工作认为，夏尔巴人之所以能够免受低氧的损伤的原因，可能是通过抗氧化系机制保护极端海拔下的肌细胞。受试者的最大摄氧量、Ⅰ型肌的比例、线粒体的密度和肌纤维横截面积都明显低于耐力运动员，且高于普通人。需氧代谢相关酶的活性明显下降，能量代谢的类型由有氧代谢向无氧代谢能力转变，氧气的传输效率要高于耐力运动员和普通人。[①]

（4）另有研究对来自秘鲁中部安第斯山脉的 77 名盖丘亚族成人男性样本进行了人体测量和身体组成的调查。调查发现，与其他种族相比，受试者的体重较轻，而身体比例中躯干相对比例较高。受试者的皮褶厚度都很低，但往往高于其他克丘亚人群，根据皮褶厚度估算的体脂百分比也得到类似的结果。[②] 与之前用相同方法研究的高海拔柯尔克孜（海拔 3 200 米）样本比较，秘鲁样本中与肥胖相关的所有变量显示出较高的值。这表明，克丘亚人群的低脂肪特征可能与高海拔环境的压力有关，但其人群血压平均值非常低且与年龄无关。

（5）高海拔可以造成体重降低成为共识后，对于其原因的研究也逐渐展开。在高海拔条件下，基础代谢率的升高成为体重降低的主要影响因素之一。莫森等为了验证，延长暴露在中等海拔高度环境中增加了女性的能量需要和引起的原因是基础代谢率的升高，进行了实验。该实验选用 16 名健康女性，进行 12 天海平面高度和海拔 4 300 米高度检验经期的影响。实验显示，日常的能量摄入在高海拔环境中升高了 6.9%，但在第 6 天又恢复到海平面高度水平。总的能量需求升高维持在 6% 左右，BMR 的微小升高不足以解释能量需要的来源。[③]

（6）另一项研究也验证了莫森等实验研究的结论。阿姆利尼等测量和评估了 12 名健康志愿者在高原徒步和攀登 16 天前后，静息代谢率（RMR）和身体组成。其中，RMR 通过电阻抗间接测量热量和身体组成。结果显示，观察到高空暴露期间能量摄入量减少 29%，平均脂肪质量损失约 2.2 千克（$p < 0.05$）和瘦体重约 1.1 千克（$p = 0.07$）。在考察结束时，预期估计的 RMR（通过身体脂肪和瘦体重作为协变量的预测公式计算）由于

① HOWALD H, HOPPELER H. Performing at extreme altitude: muscle cellular and subcellular adaptations [J]. European journal of applied physiology, 2003, 90（3-4）: 360-364.

② TOSELLI S, TARAZONA - SANTOS E, PETTENER D. Body size, composition, and blood pressure of high-altitude Quechua from the Peruvian Central Andes（Huancavelica, 3,680 m）[J]. American journal of human biology, 2001, 13（4）: 539-547.

③ MAWSON J T, BRAUN B, ROCK P B, et al. Women at altitude: energy requirement at 4,300 m [J]. Journal of applied physiology, 2000, 88（1）: 272-281.

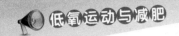

体重减少而显著减少了 119 千卡。然而，测得的 RMR 值没有任何显著的下降。① 因此，该研究证明高海拔徒步旅行会导致体重减轻，其中脂肪量大约是下降体重的 2/3，而瘦体重大约是 1/3。能量效率的降低在返回海平面几天之后仍然存在，可能有助于减少能量摄入，从而应用于减肥。

二、低氧对人体能量供应影响的研究

（1）有学者假设，食物摄入的多少和营养素的构成可能会对体重减低产生影响。巴特菲尔德等以 7 名男性受试者［年龄（23.7 ± 4.3）岁］来验证通过增加能量供应是否可以避免高海拔引起的体重降低，该实验在海拔 4 300 米环境中进行 21 天干预。进入高原前通过氮平衡证实，维持海平面体重所需的能量摄入量为（3 118 ± 300）千卡/天。通过间接量热法，测得的基础代谢率在第 2 天较海平面高度上升了 27%，随后下降，并在第 10 天达到高于海平面 BMR17% 的平台水平。同时，能量和挥发性脂肪酸的粪便排泄不受海拔高度的显著影响。1 周后，根据增加的 BMR，调整对应的能量摄入量至（3 452 ± 452）千卡/天。在调整能量摄入前，平均海拔高度的氮平衡为负值［（－0.25 ± 0.71）克/天］，随后显著上升［第 2 周和第 3 周氮平衡为（0.20 ± 0.71）克/天和（0.44 ± 0.66）克/天］。在研究的第 3 周，平均体重下降 2.1 ± 1.0 千克，但能量摄入增加后体重下降的速度明显减慢［（201 ± 75）克/天与（72 ± 48）克/天］。通过 7 天的体重段绘制的个体回归线表明，7 名受试者中的 4 名在第 2 周后的体重斜率与零没有显著差异。② 因此，7 名男性受试者中有 4 名男性的体重减轻停止。在这些男性受试者中，高海拔地区的 BMR 增加可以通过增加能量摄入来弥补。

（2）一项动物的实验发现，碳水化合物的选择性供应，对体重下降的趋势作用不大。该实验将 35 只雄性大白鼠随机分成 5 组：低氧补充能量组和对照组、常氧补充能量组和对照组、不做任何处理对照组。在转笼跑 5 天后，低氧干预组暴露于等同于海拔 6 960 米高度的环境中持续 18 天。记录低氧暴露前后的食物、饮水、体重和耐力运动情况。血糖、胰岛素、肌糖原和肝糖原的水平在暴露结束后进行检测。低氧导致明显的饮食、饮水和体重的降低，与基础和常氧组相比耐力运动能力下降。高碳水化合物供应并没有改善低氧引起的体重减低。然而，与低氧对照组相比，高糖喂养能够显著延迟训练过程中疲劳的发生。③ 在海拔 4 300 米，男性的静息代谢率升高，能量摄入增加来抑制体重的降低，单独的碳水化学物的供给对体重下降的趋势作用不大。

（3）有学者查验低热量高蛋白饮食对高原环境下食欲和食物偏好的影响，并且通过纵向检验食欲、食欲调节激素和食物偏好在气候条件下的影响和高海拔环境下体重降低

① ARMELLINI F, ZAMBONI M, ROBBI R, et al. The effects of high altitude trekking on body composition and resting metabolic rate [J]. Hormone and metabolic research, 1997, 29 (9): 458 – 461.

② BUTTERFIELD G E, GATES J, FLEMING S, et al. Increased energy intake minimizes weight loss in men at high altitude [J]. Journal of applied physiology, 1992, 72 (5): 1 741 – 1 748.

③ SHARMA A, SINGH S B, PANJWANI U, et al. Effect of a carbohydrate supplement on feeding behaviour and exercise in rats exposed to hypobaric hypoxia [J]. Appetite, 2002, 39 (2): 127 – 135.

情况。通过 21 天的适应后，17 名男性受试者参与并处于海拔 4 300 米的环境中 22 天。在高海拔环境下，受试者被随机分成标准蛋白和高蛋白低热量饮食组，并且参与体力活动引起大约 40% 的能量亏空。食欲、食物偏好和食欲调节激素在海平面水平（SL）和高海拔水平（HA）的开始和结束阶段进行检测，饮食构成没有对任何结果产生影响。相对于 SL 阶段，食欲在急性高海拔阶段降低，但是适应后无差别，体重也无差别。食物偏好表明，在急性 HA 阶段对于甜食和低蛋白食物有偏好，适应后对高脂食物有偏好，并且体重降低。胰岛素、瘦素和肠促胰酶肽在急性阶段升高，但适应后变化不大，而酰基化饥饿激素浓度被抑制。[①]

（4）为了探讨缺氧对体重的影响及其机制，还有研究观察了间歇性中度缺氧对高脂饮食诱导的肥胖小鼠的影响，并确定了瘦素在低氧效应中的作用。研究将健康昆明小鼠随机分为 4 组（每组 20 只）。其中，对照组：小鼠在正常氧压下正常喂养；缺氧组：正常喂养小鼠，并给予间歇性中度低氧训练；肥胖组：小鼠在正常氧压下喂食富含脂肪和糖的饮食；低氧 + 肥胖组：给小鼠喂食富含脂肪和糖的饮食，并给予间歇性中度缺氧训练。喂养和训练 40 天后，测定小鼠的体重，计算各组体重的平均增长率并用摄食量标准化。同时，采用 ELISA 法检测血浆瘦素水平，苏丹红 III 染色和免疫组化检测肝脏脂肪变性和瘦素受体表达。随着体重、血浆瘦素水平和肝脏中脂肪细胞分布的增加，肥胖小鼠模型成功建立。低氧 + 肥胖组肝脏脂肪细胞平均体重和密度明显降低，肝脏中瘦素水平和瘦素受体表达增加，提示间歇性中度缺氧通过提高血浆瘦素水平和/或增强肝脏中瘦素受体表达来降低体重。[②]

三、低氧对肥胖及相关代谢症状的作用的研究

间歇性缺氧（Intermittent Hypoxia，IH）在睡眠和呼吸系统疾病中经常发生。人类和小鼠研究都表明，IH 可能与代谢功能障碍有关。尽管夜间低频间歇性缺氧［IH（L）］的影响尚未广泛检查，但 IH（L）和高频间歇性低氧［IH（H）］可能引起不同的代谢适应。

（1）有研究将 C57BL/6J 小鼠随机分配到 IH（H）（白天期间，90 秒 6.4% 氧气浓度和 90 秒 21% 氧气浓度循环），IH（L）（白天期间，8% 氧气浓度）或对照（CTL）5 周。在暴露结束时，对一些小鼠进行葡萄糖耐量试验（Glucose Tolerance Test，GTT；在腹膜内注射 2 毫克葡萄糖/克体重后），并将其他小鼠进行胰岛素耐量试验（Insulin Tolerance Test，ITT；0.25 单位胰岛素/千克体重），在禁食条件下测量血浆瘦蛋白和胰岛素水平。取骨骼肌用于 GLUT4 和增殖激活受体 PGC1 - α 的表达。与 CTL 相比，IH（H）和 IH（L）显示体重增加减少。CTL 小鼠具有较高的基础血糖水平，但 GTT 动力学揭示了 IH

① KARL J P, COLE R E, BERRYMAN C E, et al. Appetite suppression and altered food preferences coincide with changes in appetite – mediating hormones during energy deficit at high altitude, but are not affected by protein intake ［J］. High altitude medicine & biology, 2018, 19（2）: 156 – 169.

② 秦岭，宋智，文赛兰，等. 间歇性低氧对肥胖小鼠瘦素及其受体表达的影响［J］. 生理学报，2007（3）: 351 – 356.

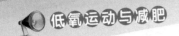

（L）和 IH（H）之间的显著差异。其中，IH（L）表现出与 IH（H）或 CTL 相比最低的胰岛素敏感性，这样的发现更进一步经 ITT 确认。在三个实验组中，PGC1 - α 表达没有差异。然而，尽管 IH（L）、IH（H）和 CTL 中胞质 GLUT4 蛋白表达保持相似，但缺氧时发生 GLUT4 膜分数的显著降低，并且在 IH（L）暴露的小鼠中最显著。因此，尽管类似的累积低氧谱，IH（H）和 IH（L）引起差异葡萄糖稳态响应。[①]

（2）为了探讨中度间歇性缺氧对肥胖小鼠体重、血糖和血胆固醇的影响，同时确定瘦素在这些影响中的作用，有研究测试了小鼠在可耐受的低氧条件下的身体营养代谢指标。研究将 80 只雌性肥胖昆明小鼠（体重 14～15 克），模拟海拔 3 000 米氧浓度和压强（低压低氧）。IHT 方案为每天进行 8 次训练，一次持续时间为 15 分钟，间歇 5 分钟。研究应用高脂饮食建立小鼠肥胖模型，并观察间歇性低氧训练对该模型的干预效果。同时，研究将健康小鼠随机分为 4 组。其中，A 组：正常饮食；B 组：正常缺氧饮食，喂食正常食物并进行间歇性低氧训练（IHT）；C 组：脂肪饮食，高脂高糖喂养，但不含 IHT；D 组：脂肪饮食，缺氧的脂肪和高糖（HFHS）食物加间歇性低氧训练。喂养和缺氧训练 40 天后，称量小鼠。采用全自动生化分析仪测量血糖和血胆固醇水平，通过酶联免疫吸附测定（ELISA）技术测量血清瘦素浓度，检查肝瘦素受体表达和肝脂肪切片通过免疫组织化学。结果发现，与对照组相比，C 组平均体重、血糖、血胆固醇和血清瘦素浓度均显著增加，肝脏中有大量脂肪细胞分布，表明高脂血症模型已成功建立。间歇性低氧训练后，B 组和 D 组平均体重、血糖、血胆固醇和肝脏脂肪细胞分布密度和范围均低于 A 组和 C 组，血清瘦素浓度明显升高；D 组肝脏瘦素受体表达水平高于 C 组；缺氧组没有创伤结论。中度间歇性低氧，可通过增加瘦素浓度和增强肝瘦素表达来降低体重，还可降低血糖和血胆固醇水平，有效预防肝细胞脂肪变性。[②]

（3）有学者为调查每日 8 小时轻度间歇性低氧（14%～15% 氧气浓度），对 SD 大鼠的葡萄糖耐量和肌肉形态进行长期观察。观察发现，8 小时轻度缺氧后，VEGF 和 PGC - 1α 的 mRNA 水平显著高于对照，而 AMPK 磷酸化没有变化。在 8 周的轻度间歇性低氧治疗后，与对照组相比，口服葡萄糖耐量试验（OGTT）、附睾脂肪量、血糖和胰岛素水平显著降低。尽管比目鱼肌重量没有改变，但缺氧组的毛细血管和纤维密度比对照组高 33% 和 35%，这表明肌纤维重组。研究者们的数据表明，长期轻度间歇性低氧降低葡萄糖和胰岛素在肌纤维间的扩散距离，并降低大鼠的肥胖。这些变化可能解释了 8 周低氧治疗后观察到改善的葡萄糖耐量，并为研究治疗肥胖和 2 型糖尿病的轻度非药物干预的

① CARRERAS A, KAYALI F, ZHANG J, et al. Metabolic effects of intermittent hypoxia in mice: steady versus high-frequency applied hypoxia daily during the rest period [J]. American journal of physiology - regulatory, integrative and comparative physiology, 2012, 303 (7): R700 - R709.

② LING Q, SAILAN W, RAN J, et al. The effect of intermittent hypoxia on bodyweight, serum glucose and cholesterol in obesity mice [J]. Pakistan journal of biological sciences, 2008, 11 (6): 869 - 875.

发展提供了依据。①

（4）为了研究低压低氧对肥胖受试者高海拔体重的影响，有研究选取 20 名男性肥胖受试者，在低海拔地区（LA）测定体重、腰围、基础代谢率（BMR）、营养方案和客观活动参数、代谢和心血管参数、血气分析、瘦素和生长素释放肽（地点：德国慕尼黑，海拔：530 米，第 1 天）。在高海拔地区（海拔 2 650 米，第 7 天和第 14 天）停留 1 周，随后在返回 LA 后 4 周（第 42 天）结束。尽管在高海拔地区每天的步速计数保持稳定，但在第 14 天和第 42 天时，受试者的体重明显减少，BMR 比第一天高。第 7 天时，食物摄入减少。尽管受试者体重减轻，基础瘦素水平在高海拔处显著增加。与第 1 天相比，第 7 天、第 14 天和第 42 天的舒张压显著降低。这项研究表明，肥胖者在高海拔地区减肥可能是由于更高的代谢率和减少的食物摄入量。有趣的是，尽管体重减轻，瘦素水平在高海拔地区也有所上升。低压缺氧似乎起着主要作用，而其生理机制尚不清楚。高海拔地区的体重减轻与舒张压的临床改善相关。②

（5）选取印度北部拉达克（Ladakhi）一个分布广泛、有代表性的区域（45 110 平方千米），并检查该区域高血压的患病率，旨在研究高跨度（2 600 ~ 4 900 米）低氧环境和生活方式改变对高血压的影响。研究将 2 800 名志愿者（年龄 20 ~ 94 岁）纳入研究对象，并将收缩压≥140 毫米汞柱、舒张压≥90 毫米汞柱和/或正在服用抗高血压药的情况定义为高血压。同时，测量身高、体重用于计算体重指数和测算动脉血氧饱和度。农村调查对象由 6 个地区组成，这些地区具有独特的海拔高度、饮食习惯和职业模式。列城市区的受试者分为两个小组，即从昌唐游牧区定居在列城的移民和出生在列城的居民。将两组高血压患病率与农村和农村游牧民相比较，通过多因素逻辑（logistic）回归分析衰老、缺氧、居住在高海拔地区、肥胖、现代化职业、居住在城市地区和从农村到城市向高血压迁移的影响。结果显示，所有受试者中高血压的患病率为 37.0%。其中，居住在列城的移民最高（48.3%），其次是莱镇（Leh）出生居民（41.1%）和农村居民（33.5%）。生活在较高海拔（4 000 ~ 4 900 米）的游牧民高血压患病率（全体：27.7%，西藏/拉达克地区：19.7% /31.9%）相对较低。与高血压有关的因素包括年龄增长、体重超重、居住在高海拔地区、参与现代化久坐职业、居住在城市地区以及农村向城市迁移等，而生活方式的改变和居住在高海拔地区的影响与高血压独立相关。由此得出，社会经济和文化因素在高原本身对拉达克高原居民高血压患病率的影响中起着重要作用。③

（6）为了解西藏高原地区缺氧环境中葡萄糖不耐症与高海拔（2 900 ~ 4 800 米）之间的关系，验证高海拔居民生活方式改变或衰老加速糖尿病脆弱性的假说，对西藏高原

①　CHEN C Y, TSAI Y L, KAO C L, et al. Effect of mild intermittent hypoxia on glucose tolerance, muscle morphology and AMPK – PGC – 1alpha signaling［J］. Chinese journal of physiology, 2010, 53（1）: 62 – 71.

②　LIPPL F J, NEUBAUER S, SCHIPFER S, et al. Hypobaric hypoxia causes body weight reduction in obese subjects［J］. Obesity, 2010, 18（4）: 675 – 681.

③　NORBOO T, STOBDAN T, TSERING N, et al. Prevalence of hypertension at high altitude: cross-sectional survey in Ladakh, Northern India 2007 – 2011［J］. BMJ open, 2015, 5（4）: e007026.

人群招收 1 258 名参与者（年龄 40～87 岁）进行流行病学横断面研究。其中，农村人口对象包括多姆哈尔（Domkhar，海拔 2 900～3 800 米）和海盐（海拔 3 000～3 100 米），龙凤（Ryuho，海拔 4 400 米）和昌唐（Changthang，海拔 4 300～4 800 米）的游牧民和农民；市区参与者来自莱镇（Leh，海拔 3 300 米）和结古（海拔 3 700 米）两地。实验将参与者依据葡萄糖的耐受性分为六组：糖尿病（DM）组、中间型高血糖（IHG）组、正常血糖（NG）组、空腹 DM 组、空腹 IHG 组和空腹 NG 组。农民、游牧民和城市居民比较葡萄糖耐受不良的发生率。采用多因素 Logistic 回归，分析了年龄、性别、肥胖、血脂、血红蛋白、高血压和生活方式等混杂因素对在高海拔或低氧环境下居住的葡萄糖耐受不良的影响。结果显示，所有参与者中 DM（空腹 DM）/IHG（空腹 IHG）患病率分别为 8.9%（6.5%）/25.1%（12.7%）。与游牧民〔8.2%（5.7%）/15.7%（9.7%）〕相比，城市居民〔9.5%（7.1%）/28.5%（11.7%）〕和农民〔8.5%（6.1%）/28.5%（18.3%）〕的患病率更高（$p = 0.0140/0.0001$）。高海拔居住与空腹 IHG +空腹 DM/空腹 DM 显著相关〔比值比（Odds ratio，OR）> 4 500 米和 OR 在 3 500～4 499 米分别为 3.59/4.36 和 2.07/1.76，平均 OR < 3 500 米的值〕。生活方式改变后，低氧血症和红细胞增多症与葡萄糖耐受不良密切相关。结合上述实验得出结论，社会经济因素、低氧血症和海拔高度大于 3 500 米的影响在高血糖患者高葡萄糖耐受不良中起主要作用。西藏高地居民可能容易受到葡萄糖耐受不良的影响，且由于生活方式的改变和老龄化的加速，红细胞增多症可能成为低氧适应不足的征兆。[①]

（7）大多数报道显示，在海拔 4 300 米，8 天内体重减轻了 3%；在海拔 5 300～8 000 米，3 个月后体重下降了 15%。这似乎表明，这种体重减轻是绝对海拔高度和暴露持续时间的叠加引起的。根据迄今为止提供的科学证据得出的结论，高空体重减轻是由于营养不良导致水分初期损失以及随后的脂肪和肌肉质量损失。在海拔 5 500 米，宏量营养素的吸收不会发生。在海拔 5 000 米左右，脂肪和肌肉减少导致的体重减轻似乎可以通过保持充足的饮食摄入来避免。原发性厌食症、缺乏舒适感和可口食物、过度训练可能直接影响缺氧对蛋白质代谢的影响，不可避免地导致在更高海拔的较长时间暴露期间体重减轻。为了减少损失，建议尽量缩短在极端高度停留的时间，并保持高营养摄入量。考虑到有氧训练强度的降低和由缺氧环境导致的基础代谢率的增加，在中等高度进行训练的情况下，应保持充足的能量摄入。[②]

综上所述，高海拔使新生儿体重降低，生活在高海拔（超过 4 000 米）地区成年人的体重较平原体重低，中等海拔（海拔 3 000 米）地区的人，体脂比例较低，血压平均值低。平原或低海拔地区的人进入高海拔后，体重也有明显的降低。在极端缺氧条件下，骨骼肌纤维变细，骨骼肌丢失，有氧代谢酶活动下降，能量代谢的类型由有氧代谢向无氧代谢能力转变。目前来看，海拔影响体重的主要因素是氧浓度下降，从而导致静息代

---

① OKUMIYA K, SAKAMOTO R, ISHIMOTO Y, et al. Glucose intolerance associated with hypoxia in people living at high altitudes in the Tibetan highland [J]. BMJ open, 2016, 6 (2): e009728.

② KAYSER B. Nutrition and energetics of exercise at altitude [J]. Sports Medicine, 1994, 17 (5): 309 – 323.

谢率的升高、食物吸收不良能量的摄入、脂肪和瘦体重的降低，最终综合体重下降。高频次和低频次低氧都能降低小鼠的体重，低氧能够降低小鼠的血糖水平，但低频次低氧的胰岛素敏感性降低，与缺氧时 GLUT4 膜分数降低有关。长期轻度间歇性低氧降低葡萄糖和胰岛素在肌纤维间的扩散距离，并降低大鼠的体重。而通过饮食干预发现，额外的营养补充，能够在一定程度上降低低氧进而降低体重，而高碳水化合物的补充对体重降低的作用不大。分析原因发现，高海拔低氧引起下丘脑—垂体—肾上腺皮质系统和交感神经—儿茶酚胺系统活性升高，导致基础代谢增高，同时可能激活 AMPK – PGC – 1α – VEGF 信号通路，对脂肪的分解作用加强。同时，高海拔低氧刺激下瘦素水平升高是提高 BMR 的重要途径之一。由此可见，高海拔或低氧可能成为治疗肥胖和糖尿病的非药物治疗手段。

第二节 高原与低氧训练对体重的影响研究

机体在低氧环境（自然低氧或人工模拟低氧）下进行运动锻炼，可通过低氧和运动的双重刺激改变人体的新陈代谢。已有研究表明，单纯低氧环境可导致体重降低，而目前已公认运动锻炼可有效提高机体能量消耗，进而达到减控体重的目的。因此，有学者提出，将低氧与运动两者结合，可达到低氧训练减控体重的目的。本节将从不同学者研究角度出发，综合阐释低氧训练减控体重的科学性。

一、国际学者的相关研究

各国专家学者在动物实验研究方面，将低氧运动应用到体成分、骨骼肌线粒体代谢、糖脂代谢等方面，并以此来检验低氧运动对体成分、骨骼肌糖脂代谢等方面的影响，进而探索低氧运动减肥的机制；在人体实验研究方面，主要将低氧运动应用于人体成分、静息代谢率、因肥胖所致的睡眠呼吸暂停综合征的运动处方制定、肥胖人群食欲变化、胰岛素敏感性等方面，进一步在人体上检验低氧运动减肥的作用，并试着为低氧运动减控体重及减脂提供科学参考。然而，在人体实验方面，存在研究样本略少，并未能进行大规模流行病学原理的相关研究。

1. 动物方面的有关研究

（1）近年来的研究发现，microRNA 有重要的调控作用。为了研究缺氧运动训练对 microRNA 表达的影响以及 miRNA 表达在调节脂质代谢中的作用，将 20 只饮食诱导的肥胖 SD 大鼠分为常氧久坐组（N，$n = 10$）和低氧运动训练组（H，$n = 10$），低氧浓度 13.6%，模拟海拔高度 3 500 米，20 米/分，1 时/天，6 天/周。四周后，测量体重、体长、脂肪量、血脂浓度、大鼠肝脏中差异表达的 miRNA、PPARα、脂肪酸合成酶（FAS）的基因和蛋白质表达水平和肉碱棕榈酰转移酶 1A（CPT1A）在大鼠肝脏中的表达。H 组的体重、Lee 指数、脂肪量、脂肪/重量比、血清总胆固醇（TC）和高密度脂蛋白胆固醇（HDL – C）均显著低于 N 组（$p < 0.01$）。6 种 miRNA 在肝脏中表达显著不同（$p <$

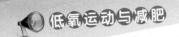

0.05）。具体而言，H 组中 miR – 378b 的表达水平显著低于 N 组（$p < 0.05$）。与常氧久坐组相比，低氧运动训练导致 FAS mRNA 与 CPT1A mRNA 比值降低（$p < 0.05$），CPT1A 蛋白水平降低（$P < 0.01$），而 FAS 与 CPT1A 蛋白水平比值升高（$p < 0.01$）。总之，低氧训练可以通过降低 miR – 378b 的表达来降低高脂饮食诱导大鼠的肥胖，并且通过降低 CPT1A 的蛋白质表达增加蛋白质表达比率来降低肥胖大鼠肝脏中的脂肪酸线粒体氧化的 FAS/CPT1A。[①]

（2）低氧结合训练能够更有效地作用于骨骼肌与氧气感应，线粒体生成和功能保持以及 PH 调节相关蛋白的 mRNA 的表达。研究以 130 只雄性 SD 大鼠为实验对象，高脂肪饮食喂养（4 100 千卡/千克）3 个月（所有达到最终体重 >415 克）后，随机分配到以下组（每组 $n = 10$）：C 组（对照，在含氧量正常的情况下静置 2 天）、TN1 – TN4（1 ~ 4 周常氧跑步机训练）组、SH1 – SH4 [1 ~ 4 周静坐缺氧（13.6% 氧气浓度）] 组或 TH1 – TH4 [1 ~ 4 周低氧生活（13.6% 氧气浓度） + 低氧跑步机训练] 组。记录 TN1 – TN4 组、SH1 – SH4 组和 TH1 – TH4 组的各个 mRNA 水平相对于在 C 组中获得的每个基因的平均值。结果显示，检测到缺氧诱导因子 1α、血管内皮生长因子、肌红蛋白、核呼吸因子 1、柠檬酸合酶和碳酸酐酶 mRNA 表达水平的显著相互作用（治疗 × 治疗持续时间）效应。单羧酸转运蛋白 1、铜/锌超氧化物歧化酶、谷胱甘肽 S – 转移酶 pi 和锰超氧化物歧化酶。在缺氧条件下训练和生活时，通常在 3 周后（TH3），即比最低值（通常对应于 TN2）高 79% ~ 99%，比第二高值高 15.5% ~ 53.9%（通常是 TH4），常氧训练引起的反应不如低氧暴露。由此得出结论，肥胖大鼠模型中，缺氧生活条件，特别是如果伴随着缺氧运动训练，可以导致骨骼肌水平的健康相关分子适应。[②]

（3）低氧适应病没有改变肌肉的特性，高地的腓肠肌含有更高的 PPARα 蛋白和 mRNA。高地鼠的 VEGFA 转录水平较低，低氧适应减少了基因的表达，以此来调节血管生产和能量代谢，这与观察到的肌肉类型的转换不同。低地鼠的血红蛋白的含量、容积和肺积液的含量要高于高地鼠。基因适应提高了低氧环境中的运动表现。高海拔地区的缺氧和寒冷环境要求小型哺乳动物在运动和产热过程中维持较高的氧气运输速率，同时面临减少的氧气可用性。实验采用来自高原和低地种群的实验室出生并饲养的鹿小鼠（Peromyscus maniculatus），以此来确定遗传和缺氧适应对运动表现的交互作用。低氧锻炼后，相当于缺氧时（海拔 4 300 米，6 ~ 8 周）最大氧气消耗增加并且在高地种群中一直高于低地种群。在常氧运动过程中，最大氧气消耗不受血统或驯化的影响。高地鼠的腓肠肌也具有始终如一的毛细血管密度，氧化纤维密度和氧化酶（细胞色素 C 氧化酶和柠檬酸合成酶）的最大活性，腓肠肌中乳酸脱氢酶活性降低，膈肌中细胞色素 C 氧化酶活性增加，低氧适应并不影响这些肌肉性状。高原鼠独特的腓肠肌表型与过氧化物酶体增殖物激活受体 γ（PPARγ）和血管内皮生长因子（VEGFA）转录本丰度较低。缺氧适

① LU Y, JING W, FENG L, et al. Effects of hypoxic exercise training on microRNA expression and lipid metabolism in obese rat livers [J]. Journal of zhejiang university (science b), 2014, 15 (9): 820 – 829.

② HE Z, FENG L, ZHANG L, et al. Effects of hypoxic living and training on gene expression in an obese rat model [J]. Medicine and science in sports and exercise, 2012, 44 (6): 1 013 – 1 020.

应引起了许多调控血管生成和能量代谢的基因的表达,与观察到的肌肉表型的种群差异相反。在低氧适应后,低地鼠的血液血红蛋白含量、血细胞比容和肺湿量(非干肺质量)比高地鼠表现出更大的增加。因此,对高海拔的基因型适应性至少部分区别于低氧适应的机制,并以此来改善缺氧的运动表现。[1]

(4)骨骼肌 AMPK 相关的葡萄糖转运途径参与葡萄糖稳态。该研究比较了运动、低氧和高原训练对瘦和肥胖大鼠葡萄糖转运的慢性训练效果。研究在零海拔水平上,将瘦和肥胖大鼠分为 4 组,每组 6 周,培养方法如下:①对照;②运动(两组之间进行类似锻炼信号的渐进性每日游泳运动训练);③缺氧(每天 14% 氧气浓度暴露 8 小时);④运动加上缺氧(也称为高原训练),每组使用 7 只动物。结果显示,与运动组大鼠相比,对照组肥胖大鼠体重较高,空腹胰岛素和血糖水平升高,肌肉 AMPK 和 AS160 磷酸化的基线水平较高。对于运动组或缺氧组的肥胖 Zucker 大鼠,肌肉 AMPK 磷酸化水平与对照组相比显著降低。对于高原训练组中肥胖的 Zucker 大鼠,与对照组相比,AMPK、AS160 磷酸化、空腹胰岛素和空腹血糖水平降低。同时,肌肉 GLUT4 蛋白水平增加约 50%。在瘦大鼠中,高原训练可有效降低空腹血糖和胰岛素水平,增加肌肉 AMPK 和 AS160 磷酸化以及 GLUT4 蛋白水平。研究结果提供的证据表明,长期的高原训练可能是基于其对骨骼肌 AMPK – AS160 – GLUT4 通路的影响来治疗和预防胰岛素抵抗的潜在有效非药物学策略。[2]

(5)为了调查缺氧生活和运动训练对饮食诱导的肥胖大鼠肥胖和脂肪组织瘦素/瘦素受体的影响,研究将 130 只高脂饮食的 SD 大鼠分为以下各组($n = 10$):对照组、静坐低氧性生活 1~4 周(SH1~SH4)组和在缺氧条件下进行生活和运动训练 1~4 周(TN1~TN4)组。该实验运动方案为 26 米/分、5 天/周、1 时/天的跑台运动,坡度为 0。结果显示,与常氧条件下生活和运动训练相比,低氧条件下生活和运动训练 3~4 周导致 Lee's 指数降低($p < 0.05$),脂肪组织中瘦素和瘦素受体表达较高($p < 0.05$)。由此得出结论,在低氧条件下的生活和运动训练的啮齿动物模型中,肥胖和脂肪组织瘦素/瘦素受体比单纯缺氧的生物和常氧条件下的生活和运动训练有更大的改变。[3]

综上所述,低氧结合低氧训练可以有效地降低肥胖啮齿动物的体重、Lee's 指数、脂肪含量和血脂,实现低氧和运动控制减肥功能的叠加。缺氧运动训练,可以导致骨骼肌水平的健康相关分子适应(如 VEGFA、PPARγ 等),刺激了骨骼肌引起肝脏脂肪代谢相关 AMPK – AS160 – GLUT4 通路,提高了骨骼肌对葡萄糖的转运和利用,并可作为改善肥

① LUI M A, MAHALINGAM S, PATEL P, et al. High-altitude ancestry and hypoxia acclimation have distinct effects on exercise capacity and muscle phenotype in deer mice [J]. American journal of physiology – regulatory, integrative and comparative physiology, 2015, 308 (9): R779 – R791.

② CHEN Y C, LEE S D, HO L T, et al. The effects of altitude training on the AMPK – related glucose transport pathway in the red skeletal muscle of both lean and obese Zucker rats [J]. High altitude medicine & biology, 2011, 12 (4): 371 – 378.

③ LU Y, FENG L, XIE M, et al. Hypoxic living and exercise training alter adipose tissue leptin/leptin receptor in rats [J]. Frontiers in Physiology, 2016, 7: 554.

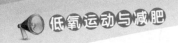

胖机体胰岛素抵抗的非药物手段。低氧训练可以通过降低 microRNA 的表达（如 miR - 378b）来降低高脂饮食诱导大鼠的肥胖，并且通过降低 CPT1A 的蛋白质表达增加蛋白质表达比率来降低肥胖大鼠肝脏中的脂肪酸线粒体氧化的 FAS / CPT1A，提高了线粒体三羧酸循环的效率。另外，低氧训练还引起了肥胖机体脂肪因子表达量的升高，如瘦素/瘦素受体的表达升高。能量代谢的总体变化是保持运动带来的能量输出的增加，低氧加剧了这种能量的输出。而对食欲或能量摄入的欲望降低，较常氧运动或低氧暴露的减肥效果更加显著。

2. 人体方面的实验研究

（1）有研究评估 12 名健康志愿者在高原徒步和攀登 16 天前后静息代谢率（RMR）和身体组成，其中 RMR 通过电阻抗间接测量热量和身体组成来测量。研究观察到，高空暴露期间能量摄入量减少 29%，平均脂肪质量损失约为 2.2 千克（$p < 0.05$），瘦体重约为 1.1 千克（$p = 0.07$）。如预期所想，在考察结束时，估计的 RMR（通过包括身体脂肪和瘦体重作为协变量的预测公式计算）由于体重减少而显著减少 119 千卡。然而，测得的 RMR 值没有任何显著的下降。[①]

（2）有研究旨在调查提供饮食建议后，睡眠呼吸暂停综合征肥胖受试者在接受处方时，相关的低氧运动对体重减轻和相关代谢和心肺变量的假定益处，该研究为期 13 周。受试者随机分为三组：对照组、常氧组和低氧组。所有受试者均接受饮食建议，且常氧组在正常氧浓度和低氧组低氧条件下接受训练。与常氧组相比，对照组去脂体重（千克）和水分（%）的统计学显著降低，分别为 $p < 0.05$ 和 $p < 0.01$。干预后，所有组别的体重、体质指数和腰围均下降。与对照组相比，缺氧干预后白细胞计数增加（$p < 0.05$）。虽然在 13 周后发现食欲改变，但在其他变量组内没有统计学显著差异。同时，发现白细胞计数和脂肪量的变化之间的关联。缺氧组表现出一些与食欲和心脏代谢相关的测量值有关的特定益处，如运动时间和舒张压，具有一定的治疗潜力。[②]

（3）有研究招募 32 名肥胖志愿者，参与中等强度的训练研究，该研究在常压低氧环境（15% 氧气浓度）和伪低氧环境（20.1% 氧气浓度）。通过前期筛查，20 名志愿者（平均年龄 47.6 岁，平均 BMI 33，其中 16 名男性，4 名女性）愿意继续参加为期 8 周（3 次/周，90 分/次）的低强度体育锻炼用于燃烧脂肪。实验受试者随机分为低氧和伪低氧组。两组之间的体重降低和糖化血红蛋白值的差异，在实验干预之前和之后分别检测，实验提供营养饮食推荐或干预。低氧组体重下降的平均值明显高于伪低氧组（1.14 千克 : 0.03 千克，$p = 0.026$），这导致低氧组 BMI 的降低更多趋势。实验显示，没有糖化血红蛋白值超过正常范围，糖化血红蛋白在 8 周的低氧训练后基本保持稳定；中低强度的运动训练（3 次/周，90 分/次，持续 8 周）能够引起更加明显的体重降低。该实验是目

---

① ARMELLINI F, ZAMBONI M, ROBBI R, et al. The effects of high altitude trekking on body composition and resting metabolic rate [J]. Hormone and metabolic research, 1997, 29 (9): 458 - 461.

② GONZALEZ - MUNIESA P, LOPEZ - PASCUAL A, DE ANDRES J, et al. Impact of intermittent hypoxia and exercise on blood pressure and metabolic features from obese subjects suffering sleep apnea - hypopnea syndrome [J]. Journal of physiology and biochemistry, 2015, 71 (3): 589 - 599.

前首创的伪低氧对照研究。①

（4）有研究探讨连续中等强度运动（MIE）和高强度间歇运动（HIE）联合，且短时间暴露于低氧对食欲和血浆中，酰化生长素释放肽和胰高血糖素样肽 - 1（GLP - 1）的影响。该研究选取 12 名健康的男性分为四组：①MIE + 常氧组；②MIE + 缺氧组；③HIIE + 常氧组；④HIIE + 缺氧组，且运动干预在低氧室中进行。在 MIE 期间，参与者以 70% 海拔特定最大摄氧量 VO_2max 的强度进行跑步训练 50 分钟；HIIE 期间，以 90% VO_2max 进行 6 次，3 分/次，然后以 50% VO_2max 进行 6 次，3 分/次的主动恢复，最后加上 7 分钟热身和整理活动，共计 50 分钟。缺氧试验中，运动在模拟海拔 2 980 米处进行（14.5% 氧气浓度），早餐后，再完成运动干预。第二餐的供应标准为实验志愿者每日能量需求的 30%，在运动后 45 分钟供应。在运动期间、运动后和整个完整的 2.6 小时试验期间，食欲在低氧环境下较常氧更受抑制（线性混合模型，$p < 0.05$）。缺氧时，血浆酰化生长素释放肽浓度低于运动后常氧和 2.6 小时试验期（$p < 0.05$）。在运动过程中低氧条件下，HIIE 组中 PYY 浓度高于 MIE 组（$p = 0.042$）。未观察到各组间 GLP - 1 的差异（$p > 0.05$）。②

（5）有研究以 32 名肥胖成年人为实验志愿者，分为低氧运动组和常氧组。低氧运动组在氧气浓度（14.0 ± 0.2）% 的条件下进行锻炼（相当于海拔 3 500 米），然后在氧气浓度（12.2 ± 0.3）%（相当于海拔 4 500 米）进行休息。分别在运动干预前、干预 5 周后、干预 3 个月后和干预 8 个月后，对志愿者的体成分和运动能力及风险因素指标进行测量。结果显示，志愿者的体重、BMI 和腰臀比等指标两组都有改善，但差异不明显；脂肪含量的降低与高密度脂蛋白相关；长期中等强度的低氧训练（间歇性高住高练）并没有引起更好的减重效果。因此，该实验的低氧刺激对于身体体成分的改变刺激作用不明显。③

（6）在另一项样本量更大的研究中，选取 79 名超重男性，在低氧浓度 10% 条件下进行低氧结合运动干预。该运动方案为：功率自行车 100 瓦，3 次/周，30 分/次。干预 1 个月后的结果表明，常压低氧结合体力训练能够更好地引起超重人群形态和功能的改变，能够提高气体运输系统的功能和提高一般的体力劳动能力和有氧能力。④

（7）有实验选取没有胰岛素抵抗和糖尿病肥胖男女 45 名，对受试者进行了一项超重

① NETZER N C, CHYTRA R, KÜPPER T. Low intense physical exercise in normobaric hypoxia leads to more weight loss in obese people than low intense physical exercise in normobaric sham hypoxia ［J］. Sleep and breathing, 2008, 12（2）：129 - 134.

② BAILEY D P, SMITH L R, CHRISMAS B C, et al. Appetite and gut hormone responses to moderate-intensity continuous exercise versus high - intensity interval exercise, in normoxic and hypoxic conditions ［J］. Appetite, 2015, 89：237 - 245.

③ GATTERER H, HAACKE S, BURTSCHER M, et al. Normobaric intermittent hypoxia over 8 months does not reduce body weight and metabolic risk factors—a randomized, single blind, placebo—controlled study in normobaric hypoxia and normobaric sham hypoxia ［J］. Obesity facts, 2015, 8（3）：200 - 209.

④ BALYKIN M V, GENING T P, VINOGRADOV S N. Morphological and functional changes in over-weight persons under combined normobaric hypoxia and physical training ［J］. Human physiology, 2004, 30（2）：184 - 191.

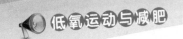

单盲研究。该实验在跑步机上跑步 60 分/天，3 天/周，进行为期 4 周的 65% 最大心率强度的运动干预。结果显示，低氧训练 [HG，$n = 24$，吸入氧浓度百分比（FiO_2）= 15%，模拟海拔 2 740 米] 与体重和代谢风险标志物相比，改善更大的是假设在常氧下运动（NG，$n = 21$，$FiO_2 = 21\%$）。[①]

（8）有实验旨在研究缺氧和肌肉收缩刺激体外葡萄糖转运活性，运动和缺氧对 2 型糖尿病患者（T2D）的胰岛素敏感性具有累加效应，其目的是检查间歇性运动有无缺氧对 T2D 急性和中期葡萄糖动力学和胰岛素敏感性的有效性。该实验选取 8 名 T2D 男性患者完成以下项目：①在低氧环境下以 90% 乳酸阈强度（HyEx60）持续进行 60 分钟的运动；②在 120% 乳酸阈强度下完成间歇性运动，在缺氧时被动恢复（5∶5 分钟，氧气浓度约为 14.7%）；③在常氧下进行强度为 120% 乳酸阈的间歇性运动（5∶5 分钟，氧气浓度约为 20.93%）。实验主测量葡萄糖的消耗情况，采用适应性非稳态隔层模型。在运动条件后 24 小时和 48 小时计算胰岛素抵抗 [HOMA（IR）]、空腹胰岛素抗性指数（FIRI）和 β 细胞功能。结果显示，HyEx60（$p = 0.031$）后，与基线（1.85 毫克/千克 × 分钟$^{-1}$）相比，葡萄糖消失比 24 小时（2.01 分/千克 × 分钟$^{-1}$）增加，Hy5∶5（$p = 0.064$）和常氧（$p = 0.385$）没有差异。当与 d 2 [4.83（0.41）]（$p = 0.0013$）进行比较时，Hy5∶5 显示 HOMA（IR）从基线 [d 1，6.20（0.40）] 改善。HOMA（IR）和 FIRI 在 24 小时内 [HOMA（IR），$p = 0.002$；FIRI，$p = 0.003$] 改善；在 48 小时内，当 HyEx60（HOMA（IR），$p = 0.028$；FIRI，$p = 0.034$）时，持续降低。[②]

（9）有案例研究发现，通过低氧运动训练结合饮食限制治疗，可使糖尿病前期的状态转为正常空腹血糖状态。研究对 1 位女性肥胖患者（49 岁，BMI 为 35.3 千克/平方米），被诊断患有糖尿病前期，在过去的 1 年中体重增加约 10 千克，几次减肥尝试失败。研究给出的治疗方案包括：5 周饮食干预，接着进行 4 周的饮食控制和间歇性低氧训练（IHT），并使用高原训练设备。在治疗前（第 0 周）、饮食结束阶段（第 5 周）和饮食结束加 IHT 阶段（第 9 周）后完成人体指标测量、血液检测和问卷调查。在第 5 周结束时，患者体重减轻并且血糖控制有所改善。然而，在结合 IHT 后的第 5～9 周，体重减轻和血糖控制在临床上有更大的改善，糖尿病前期症状缓解。[③]

（10）低氧训练降低了肥胖年轻人的脂肪含量，在低氧浓度 14.5%～16.4% 时，间歇性低氧训练能显著地降低体重，脂肪含量和 BMI 有明显的降低，而水分、骨骼肌含量和血压变化不大。有研究旨在调查常氧低氧训练与低热量饮食相比，在肥胖年轻成年人的常氧训练中是否对体重减轻具有累加效应。该研究招募 22 名受试者（年龄 17～25 岁，

① WIESNER S, HAUFE S, ENGELI S, et al. Influences of normobaric hypoxia training on physical fitness and metabolic risk markers in overweight to obese subjects [J]. Obesity, 2010, 18 (1): 116 – 120.

② MACKENZIE R, MAXWELL N, CASTLE P, et al. Intermittent exercise with and without hypoxia improves insulin sensitivity in individuals with type 2 diabetes [J]. The journal of clinical endocrinology & metabolism, 2012, 97 (4): E546 – E555.

③ FULLER N R, COURTNEY R. A case of remission from pre-diabetes following intermittent hypoxic training [J]. Obesity research & clinical practice, 2016, 10 (4): 487 – 491.

BMI > 27.5 千克/平方米）进入一个为期 4 周的低卡路里摄入量减重训练营，以 60% ~
70% 有氧运动最大心率和 40% ~50% 最大训练强度进行训练。受试者被随机分配到常氧
低氧（HT，$FiO_2 = 14.5\% \sim 16.4\%$）和常氧训练组（NT，$FiO_2 = 21\%$），每周经历 16 小
时常氧和 6 小时低氧或 22 小时常氧训练。在干预前后，分别测定身体成分、静息血压
（BP）和臂踝脉搏波速度（baPWV）。研究结果显示，在体重方面，HT 组（−6.9 千克
或 −7.0%，$p < 0.01$）和 NT 组（−4.3 千克或 −4.2%，$p < 0.01$）都显著下降，且 HT
组减重更多（$p < 0.01$）；对 baPWV 没有影响，但低氧训练显著改善了收缩压（−7.6%，
$p < 0.05$）和平均血压（−7.1%，$p < 0.05$）。[1]

（11）运动和饮食是治疗肥胖儿童和青少年肥胖的基础手段。然而，运动和节食引起
的食欲和能量消耗的补偿性变化，使得长期维持体重减轻难度很高。低氧的厌食效应可
能被用来抵消这种补偿性增加，从而增强体重减轻的效果。有研究旨在研究和评估将 4
周间歇性低氧暴露加入传统运动和饮食干预对诱导肥胖青少年短期和长期体重减轻的有
效性。该研究从上海体育学院夏季减肥营招募 40 名肥胖青少年（20 名男孩和 20 名女孩，
年龄 11 ~15 岁）进行随机平行组对照临床试验，按性别分层，随机分配到对照组或低氧
组。在为期 4 周的干预期间，两组都会运动并进食均衡饮食。另外，对照组将在正常情
况下睡眠，而缺氧组将睡在常压低氧舱（睡眠较高且训练较低）。研究主要测试指标是
身体组成，次要指标是血液中食欲调节胃肠激素。所有测试指标将在开始阶段、干预 4
周后和干预 2 个月随访时进行评估。研究首次评估"高睡眠和低睡眠"对肥胖青少年短
期和长期体重减轻的有效性。同时，缺氧的食欲调节作用的潜在机制也将被探索。该研
究的结果将为肥胖儿童和青少年在减肥干预中使用缺氧提供循证推荐；澄清导致"睡眠
不足和训练不足"的体重减轻的机制可能为制定减轻肥胖新策略提供信息。[2]

（12）有研究在氧气浓度 14.7%（相当于海拔 2 700 米）环境下，将肥胖青少年随
机分为低住低练组（19 名受试者）和高住低练组（16 名受试者）。两组进行相同的有氧
训练项目，将形态学、血脂和食欲激素提取和检测。研究结果显示，干预结束后，身体
组成都有所改善，且高住低练组体重、BMI 和瘦体重都显著性升高。[3]

（13）肥胖引起脂肪细胞肥大引起的缺氧状态触发巨噬细胞募集和细胞因子的产生。
另外，饱和脂肪酸（SFA）和高血糖指数膳食的高消耗可能通过增加 NF−kB 激活而导致
氧化应激和慢性低度炎症。有研究旨在根据性别分析肥胖青少年中常量营养素摄入量在
代谢和炎症分布中的贡献，研究脂蛋白水平、胰岛素抵抗、抗炎和促炎性细胞因子。该

① KONG Z, ZANG Y, HU Y. Normobaric hypoxia training causes more weight loss than normoxia train-ing after a 4-week residential camp for obese young adults [J]. Sleep and breathing, 2014, 18 (3): 591 –597.

② WANG R, LIU D, WANG X, et al. The effect of "sleep high and train low" on weight loss in over-weight Chinese adolescents: study protocol for a randomized controlled trial [J]. Trials, 2014, 15 (1): 250.

③ YANG Q, HUANG G, TIAN Q, et al. "Living High – Training Low" improved weight loss and glu-cagon – like peptide –1 level in a 4 – week weight loss program in adolescents with obesity: a pilot study [J]. Medicine, 2018, 97 (8): e9943.

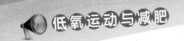

研究样本由 37 名青少年组成（通过 BMI 确定肥胖），通过双能量 X 射线吸收测定法（DEXA）评估身体组成；通过超声进行腹内肥胖症（IAAT）和皮下肥胖组织（SAT）的测量。同时，进行生化分析并测量细胞因子；用免疫分析 ELISA 方法进行脂肪酸和胰岛素测量；通过 3 天的食物记录对食物摄入进行大量营养素消耗量的估计。研究结果显示，BMI（$p = 0.316$）、FM（$p = 0.416$）、IAAT（$p = 0.505$）和 SAT（$p = 0.935$）呈现性别之间的相似性，细胞因子和代谢变量值在各组之间相似。仅在男性组中，代谢变量和细胞因子与总脂质或其部分的消耗显著相关。同时观察到，在男性和女性组中，胰岛素浓度与 MUFA（g）（$\beta = -18.4$，$p = 0.004$）和脂联素与 CHO（g）（$\beta = -58.2$，$p = 0.032$）显著相互作用。①

综上所述，高原徒步降低能量的摄入，使得静息代谢率升高，脂肪和瘦体重有所下降，且脂肪降低的比例增加。长期的低氧运动干预可以降低肥胖患者的体重、体脂指数和血压（舒张压）；中低强度的运动训练（3 次/周，90 分/次），持续 8 周能够引起更加明显的体重降低，对肥胖患者的糖化血红蛋白控制效果较好；短时间暴露于缺氧导致食欲和血浆酰化生长素释放肽浓度的抑制。同时，运动的食欲反应似乎不受运动形式的影响，在长期的低氧训练中，如不进行饮食的干预并没有引起更好的减重效果。常压低氧结合体力训练能更好地引起超重人群形态和功能的改变，提高气体运输系统的功能，提高一般的体力劳动能力和有氧能力。低氧中进行中等强度的训练能够提高肥胖患者的体适能、代谢风险标志和身体组成。在低氧中，肥胖患者的工作量有所下降。HyEx60 在 T2D 急性和中期葡萄糖控制方面提供了最大的改善，间歇性运动可刺激葡萄糖处理并改善运动后胰岛素抵抗，运动时与缺氧相结合可提高运动后胰岛素抵抗。IHT 的结合饮食干预具有超越标准饮食方法的益处，有助于将糖尿病前期的缓解恢复到正常的空腹血糖状态，低氧训练显著改善了收缩压和平均血压。4 周低热量饮食的常规低氧住宿训练对体重减轻有额外的改善作用。常压低氧训练可能是治疗肥胖的更优选择。高住低练能够引起更多的安全的体重降低，脂肪降低更加明显，并且增加了胰高血糖素样肽 1 的水平可能通过 IL - 6 调节食欲平衡。炎性细胞因子的产生、血脂谱的改变、常量营养素摄入与肥胖的低度炎症相关，与女性肥胖青少年相比，男性肥胖青少年的消耗似乎更敏感。

二、我国学者的有关研究

国内专家学者在动物实验研究方面，将低氧运动应用于骨骼肌脂肪酸氧化代谢、影响食欲的相关因子（如血清瘦素、下丘脑神经肽 Y、下丘脑瘦素受体等）、体成分、低氧环境下的营养代谢、低氧环境下 miRNA 对脂代谢的作用等方面的研究，重在探究低氧运动减肥的机制。对于人体实验研究，国内学者们则主要着眼于低氧运动对体成分的影响以及一些血脂指标等方面，并未进行更深入的探讨。人体实验研究的意义也在进一步检

---

① ANTUNES B M M, MONTEIRO P A, SILVEIRA L S, et al. Macronutrient intake is correlated with dyslipidemia and low-grade inflammation in childhood obesity but mostly in male obese［J］. Nutricion hospitalaria, 2015, 32（3）: 997 - 1 003.

验低氧运动减肥的作用，并试着为低氧运动减控体重及减脂提供科学参考。与国外研究相似，国内的研究在人体实验方面，也存在着研究样本略少，且未能进行大规模流行病学原理的相关研究。

1. 动物实验的有关研究

（1）为探讨间歇性低氧运动对肥胖及正常 SD 大鼠骨骼肌线粒体解偶联蛋白 - 3 表达的影响，研究者将大鼠分为肥胖常氧安静组（A 组）、肥胖常氧运动组（B 组）、肥胖低氧安静组（C 组）和肥胖低氧运动组（D 组）。在氧气浓度 14.5% ~ 15.4% 下，正常对照组随机分为正常常氧安静组（E 组）、正常常氧运动组（F 组）、正常低氧运动组（G 组）和正常低氧安静组（H 组）。常氧运动组每天在常氧环境中运动 1 小时，运动速度为 25 米/分，其余时间在常氧下自由生活。低氧运动组每天在低氧环境中运动 1 小时、5 天/周，运动速度为 20 米/分，氧气浓度前 2 周为 15.4%，后 2 周为 14.5%。接着在安静状态下低氧刺激 3 小时（前 2 周氧气浓度为 15.4%，后 2 周氧气浓度为 14.5%，其余时间在常氧环境中生活）。结果显示，肥胖大鼠骨骼肌线粒体 UCP3 蛋白的表达低于正常大鼠。4 周的有氧运动以及间歇性低氧刺激使骨骼肌线粒体 UCP3 蛋白的表达增加，运动与间歇性低氧刺激相结合能使骨骼肌线粒体 UCP3 的表达水平高于单一的运动或间歇性低氧刺激。同时，低氧刺激以及低氧刺激与运动相结合使得大鼠的体重、体脂百分比降低幅度比单一的运动更加明显。[①]

（2）有学者研究低氧、低氧结合运动对肥胖大鼠身体成分的影响，同时检测这两种方式的减肥效果，并与常氧运动干预结果进行比较，以至于初步探讨低氧参与减肥的可能机制。研究用高脂饲料喂养雄性 SD 大鼠幼鼠 7 周后，从中挑选出造模成功的肥胖大鼠 32 只随机分组：肥胖对照组（OCC 组）、常氧运动对照组（OEE 组）、低氧组（OHH 组）、低氧结合运动组（OHE 组）和加喂食普通饲料的正常对照组（Con 组）5 组，每组 8 只大鼠。研究的低氧措施是模拟氧气含量 14.5%（相当于海拔 3 000 米）；运动措施是进行匀速跑台运动，坡度为 0，速度为 20 米/分钟。测量 4 周后实验过程中各组大鼠的体重、身长、Lee's 指数，实验结束后取材测定各项指标。研究显示，高脂饲料诱导的肥胖大鼠模型制备成功，同时肥胖大鼠存在血脂异常，并且可能伴有高瘦素血症、高胰岛素血症和存在瘦素的中枢性抵抗。低氧、低氧结合运动都具有减肥降脂作用，与常氧运动干预结果比较，低氧结合运动的作用效果更好。[②]

（3）有学者为观察不同低氧训练方式对血清瘦素、下丘脑神经肽 Y、下丘脑瘦素受体、血脂及其体重等指标的影响，探求低氧训练影响机体血脂、体重变化的机制。研究采用高住高训组（HiHi）、高住低训组（HiLo）、高住对照组（HiCo）、低训对照组（Lo-Co）和低住低训组（LoLo），进行 4 周不同低氧状态［低氧环境氧气浓度为 12.7%（相当于海拔 4 000 米）］下的游泳训练。研究发现：①低氧暴露 4 周可能有升高血脂的作

---

① 邓红，徐晓阳，林文弢，等. 间歇性低氧运动对大鼠骨骼肌线粒体解偶联蛋白 3（UCP3）表达的影响［J］. 体育科学，2007（7）：59 - 63.

② 雷雨. 低氧及低氧结合运动对肥胖大鼠身体成分的影响及机制研究［D］. 广州：华南师范大学，2007.

用；②低氧训练 4 周血脂可能降低；③低氧暴露或低氧训练 4 周，下丘脑 Leptin 受体结合容量可能增大，使下丘脑 NPY 的分泌下降，抑制体重的增长。[①]

（4）有学者探讨间歇性低氧对营养代谢功能的影响，将健康小鼠随机分为正常、正常低氧、高脂、高脂低氧组。在低氧浓度为海拔 3 000 米的氧分压水平下，进行 15 分/次，4~6 次/天，持续 17 天的训练。研究发现，经间歇性低氧处理明显抑制高脂高糖饲养导致的体重、血糖、血胆固醇增高，肝脏脂肪细胞分布的密度和范围均比单纯高脂组有所降低。研究得出，适度的间歇性低氧可以降低血糖以及血液中胆固醇的水平，减轻体重，并可以有效防止肝细胞脂肪变性。[②]

（5）为探讨间歇低氧运动对营养性肥胖 SD 大鼠体成分的影响，有研究者通过建立营养性肥胖大鼠模型进行试验。研究发现，间歇低氧运动可抑制营养性肥胖 SD 大鼠食欲，加快骨骼肌和脂肪组织中的脂肪动员和分解，进而达到减体重、降体脂的效果，并且比单纯的运动效果更明显。[③]

（6）有研究者从血脂和脂肪酸氧化的角度研究高住高练和高住低练对大鼠脂代谢的影响。研究采用双盲法（氧气浓度 13.6%），将大鼠分成低住低练组（LoLo）、高住高练组（HiHi）和高住低练组（HiLo）。研究结论显示：①高住高练调节血脂变化的作用优于常氧训练，可能与提高血清 LPL 水平有关，高住高练较常氧训练更能促进腓肠肌脂肪酸氧化，可能与提高血清 AD 和腓肠肌 PPARαmRNA、CPT - 1 mRNA 表达关系密切；②高住低练较常氧训练对血脂代谢无有利影响，对腓肠肌脂肪酸氧化起抑制作用；③高住高练对血清 HDL 影响优于高住低练，可能与提高血清 LPL 有关，高住高练较高住低练更能促进腓肠肌脂肪酸氧化，可能与提高血清 AD 和腓肠肌 CPT - 1mRNA 表达关系密切。[④]

（7）有学者探讨低氧、运动对骨骼肌蛋白质合成的作用及其机制。研究发现，运动后进行低氧暴露比单纯运动可能通过睾酮 - AR 含量 - AR 活性各水平抑制蛋白质合成；单纯低氧暴露、运动或运动后进行低氧暴露通过睾酮水平调节 AR，最终影响骨骼肌蛋白含量。[⑤]

（8）有学者研究 4 周低氧运动中，mTOR/p70S6K 通路的时程变化特征，以探讨低氧训练中的蛋白合成代谢情况。研究得出结论：①耐力运动促进 mTOR/p70S6K 通路的表达，进而促进肌肉蛋白合成；②单纯低氧暴露可通过抑制 mTOR/p70S6K 表达，而抑制肌肉蛋白合成；③低氧耐力运动可削弱低氧对 mTOR/p70S6K 表达的抑制作用；④低氧

---

① ②　秦岭，文赛兰，宋智，等. 间歇性低氧对小白鼠营养代谢的影响 [J]. 中国应用生理学杂志，2007，23（2）：177 - 179.

③　邱烈峰，林文弢，翁锡全. 间歇低氧运动对肥胖大鼠体成分的影响 [J]. 山东体育学院学报，2008，24（7）：41 - 44.

④　路瑛丽，张漓，冯连世，等. 高住高练和高住低练对大鼠血脂及腓肠肌脂肪酸氧化的影响 [J]. 中国运动医学杂志，2010，29（2）：137 - 140.

⑤　叶鸣，贺道远，刘霞，等. 低氧运动应激和适应对骨骼肌蛋白质合成的作用 [J]. 北京体育大学学报，2010（4）：39 - 43.

运动对 mTOR 及 p70S6K 的影响有时程变化，且有时程差异。①

（9）有学者探讨间歇低氧运动对营养性肥胖 SD 大鼠摄食的影响并分析其可能机制，旨在为间歇低氧减肥提供理论依据。研究结果显示：①间歇低氧运动抑制了肥胖大鼠的食欲，减少了摄食量，减缓了大鼠体重的增加，且间歇低氧效果比单纯运动效果好；②间歇低氧运动抑制大鼠食欲可能与大鼠下丘脑瘦素和瘦素受体含量增加，进而抑制神经肽 Y 有关。②

（10）有学者研究低氧及低氧结合运动对肥胖大鼠 RBC 计数和 Hb 含量的影响，并与常氧运动干预结果进行比较。研究结果显示，与常氧运动干预结果比较，低氧、低氧结合运动都具有增加 RBC 计数和提高 Hb 含量的作用，低氧结合运动的作用效果更好。③

（11）有学者以探讨低氧耐力训练对肥胖大鼠运动潜能的影响为方向，采用低氧耐力训练、常氧耐力训练和低氧安静 3 种方式观察肥胖大鼠糖有氧代谢和糖酵解关键酶的影响。研究结论显示：①低氧训练可能通过上调肥胖大鼠慢肌组织 NAD + – IDH3α mRNA 表达，促进 CS mRNA 的表达水平和提高 CS、α – KGDHC 蛋白水平，增强机体有氧代谢能力；②低氧训练能通过下调肥胖大鼠快肌组织 HK – 2、6 – PFK mRNA 表达，以及降低 HK – 2、PK 蛋白含量，抑制机体的糖酵解能力；③不同肌肉类型组织 HIF – 1αmRNA 表达受常氧训练、低氧安静和低氧训练影响表现不一，即 4 周训练后肥胖大鼠慢肌组织 HIF – 1αmRNA 表达水平上调、快肌组织其表达水平却下调。④

（12）有学者研究常氧耐力训练、低氧刺激以及低氧耐力训练 4 周后，AMPKα2 转基因鼠和 AMPKα2 基因敲除鼠骨骼肌 AMPKα1/α2 磷酸化和核内 PPARα 蛋白含量，进而探讨低氧训练下 AMPKα 对 PPARα 的影响。研究结果显示：①4 周低氧耐力训练可激活骨骼肌 AMPK，促进 AMPKα 磷酸化；②4 周低氧耐力训练显著增加骨骼肌核内 PPARα 蛋白的表达；③与 WT 鼠相比，低氧耐力训练显著增加 OE 鼠 AMPKα 磷酸化和核内 PPARα 蛋白表达，显著降低 KO 鼠 AMPKα 磷酸化和核内 PPARα 蛋白表达。因此，提示核内 PPARα 蛋白水平与 AMPK 激活后的 AMPKα 磷酸化水平密切相关。⑤

（13）有学者从脂蛋白代谢、脂肪酸代谢（脂肪酸合成、转运、分解和氧化）、脂肪细胞因子和调节激素、PPARα 调控等角度，系统研究高住高练对肥胖大鼠体重和脂代谢的影响及机制。该研究采用不同时间段（肥胖大鼠高住高练 0~4 周模型）：0 周组、低氧安静 1~4 周组、低住低练 1~4 周组和高住高练 1~4 周组作为干预要素。研究结论显示，高住高练进行 3~4 周较低住低练升高肥胖大鼠 PPARα mRNA、瘦素和瘦素受体、脂

①　赵华，曾凡星，张漓. 4 周低氧运动对骨骼肌 mTOR/p70S6K 通路的时程影响 [J]. 体育科学，2010（1）：51 – 61.

②　陈瑜文，林文弢，邱烈峰，等. 间歇低氧运动对肥胖大鼠食欲的影响及其机制分析 [J]. 体育学刊，2011，18（4）：133 – 136.

③　雷雨. 低氧及低氧结合运动对肥胖大鼠 RBC 和 Hb 的影响 [J]. 科技信息，2013（8）：237.

④　徐建方. 常压低氧耐力训练对营养性肥胖大鼠体重及糖代谢的影响 [D]. 上海：上海体育学院，2011.

⑤　李格，张缨. 低氧训练诱导 AMPK 对小鼠骨骼肌 PPARα 表达的影响 [J]. 山东体育学院学报，2013，29（5）：40 – 46.

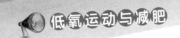

联素、胰高血糖素、肾上腺素和生长激素，降低内脂素、胰岛素和甲状腺素。在其调节作用下，高住高练进行 3～4 周较低住低练改善脂蛋白代谢，抑制脂肪合成，促进脂肪分解和氧化，减少脂肪转运至胞内，导致脂代谢负平衡，从而减少体脂、降低体重指数。①

（14）为了研究低氧运动对营养性肥胖 SD 大鼠体脂代谢的影响，研究者将肥胖 SD 大鼠随机分为常氧安静组（NC）、常氧运动组（NE）、低氧安静组（HC）和低氧运动组（HE）。研究发现：①低氧运动有较好的降体脂作用，且运动与低氧结合后效果比单纯运动效果好；②低氧运动降体脂可能与低氧运动可提高骨骼肌 LPL 和脂肪组织 LPS 的活性、改善胰岛素抵抗和瘦素抵抗等有关；③低氧运动改善胰岛素抵抗是低氧与运动复合作用的结果；④低氧运动降低血清瘦素不是低氧运动抑制了瘦素分泌的结果，而可能是体脂下降引起的。②

（15）新的临床研究也发现，肥胖个体到适宜的高海拔地区，可以降低体重，并使原有的高血压症状有所缓解。因此，适宜海拔高度暴露可能会为体重控制（高原减肥）提供一个新的途径。体重与摄食行为有密不可分的关系，实验也证明低氧暴露在降低体重的同时可显著降低摄食量，而摄食行为受能量代谢与奖赏两方面的调节。已有研究证明，应激可改变机体糖脂代谢平衡，对奖赏中枢亦有抑制或激活的作用。因此，有学者从能量代谢和奖赏两个方面探究急性低氧暴露对大鼠摄食行为的影响。研究发现，低氧暴露 1 天后，大鼠产生了较大的应激反应，氧含量不足促使机体大量消耗葡萄糖，而高含量的皮质酮促进肝糖原分解、脂类分解，加速生物生糖作用和糖异生作用。因此，在低氧暴露 1 天后血糖含量未发生显著性改变，而肝糖原与甘油三酯却显著下降。此外，糖皮质激素的升高可有效激活奖赏系统，故大鼠对甜奶的摄取量显著升高，由于活动性与条件性记忆受到低氧暴露的影响，条件位置偏爱行为下降。综上所述，低氧暴露 1 天后，尽管奖赏系统被激活也不足以颠覆摄食行为受到能量、活动性的双重抑制，从而导致摄食量下降。在这之后的持续低氧暴露中，皮质酮含量逐渐下降，血糖含量表现出下降趋势。这说明机体在逐渐适应低氧环境，糖脂代谢恢复平衡，此时机体对能量的需求量升高，故摄食量升高。③

（16）有学者为研究不同模式低氧训练减体重效果及其机制，将肥胖大鼠随机分为肥胖低住安静组（FLS）、肥胖高住安静组（FHS）、肥胖低住低练组（FLT）、肥胖高住高练组（FHT）、肥胖低住高练组（FLHT）和肥胖高住低练组（FHLT 组）。其中，低氧干预组大鼠在模拟海拔 3 000 米的实验条件下生活、训练；训练组大鼠采用水平动物跑台进行耐力训练 4 周；常氧训练组大鼠进行 22 米/分、60 分/天、5 天/周、持续 4 周的训练；低氧训练组大鼠进行 20 米/分、60 分/天、5 天/周、持续 4 周的训练。研究按肥胖组体重增幅大于普通对照组均值的一倍标准差的方法，在研究中使用的高脂饲料配方可以有效建立肥胖大鼠模型后发现：①就肥胖大鼠减体重幅度而言，几种训练优劣排序为：

① 路瑛丽. 高住高练对肥胖大鼠脂代谢的影响及机制研究 [D]. 北京：北京体育大学，2013.

② 邱烈峰. 低氧运动对营养性肥胖大鼠体脂代谢的影响及其机制分析 [J]. 现代预防医学，2013，40（20）：3 833 – 3 835.

③ 王娟. 低氧暴露对大鼠摄食行为的影响 [D]. 杭州：杭州师范大学，2013.

高住高练 > 高住低练 > 低住高练 > 低住低练；②不同模式低氧训练对肥胖大鼠体成分无不良影响，均能在一定程度上减少肥胖大鼠脂肪含量，尤其是肥胖高住高练组在增加瘦体重方面效果更好；③不同模式低氧训练均能降低肥胖大鼠血清 TG、LDL－C 水平，提高 HDL－C 水平，对血脂产生良好影响。实验过程中低氧训练致使肥胖大鼠食物摄入量下降和静息代谢率的升高，可能是导致肥胖大鼠体重持续下降的重要因素。[①]

（17）MicroRNA（miRNA）是一类内源性单链非编码小分子 RNA，通过与靶基因 3'端非翻译区（Untranslate Region，UTR）结合，在转录后水平调节机体脂代谢。目前，低氧训练是否影响肝脏 miRNA 的表达，是否通过改变 miRNA 的表达对肝脏脂代谢进行调节还不清楚。因此，有学者通过研究高脂饮食大鼠肝脏 miRNA 和脂代谢相关基因蛋白的表达特征、低氧训练对高脂饮食大鼠肝脏 miRNA 和脂代谢相关基因和蛋白表达的影响，探讨低氧训练调节高脂饮食大鼠肝脏脂代谢可能的分子机制。研究显示：①高脂饮食增加了 SD 大鼠体重、体脂和血脂含量，改变了大鼠肝脏 10 个 miRNA 的表达，可以通过表达 let－7 家族对调节肝脏糖类代谢，增加脂肪异位聚集，但差异表达的 miRNA 对肝脏脂代谢相关基因的作用还不清楚；②高脂饮食可能通过降低 SD 大鼠肝脏中脂肪酸合成关键基因 FAS mRNA 的表达，减少肝脏中的脂肪合成；③肝脏 ApoAI mRNA 的表达下调可能会降低血清 HDL－C 含量，减少胆固醇的逆向转运；④常氧训练能显著降低高脂饮食大鼠体重、体脂和血清 FFA 含量，可能通过降低高脂饮食大鼠肝脏 miR－193－3p 的表达水平，升高其靶基因 FAS 蛋白水平，增加肝脏中脂肪酸的合成；⑤常氧训练可能通过升高高脂饮食大鼠肝脏 ApoAImRNA 的表达水平，有助于增加血清 HDL－C 含量，增加胆固醇逆向运输；⑥低氧训练能更有效地降低高脂饮食大鼠体重、体脂、血清 TC 和 HDL－C 含量，可能通过降低 miR－378b 的表达，抑制高脂饮食大鼠体重增加，减少皮下和内脏脂肪，使大鼠能更好地抵抗高脂饮食的诱导；⑦可能通过降低 CPT1A 蛋白表达抑制长链脂肪酸向线粒体内的转运，减少肝脏脂肪酸 β 氧化。[②]

（18）为探讨间歇低氧运动对胰岛素抵抗大鼠体成分及血脂指标的影响，有研究者实施低氧运动干预。研究显示，间歇低氧运动可以改善胰岛素抵抗大鼠体成分和血脂代谢。[③]

（19）有学者通过建立肥胖大鼠低氧训练模型，观察血清内脂素（visfatin）含量和脂肪组织 Visfatin 基因表达水平。研究发现：①低氧训练控制肥胖大鼠血清 Visfatin 水平较常氧训练和低氧安静更为有效；②与常氧训练和低氧安静比较，低氧训练下调脂肪组织 Visfatin 基因表达作用更明显。[④]

---

① 贡晨. 肥胖大鼠低氧训练减体重研究［D］. 芜湖：安徽师范大学，2014.

② 荆文. 低氧训练对高脂饮食大鼠肝脏 microRNA 表达及脂代谢的调节研究［D］. 上海：上海体育学院，2014.

③ 马延超，张缨，刘花层. 不同低氧训练方式对血脂、体重及其变化机理的研究［J］. 中国体育科技，2007（5）：136－140.

④ 徐建方，冯连世，张漓，等. 常压低氧耐力训练对肥胖大鼠 Visfatin 水平的影响［J］. 体育科学，2014，34（2）：68－74.

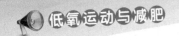

（20）有学者为探究低氧和运动干预对肥胖小鼠棕色脂肪生成及活化的影响，构建了低氧运动模型。该实验通过低氧运动干预发现，低氧运动可促进白色脂肪棕色化，提高肥胖机体棕色脂肪活性。[①]

（21）有学者通过观察低氧及低氧训练条件下大鼠脂肪含量及脂肪相关代谢性和调节因子的含量变化，探讨低氧影响身体成分的机制。研究结论如下：①低氧环境与训练会抑制体重和脂肪量增加，保持肌肉占体重百分比；②低氧环境下运动的减脂作用强于常氧环境下运动，其原因可能与白色脂肪分解速度加快有关；③间歇低氧条件下体内瘦素的分泌增加，抑制白色脂肪的合成并促进其分解。[②]

（22）有学者于2016年对低氧训练对体成分的影响进行了综述。结果显示：①运动能够抑制肥胖大鼠体重的增加，而低氧训练（氧气浓度14%）对抑制肥胖大鼠体重的增加能达到同样的效果；②低氧训练（氧气浓度14%）使脑组织线粒体氧化磷酸化效率提升，ATP合成增加，从而刺激机体对能源物质的合成；③运动和低氧训练（氧气浓度14%）都能使机体氧运输能力有所提高，而低氧训练的效果更为明显；④运动能够提高脑组织线粒体呼吸链效率，而低氧（氧气浓度14%）与运动的叠加刺激又使脑组织线粒体氧化呼吸链效率的提升更进一步提高。[③]

（23）有学者为探讨低氧运动对机体的影响，探讨低氧运动对营养性肥胖大鼠骨骼肌PGC-1α及其下游因子的影响，构建了7周高脂膳食诱导SD大鼠营养性肥胖模型。建模后，随机分为常氧高脂膳食安静组（NHQ）、常氧高脂膳食运动组（NHE）、16.3%低氧高脂膳食安静组（HGQ1）、16.3%低氧高脂膳食运动组（HGE1）、13.3%低氧高脂膳食安静组（HGQ2）、13.3%低氧高脂膳食运动组（HGE2），每组各10只大鼠。各运动组进行8周耐力训练，即20米/分、40分/天，5天/周。末次运动24小时后处死大鼠并采样，测定血脂4项和血糖（BG），并用qRT-PCR技术检测PGC-1α及其下游因子的表达（CPT-1、MCAD、PPARγ）。研究结果显示：①7周高脂膳食可成功诱导营养性肥胖大鼠模型建立；②与NHQ和HGQ1组相比，HGE1、HGE2和NHE组体质量下降非常显著或显著（$p < 0.01$或$p < 0.05$）；③与NHE组相比，HGE1和HGE2组体质量显著性下降（$p < 0.05$）；④与NHQ组相比，NHE组MCAD mRNA表达非常显著性上调（$p < 0.01$）；④HGE1组PGC-1α、MCAD、PPARγ mRNA表达非常显著性增加或显著性增加（$p < 0.01$或$p < 0.05$）；⑤HGQ2组PGC-1α mRNA表达非常显著性上调（$p < 0.01$）；⑥HGE2组PGC-1α、MCAD、CPT-1、PPARγ mRNA表达非常显著性上调或显著性上调（$p < 0.01$或$p < 0.05$）；⑦与NHE组相比，HGE1和HGQ2组PGC-1α mRNA表达显著性增加（$p < 0.05$）；HGE2组PGC-1α、MCAD、CPT-1和PPARγ mRNA表达非常显著性上调或显著性上调（$p < 0.01$或$p < 0.05$）；⑧NHQ、HGQ1和HGQ2组MCAD mRNA表达非常显著性下降或显著性下降（$p < 0.01$或$p < 0.05$）；⑨与HGQ1组相比，

① 付鹏宇，龚丽景，段佳妍，等. 低氧运动对肥胖小鼠脂肪UCP-1和PGC-1α表达的影响[J]. 中国运动医学杂志，2015，34（11）：1 070-1 075.
② 禹尚美. 低氧及低氧训练对大鼠身体脂肪代谢的影响[D]. 北京：北京体育大学，2015.
③ 陈双. 低氧训练对肥胖大鼠脑组织线粒体能量代谢的影响[D]. 西安：西安体育学院，2016.

HGE1 和 HGQ2 组 PGC – 1α、MCAD 表达非常显著性上调或显著性上调（$p < 0.01$ 或（$p < 0.05$）；⑩HGE2 组 PGC – 1α、MCAD 和 CPT – 1 m RNA 表达非常显著性上调（$p < 0.01$）；NHE 组 MCAD、PPARγm RNA 表达非常显著性增加或显著性增加（$p < 0.01$ 或 $p < 0.05$）。结果表明，长期高脂膳食可诱导营养性肥胖发生；低氧和/或耐力运动可有效控制营养性肥胖大鼠体质量，增加骨骼肌 PGC – 1α 及其下游基因的表达，且在 13.3% 低氧浓度下耐力运动效果较佳。[①]

（24）有研究者建立常氧安静组、间歇常氧运动组、持续常氧运动组、低氧安静组、间歇低氧运动组及持续低氧运动组，对大鼠进行持续 8 周、每周 5 天的游泳训练。研究结果表明：①常氧运动后，肥胖大鼠摄食量增加，而低氧运动大鼠摄食量却减少；②常氧和低氧运动对肥胖大鼠均有很好的减重作用，其中低氧运动较常氧运动作用更加明显，且以持续低氧运动效果最佳；③常氧、低氧运动和单纯低氧均引起肥胖大鼠胆固醇、三酰甘油、低密度脂蛋白、血糖和胰岛素降低或呈降低趋势，而高密度脂蛋白和瘦素升高或呈升高趋势；④大鼠内脏脂肪积累与体重变化一致。[②]

（25）有研究者构建胰岛素抵抗模型，对大鼠进行为期 4 周的低氧和运动干预，观察低氧和运动对大鼠骨骼肌胰岛素抵抗以及血脂代谢的影响。研究结论显示：①低氧运动可有效改善肥胖诱导的胰岛素抵抗及血脂代谢，单纯运动的效果优于单纯低氧；②低氧对 GLUT4 的生成及其在骨骼肌细胞内转位的影响并不显著，而运动可显著提高 GLUT4 的生成及其在骨骼肌细胞内转位；③低氧运动提高胰岛素敏感性可能与 Caveolin – 3 含量增加有关。[③]

（26）有研究发现，低氧和运动均可以起到控制体重的作用，且能增强骨骼肌线粒体自噬。研究者采用高脂饮食动物肥胖模型，通过观察低氧运动对肥胖大鼠体重控制及骨骼肌线粒体自噬的影响。研究得出结论：①低氧与常氧状态下，运动均能促进大鼠血脂代谢，降低动脉粥样硬化和心脑血管疾病的发生风险；②低氧运动和常氧运动均有助于减肥，且低氧运动减肥效果更为明显；③低氧运动能显著提升自噬基因的相对表达量，促进自噬的发生，对维持机体细胞内环境的稳态有重要作用。[④]

（27）为研究不同训练模式对肥胖大鼠肝脏组织中 mi R – 27/PPARγ、mi R – 122/PPARβ 及其下游脂代谢相关基因、蛋白表达水平的影响，低氧训练对肥胖大鼠肝脏组织中 mi R – 27/PPARγ、mi R – 122/PPARβ 及其下游脂代谢相关基因、蛋白表达水平的时序性影响，探讨低氧训练诱导 mi R – 27/PPARγ、mi R – 122/PPARβ 调控肥胖大鼠肝脏

---

① 吴菊花，杨亚南，翁锡全，等. 低氧运动对营养性肥胖大鼠骨骼肌 PGC – 1α 及其下游因子的影响 [J]. 体育学刊，2016，23（3）：130 – 136.

② 谢宜轩，李帅东. 持续和间歇低氧运动对肥胖大鼠体重及相关代谢指标的影响 [J]. 扬州大学学报（农业与生命科学版），2016，37（1）：31 – 34.

③ 张荷. 低氧运动对肥胖大鼠骨骼肌胰岛素抵抗的影响及小窝蛋白的作用 [D]. 北京：北京体育大学，2016.

④ 张辉. 低氧运动对肥胖大鼠体重控制及其骨骼肌线粒体自噬影响的研究 [D]. 曲阜：曲阜师范大学，2016.

脂代谢机制。有研究者设置了关于肥胖大鼠的常氧安静组（N）、常氧训练组（E）、低氧安静组（L）、低氧训练组（L＋E）、低氧训练4周组（E4）、低氧训练零周组（C）、低氧训练1周组（E1）、低氧训练2周组（E2）和低氧训练3周组（E3）。研究显示：①训练、低氧和低氧训练均可以增加肥胖大鼠肝脏胆固醇外流，脂肪酸氧化，进而改善血脂水平，降低体脂，以低氧训练的效果最为显著；②低氧训练可以通过抑制肥胖大鼠肝脏 mi R－27 和 mi R－122 而负调控 PPARγ 和 PPARβ 表达，进而影响下游靶基因的表达并促进肝脏胆固醇、HDL－C 转运和脂肪酸氧化，最终改善脂质水平，并导致肥胖大鼠内脏脂肪减少；③低氧训练主要在转录后水平调控肥胖大鼠肝脏 CD36、ATGL、LPL、PPARβ、CPT1 和 ACC 的表达。① 与此同时，姚远做了与该研究相似研究。②

（28）有学者分析肥胖小鼠在低氧暴露后棕色脂肪组织的差异表达基因及通路，旨在探讨低氧影响棕色脂肪组织活化的机制。研究结果显示：①干预结束后，H 组较 OB 组体重和血脂血糖水平显著降低；②OB 组较 N 组的上调差异基因 802 个，下调 1 175 个，差异基因的功能主要集中在糖脂合成代谢及免疫炎症反应过程；③H 组较 OB 组上调基因 297 个，下调 228 个，主要参与的生物过程有糖脂代谢、脂质转运过程、肌肉组织发育过程及脉管系统发育过程；④低氧暴露调节肥胖机体棕色脂肪的通路主要集中在 HIF－1、PI3K－Akt、F＿（ox）O 和 Erb B 信号通路等过程。因此，11.2% 氧气暴露可通过调节一系列棕色脂肪相关基因表达而提高棕色脂肪活性，从而下调肥胖机体体重。③

2. 人体实验的有关研究

"高住低训"是让运动员居住在高原或人工低氧环境，而在平原或较低高原中训练。"高住低训"使机体既可以得到运动训练的作用，又可接受低氧环境的刺激。人们在研究中发现，高原或模拟高原的低氧刺激可以使人产生厌食、新陈代谢率增高及体重降低的效应。近几年，随着旅游业的发展，到高原去"减肥"已成为热门话题。血脂是血浆中的中性脂肪和类脂的总称，肥胖可以导致血脂异常，而血脂异常是心脑血管病的首要危险因素。多年来，关于运动对血脂各项指标影响的研究结果较为一致，即长期耐力运动（运动强度≥60% HRma 时），可有效改善血脂成分。各项研究中，高原或模拟高原低氧环境对血脂各项指标的影响结果差别较大。瘦蛋白（Leptin）是 ob 基因编码的产物，主要由白色脂肪组织产生，其含量与皮下脂肪厚度有关，分泌受多种因素影响（如摄食或禁食）、胰岛素和糖皮质激素。最近发现，Leptin 的编码基因是 HIF－1 的靶基因，缺氧或人工低氧环境可改变 Leptin 的分泌量，证明低氧也是瘦素分泌的调节因素。Leptin 可通过调节 NPY（脑神经肽 Y）的分泌影响食欲、调节物质代谢和能量代谢等。对于低氧环境对 Leptin 的影响国内研究较少，而低氧和运动的双重刺激对 Leptin 的影响的研究

① 朱磊. 低氧训练诱导 miR－27/PPARγ、miR－122/PPARβ 调控肥胖大鼠肝脏脂代谢机理的研究［D］. 上海：上海体育学院，2016.

② 姚远. 低氧环境下间歇耐力运动对肥胖大鼠体成分、瘦素、胰岛素抵抗的影响［D］. 芜湖：安徽师范大学，2017.

③ 龚丽景，付鹏宇，朱鑫，等. 低氧对肥胖小鼠棕色脂肪组织相关基因表达的影响及其机制［J］. 中国应用生理学杂志，34（1）：88－92.

国内尚属空白。

（1）有学者通过模拟"高住低训"，分析低氧和运动双重刺激对体重、血脂和瘦素含量的影响，探讨其产生影响的因素。实验结果显示：①实验前后实验组体重有显著性降低；②血脂各项指标实验组和对照组都无显著性差异；③瘦素含量实验组在第三周和第四周同入住前比较有显著性差异，但组间无显著性差异，对照组各时间点都无显著性差异。实验结果表明：①间歇低氧和运动的双重刺激可明显降低体重；②在4周实验过程中，间歇低氧和运动对血脂各项指标没有明显影响；③间歇低氧和运动的双重刺激可显著提高血清瘦素水平。①

（2）低氧运动导致体重下降是运动训练中受关注的问题，而体脂减少可能是其主要原因。有研究指出，在低氧运动下，AMPK被激活，从而导致食欲抑制、脂代谢增加。Leptin和脂联素（Adiponectin）是脂肪细胞分泌的调节摄食和脂肪代谢的两种重要激素，涉及低氧运动下的体脂减少和体重下降，且与AMPK之间存在相互影响。②

（3）目前，青少年儿童肥胖的发病率呈逐年上升趋势，肥胖已成为一个严重的健康问题，各国医学界已经开始关注其对青少年儿童身心健康的损害。青少儿是民族的希望和祖国的未来，增进青少儿的身体健康，改善肥胖青少儿的体质，促进青少儿的身心健康，是当前需要解决的紧迫问题。有研究为了观察4周低氧运动干预结合饮食控制对肥胖青年的减肥效果和血脂、胰岛素抵抗等指标的变化，对18名肥胖成年人进行低氧及低氧训练干预。研究发现，与常氧运动相比，4周低氧运动明显降低了肥胖青年体重和BMI。4周低氧运动和常氧运动均能减少肥胖青年糖化血红蛋白和胰岛素抵抗等Ⅱ型糖尿病危险因素，降低患病风险。③

（4）有学者进行了在不同海拔条件下，实施有氧运动处方对肥胖青少年体质健康促进的影响的研究。研究发现：①肥胖青少年的身体形态、机能和血液生化指标均得到了显著的改善；②高原组在增强心肺、血液功能和有氧运动能力方面具有优势；③在海拔2 360米的多巴高原，肥胖青少年的身体形态、机能和血液生化指标均得到了显著的改善；④高原组在增强心肺、血液功能和有氧运动能力方面具有优势。④

（5）有研究对2009—2011年参加北京体育大学某夏令营的89名青少儿肥胖/超重者的减肥效果。并与其他相关指标的变化进行测试和对比研究，探讨分析高住高练低训对青少儿的减肥效果。结果发现，该减肥方案在低氧环境下进行时，减肥和促进甘油三酯的水解效果显著优于常氧条件下的同一方案。同时，通过对被试者在夏令营减肥期间和追踪半年的随访，并未发现生理功能异常或任何不适反应，这说明此减肥方案对青少年

① 刘花层. 高住低训对足球运动员血清瘦素和血脂的影响 [D]. 北京：北京体育大学，2007.

② 张国华. 低氧运动下 AMPK 与体脂调节相关激素的研究进展 [J]. 成都体育学院学报，2011，37 (1)：88 - 91.

③ 王宁琦，胡扬，官余凌，等. 4 周低氧运动结合饮食控制对肥胖青年体重、血脂及胰岛素抵抗的影响 [J]. 中国运动医学杂志，2012，31 (4)：289 - 294.

④ 陈立军，王兴，王茹. 在多巴高原与平原分别实施有氧运动处方对肥胖青少年体质健康促进的实验研究 [J]. 中国体育科技，2013，49 (6)：89 - 93.

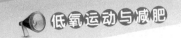

是安全有效的①。王茹等也有与此类似研究，支持了该研究的观点。②

（6）还有研究进入高原进行试验，选取世居平原的单纯性肥胖青少年44名（男女各22人，年龄16~24岁），随机分为高原组（10人，6女4男）、低氧组（16人，8女8男）和常氧组（18人，8女10男）。三组同期进行为期4周、每周6天、每天4小时的低强度训练。高原组在海拔2 388米高原地区居住和训练；低氧组在人工模拟海拔2 366米的低氧舱居住（8小时以上）和训练（低氧1时/天、常氧3时/天）；常氧组全程常氧居住和训练。研究发现，与常氧低强度训练相比，高原和低氧低强度训练均能更有效降低肥胖青少年的体脂率。然而，对于血糖正常的青少年肥胖患者来说，高原和低氧低强度训练对调节血糖和改善胰岛素抵抗的作用并不具有明显优势。③

（7）为观察4周间歇性低氧减重运动处方对单纯性肥胖儿童体成分及骨代谢的影响，有研究者将肥胖儿童随机分为常氧组（n=18）和低氧组（n=19），分别制定常氧、低氧运动处方，进行为期4周的运动处方及控制饮食干预。其中，低氧组每周进行3~4次低氧训练（氧气浓度为14.8%~15.4%）。研究结果发现：①4周间歇性低氧运动处方干预可明显改善单纯性肥胖儿童的体成分，减脂效果优于常氧运动处方，且与常氧运动处方相比可以抑制肌肉含量的减少；②4周间歇性低氧运动处方干预可明显促进骨形成和抑制骨吸收，身体受机械应力作用强的部位的骨密度明显增加，降低受应力作用小部位的骨密度，加剧了体内的骨转移。④

（8）最大脂肪代谢强度（Fatmax）是脂肪氧化率达到峰值时的运动强度。Fatmax是一个崭新的概念，以该强度作为运动的靶强度，可以最大限度地动员脂肪氧化供能，对运动防肥减肥具有重要意义。在低氧环境下的运动，将会带给机体运动缺氧和环境缺氧的双重负荷，影响脂代谢过程和Fatmax。有研究者采用低氧环境作为干预手段对于Fatmax的影响，测算肥胖人群在低氧环境中运动时脂肪动员的最适宜强度，分析相关机能指标在低氧和常氧环境下的差异。研究发现：①随着氧浓度的降低，低氧环境对人体的负荷加剧，机体的反应更剧烈，由此建议，随着环境氧气浓度降低（海拔升高），运动靶强度随之降低；②肥胖程度越严重，低氧对其脂代谢的影响越显著，由此建议，在低氧环境中制定治疗肥胖运动处方时，运动强度比常氧下的运动靶强度降低10%~15% VO_2max。⑤

（9）有学者比较低氧舱睡眠结合运动与饮食控制和单纯运动与饮食控制减肥效果以及受试者血浆食欲调节激素水平的差异，分析低氧舱睡眠对肥胖青少年食欲调节激素的

---

① 姜永波. 高住高练低训对青少儿减肥作用的实验研究［D］. 北京：北京体育大学，2013.

② 王茹，王红霞，许亚丽，等. 高住低练对肥胖青少年形态学指标和糖脂代谢的影响［J］. 北京体育大学学报，2013（9）：81-87.

③ 李靖，张漓，冯连世，等. 高原或低氧训练对肥胖青少年减体重效果及血糖代谢相关指标的影响［J］. 中国运动医学杂志，2014，33（5）：460-464.

④ 刘晓鹏. 间歇性低氧运动处方对单纯性肥胖儿童体成分和骨代谢的影响［D］. 开封：河南大学，2015.

⑤ 王先. 低氧环境对肥胖男青年最大脂代谢水平的影响［D］. 石家庄：河北师范大学，2015.

影响。研究结论显示：①单纯运动与饮食控制和低氧舱睡眠结合运动与饮食控制均可显著降低肥胖青少年体重、BMI 和体脂含量。相比之下，低氧舱睡眠结合运动与饮食控制对肥胖青少年减肥效果更有利；②运动结合饮食控制的减肥方式在起到减控体重效果的同时使肥胖青少年血浆食欲抑制激素（CCK、Insulin、Leptin）水平下降，可能导致受试者食欲增强。低氧舱睡眠结合运动与饮食控制可通过维持食欲抑制激素（Insulin、Leptin、CCK）的水平改善单纯运动结合饮食控制导致食欲增强的状况，可能更有利于肥胖青少年减重过程中食欲的控制；③低氧舱睡眠结合运动与饮食控制的减肥方式对肥胖青少年形态学和食欲调节激素指标的影响存在性别差异，男性肥胖青少年形态学（体重、BMI）和食欲调节激素指标（Insulin、PYY、CCK）受低氧舱睡眠刺激的影响更为显著。[①]

（10）有学者以内源性大麻素为靶点，探讨 4 周"运动与饮食控制"（低住低练）和"低氧舱睡眠结合运动与饮食控制"（高住低练）对胃肠调节激素的影响机制，诠释高住低练减控体重的新机制。研究结果显示，内源性大麻素可能是高住低练减控体重的重要介质，有助于改善低住低练减控体重过程中下降的食欲抑制因子，从而可能有利于维持运动结合饮食减控体重的长期效果。[②]

（11）以往研究表明，低氧训练可以减控体重，而镁浓度和肥胖相关风险因子存在负相关。王茹等对机体镁浓度是否会影响低氧训练减控体重的效果进行了研究，研究发现，机体镁浓度高低可能影响低氧训练对减控体重效果，这种作用可能与瘦素有关。[③]

第三节　低氧运动减肥的研究

低氧疗法要成为健康处方还需要解决诸多的问题。首先，低氧刺激浓度、持续时间和周期等问题。其次，针对不同低氧条件可能给机体带来的副作用的相应解决办法，以及低氧减肥的流行病学评估等问题。如果能够更加明确不同低氧水平对应人体生理和生化指标的变化，将使低氧疗法更为安全有效，才能真正实现减肥的目的。

一、低氧暴露的副作用

（1）有学者对居住在海拔 4 000 米以上的 1 326 人进行了低氧运动试验，并进行评估。研究观察受试者，并将受试者分类为患有严重的高原疾病（SHAI）和无明显疾病。根据使用乙酰唑胺分析分层后发现，在大量海拔高度访客中，化学敏感性参数（高饱和度、去氧饱和度和运动时缺氧的低通气反应）是严重高原疾病的独立预测因子，该因子

① 吴娜娜. 低氧舱睡眠结合运动与饮食控制对肥胖青少年食欲调节激素的影响 ［D］. 上海：上海体育学院，2015.

② 王茹，刘冬梅，吴娜娜，等. 高住低练对肥胖青少年内源性大麻素及相关食欲调节激素的影响 ［J］. 体育科学，2016，36（2）：51 – 57.

③ 王茹，苏利强，杨钦，等. 低氧训练对肥胖青少年减控体重的影响与血镁浓度相关 ［J］. 体育科学，2016，36（9）：28 – 35.

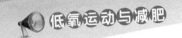

提高了风险预测模型的辨别能力。①

（2）慢性呼吸衰竭患者的骨骼肌易于丧失肌肉质量和氧化表型，组织缺氧已经与人体中的恶病质和肺气肿相关联。然而，缺氧在肌肉氧化表型丧失中的作用的实验研究已经产生了不一致的结果。有研究者测试了一个假设，即缺氧导致暴露于3周缺氧的老龄（52周）小鼠模型中骨骼肌氧化表型的丢失，同时包含另外一组年轻（4周）和成年（12周）小鼠以检查年龄效应。研究为了验证缺氧诱导的恶病质，确定脂肪垫和肌肉重量以及肌纤维横截面积，通过线粒体代谢标记和纤维类型分布的表达和活性评估肌肉氧化表型。研究发现：①老化的低氧小鼠肌肉和脂肪的严重丧失确实伴随着肌肉氧化能力标志物的稍低表达；②纤维类型组成的缺氧相关变化在年轻小鼠中更显著；③年轻、成年和老年小鼠的肌肉对低氧的差异反应表明，老年小鼠是用于将结果转化为老年慢性呼吸系统疾病患者的更好模型；④这些发现值得进一步机制研究，以推测低氧诱导的氧化表型丧失对慢性呼吸系统疾病恶病质过程的加速作用。②

（3）为了验证低氧和炎症的关系，研究者通过实验证据表明缺氧发生在肥胖小鼠的脂肪组织中，且脂肪缺氧可能导致内分泌改变。该实验通过减少 ob/ob 小鼠的间质部分氧压 $[Po(2)]$，增加低氧探针信号以及缺氧反应基因表达的升高来证明脂肪缺氧。实验结果表明：①在脂肪组织中，缺氧与炎性基因表达增加和脂联素表达降低相关；②在饮食肥胖小鼠中，通过卡路里限制降低体重与氧合作用的改善和炎症的减轻相关；③在细胞培养中，瘦小鼠的原代脂肪细胞和原代巨噬细胞中通过缺氧诱导炎性细胞因子；④在3T3–L1脂肪细胞和NIH3T3成纤维细胞中，通过缺氧激活转录因子 NF–κB 和 TNF–α 基因启动子；⑤脂联素表达由于缺氧而降低，并且在脂肪细胞中的基因启动子中观察到降低。这些数据表明，低氧在诱导肥胖脂肪组织中的慢性炎症和脂联素有潜在作用。③

二、低氧训练的习服问题（预适应）

随着高原旅游热情的日益高涨，急性高原反应的防治已成为一项重要的研究课题。急性高原反应，是指平原居住人员进入高原或高原居住人员进入更高海拔地区后，机体在短时期发生的一系列缺氧表现。急性高原反应是机体对高原环境的一种应激性反应，是机体的各种功能通过神经体液的调节、在新的基础上达到新的平衡过程中所呈现的临床症状。这种症状多可自行缓解，但也有一部分人对空气中氧分压低比较敏感，适应能

---

① RICHALET J P, LARMIGNAT P, POITRINE E, et al. Physiological risk factors for severe high–altitude illness: a prospective cohort study [J]. American journal of respiratory and critical care medicine, 2012, 185（2）：192–198.

② SLOT I G M, SCHOLS A M W J, DE THEIJE C C, et al. Alterations in skeletal muscle oxidative phenotype in mice exposed to 3 weeks of normobaric hypoxia [J]. Journal of cellular physiology, 2016, 231（2）：377–392.

③ YE J, GAO Z, YIN J, et al. Hypoxia is a potential risk factor for chronic inflammation and adiponectin reduction in adipose tissue of ob/ob and dietary obese mice [J]. American journal of physiology–endocrinology and metabolism, 2007, 293（4）：E1 118–E1 128.

力较差，会出现高原肺水肿、高原脑水肿、高原视网膜出血等急性高原病，威胁生命安全。高原低氧环境引起机体缺氧，是发生急性高原反应的主要原因。因此，在去高原前，进行一定时间的低氧训练，有利于人体尽快适应高原缺氧环境，防止急性高原病的发生。[1]

维持能量平衡是细胞代谢在高原习服过程中主要的适应性改变。其中，骨骼肌组织对能量代谢的调整（如代谢底物的选择）是组织和细胞能量平衡维持的根本。储备量极其丰富的脂肪对于静息和收缩的肌肉组织是一种非常重要的氧化底物，但高原习服对骨骼肌脂肪酸氧化利用的影响目前仍有分歧。

由于脂肪的"耗氧效应"，传统上认为，在高原习服过程中骨骼肌对脂肪的依赖性减小，但这并不能很好地解释高原习服过程中出现的一些间接反映脂肪氧化利用增强的现象，如血液中脂肪酸含量升高、肌肉中糖原储备增加等。学者们先前的研究发现，高原习服过程中大鼠腓肠肌对葡萄糖的摄取率、葡萄糖转运体在细胞膜上功能活性的贮备以及在细胞内数量的储存增加，此时糖原含量较急性高原暴露时亦显著升高，提示高原习服引起的骨骼肌葡萄糖摄取率和葡萄糖转运体储备的增强主要用于糖原储备。此时腓肠肌能量的维持可能主要有赖于脂肪的氧化，由于没有测定脂肪和葡萄糖氧化利用情况，尚不能完全解释高原习服过程中骨骼肌组织脂肪氧化利用的本质。

此外，有研究表明耐力训练会引起机体对脂肪氧化的依赖性增强，以节省肌糖原和血葡萄糖，减少肌肉和血乳酸的堆积，所有这些代谢性适应反应在中等强度运动状态下耐力的提高中起重要的作用，但在高原习服过程中的作用目前尚不清楚。

研究高原习服过程中骨骼肌组织对脂肪氧化利用的变化规律、机制及意义，对阐明高原习服和/或适应的本质具有重要意义。研究发现，在高原习服过程中：①骨骼肌组织ATP维持恒定与高原习服诱导的骨骼肌脂肪氧化利用增强有关；②骨骼肌对脂肪酸氧化利用增强与高原习服诱导的 PPAR-δ 基因表达水平上调、ACC-2 蛋白表达下调以及 CPT-Ⅰ 活性升高有关；③骨骼肌对脂肪氧化利用增强，使大量的 CHO 以肌糖原的形式储存，作为应激状态（如力竭运动）时能源物资动员的储备；④慢性高原暴露后运动能力的提高与高原习服诱导的脂肪酸氧化利用的增强有关。[2]

高原习服的重点是在低氧的条件下高效地利用能源物质以保证机体正常能量需要、维持各组织和器官正常功能。因此，机体在高原习服过程中能量代谢的特点和机制成为高原习服机制研究的重点。由于肝脏在机体能量代谢调节中的特殊地位，研究者拟通过观察高原习服过程中（海拔4 300米，1天、3天、7天、15天、30天）非运动状态下大鼠肝脏葡萄糖代谢、脂肪酸代谢相关限速酶及调节因子的基因、蛋白表达水平变化以及部分代谢产物含量的变化，探讨高原习服过程中肝脏组织葡萄糖、脂肪酸氧化、合成特点及机制。海拔4 300米高原习服大鼠，在非运动状态下的研究结果显示：①能量代谢

---

① 胡扬. 低氧训练与健康促进 [C] //第二届中国多巴高原训练与健康国际研讨会论文摘要集. 西宁：第二届中国多巴高原训练与健康国际研讨会，2011.

② 毛孙忠. 高原习服过程中骨骼肌脂肪氧化利用特点、机制及意义 [D]. 重庆：陆军军医大学，2008.

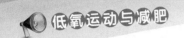

以有氧氧化为主，未发现无氧氧化增强的证据；②机体以碳水化合物作为主要能源物质，脂肪酸在急性高原习服过程中发挥重要的补充作用；③急性高原暴露期肝脏三羧酸循环、糖异生、糖原生成、脂肪酸氧化及合成、酮体生成增加，慢性暴露期则下降至平原对照组水平；④AMPK、FoxO1 及 PPARa 在高原习服过程中葡萄糖、脂肪酸代谢中发挥重要作用。①

同时，还有以下一些问题值得注意：

（1）高原/低氧训练减控体重的规律研究，包括最优化的高原/低氧训练方式、最适宜的海拔高度/低氧浓度、高原/低氧暴露和训练的周期、最合理的训练负荷、训练时间和训练频率，最佳的饮食和营养搭配以及最理想的减控体重速率和效果。②

（2）高原/低氧训练减控体重的机制研究，包括饮食营养的摄入量以及消化吸收情况、体成分改变、各物质能量尤其是脂代谢变化以及相关细胞、分子、基因水平的调节、相应的信号通路等。

（3）各种高原/低氧训练方法减控体重是否存在不同的机制。

（4）在高原/低氧训练减控体重的同时，对减重机体尤其是肥胖机体的身体机能、身体素质以及运动能力的影响，包括高原/低氧训练对减控体重机体机能、身体素质和运动能力有哪些有利和不利的影响，这是减重过程和结果都应密切关注的，一旦发现不利影响，就要寻找不利影响的原因，以及消除不利影响的方法。

（5）高原/低氧训练减控体重的监控手段和方法，包括如何对减重过程中的饮食营养、训练负荷、身体机能进行监控。科学的监控对于高原/低氧训练减控体重的效果以及减重过程中身体机能状态起着重要的保障作用。

这些问题，可以为高原/低氧训练减控体重的应用提供理论支持和现实指导。解决了这些问题，高原/低氧训练减控体重才能得到更好的推广应用。

综上所述，高原训练减体重的效果是科学的。高原训练减控体重的效果优于低氧训练和常氧训练，且高原训练减重减脂的同时，身体机能和运动能力也有良好的改善。要注意的是，减控体重最集中的暑期，高原气候凉爽宜人，空气干燥，比起绝大多数酷热的平原地区，运动起来比较舒适。对于肥胖人群来说，到高原待几周时间，进行规律的身体活动以消耗脂肪增加能量支出，是一种自然的减重方式。

第四节　低氧运动减肥研究的展望

国民体质监测报告显示，肥胖人群越来越多，日益趋向年轻化。因此，随着肥胖及其继发的慢性疾病发生率的逐年增加，世界各地的专家学者均已将关注焦点集中到肥胖

①　倪倩. 高原习服中大鼠肝脏葡萄糖、脂肪酸代谢特点及机制［D］. 兰州：兰州大学，2014.

②　路瑛丽，谢敏豪，冯连世. 高原/低氧与减控体重研究［J］. 中国运动医学杂志，2012，31（2）：169－174.

的发生机制和防治措施等方面研究。目前，健康饮食和加强运动既是世界公认的最安全、有效、经济的预防肥胖发生的方式，也是科学控制体重的理想康复方案。基于此，众多体育工作者致力于以不同体育健身运动模式对肥胖症预防与治疗的理论与方法研究。

低氧训练，是在高原训练基础上发展起来的一种新的科学的训练模式，由于其辅助减控体重的效果，近年来备受体育科学与生物医学研究工作者的关注。鉴于低氧训练对身体机能的促进作用以及减控体重的辅助效果，本书一直关注低氧运动与减肥的相关研究。目前，课题组更多集中和关注于基础研究，低氧暴露或低氧训练干预下骨骼肌的脂肪酸氧化代谢、脂肪细胞分化、下丘脑对于食欲的影响等机制的探讨。就目前对于人类身体健康与运动的相关研究而言，多以流行病学的方法来观察身体活动与慢性疾病防治的剂量效应。因此，流行病学研究已逐渐作为公共卫生与运动科学研究的新兴的交叉学科，逐渐被国际学者认可和推崇，基本形成较为完善的学科体系。未来对于低氧运动与减肥两者的契合点，课题组会逐渐进行人体实验，以此辅证低氧运动对减肥的重要影响作用。由于课题组前期主要集中于动物实验方面的研究，对于低氧运动与减肥的展望，将会多集中于机制的探讨展望。

1. 低氧运动影响骨骼肌能量代谢的机制研究

肥胖易引起机体糖脂代谢紊乱，尤其是脂肪酸氧化代谢失调。骨骼肌作为机体全身最重要的组织之一，是脂肪酸氧化代谢的主要场所，在调控机体能量代谢稳态中起着关键作用。当骨骼肌中脂肪酸氧化代谢失调时，脂肪酸氧化代谢减少则易引起脂肪酸及其衍生物在骨骼肌细胞内沉积，引起骨骼肌的胰岛素抵抗产生，进而引起骨骼肌的功能障碍。因此，增强骨骼肌细胞中的脂肪酸氧化代谢，可能为肥胖等代谢类疾病的预防及治疗提供理论指导。目前，对于运动减肥或运动调节脂肪酸氧化代谢的研究多集中于运动强度、运动方式等方面，而将低氧与运动结合对体重控制、调节脂肪酸氧化代谢的作用及作用机制、不同浓度低氧结合耐力运动间的比较方面的研究较少。对于此，课题组前期研究以骨骼肌脂肪酸氧化代谢中的重要分子 AMPK、PGC-1α 为切入点，探讨并比较不同浓度低氧或结合耐力运动状态下 AMPK-PGC-1α 及其下游分子的变化，以说明低氧或结合耐力运动对于骨骼肌脂肪酸氧化代谢调控中的影响作用。

课题组前期的研究主要通过构建营养性肥胖大鼠模型，设置不同浓度低氧或结合耐力运动干预，进而探讨 AMPK-PGC-1α 及其下游分子的变化，以说明低氧结合耐力运动对骨骼肌脂肪酸氧化代谢的作用，AMPK-PGC-1α 及其下游分了的变化可能是低氧或结合耐力运动对肥胖大鼠骨骼肌脂肪酸氧化代谢水平的一种适应性调控作用。然而，在前期研究中仅选取了一个时间点（8 周干预）进行研究。因此，该实验结果并不能反映低氧或结合耐力运动在急性干预或长期干预过程中对骨骼的影响作用，今后实验研究中可考虑在短时间或更长时间选取多个时间点，从而更好地反映低氧或结合耐力运动的作用效果。

基于课题组前期研究，氧气浓度选择为：常氧、16.3% 氧气浓度、13.3% 氧气浓度。因此，该研究并不能反映所有低氧状态下的骨骼肌细胞脂肪酸氧化代谢的状态，今后实

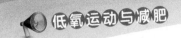

验中可考虑选择更低的氧气浓度进行研究，从而更加充分表明低氧对肥胖机体的骨骼肌脂肪酸氧化代谢的影响作用。此外，在前期研究中发现低氧或结合耐力运动干预后，AMPK－PGC－1α细胞信号通路上调，其下游分子表达也随之上调（Lipin1 下调），这可能是低氧影响骨骼肌细胞脂肪酸氧化代谢增加的机制之一。本实验设计并未使用抑制剂、基因敲除或 RNA 干扰等手段明确证明该细胞信号通路在低氧影响中的作用，仅做了指标的变化比较，在下一步研究中可选择基因敲除大鼠进行深入研究。

2. 低氧运动对能量代谢明星分子（如 PGC－1α、Irisin 等）的调控机制研究

PGC－1α 具有广泛生理应用，且在能量代谢调节中表现突出。PGC－1α 对肥胖、糖尿病等影响人体健康的疾病治疗发挥着重要作用，可成为治疗人类代谢疾病的新靶点。此外，PGC－1α 对机体血管生成等方面的调控机制备受关注。课题组前期也对该分子进行了一定的研究，发现低氧暴露或者低氧运动都会促进大鼠骨骼肌中的 PGC－1α 蛋白表达增加。

目前，低氧暴露或低氧运动对机体 PGC－1α 调控作用的研究仍较少，尚存在一些需进一步研究与探讨的重要问题，如人工低氧环境浓度、干预时长或气压对机体不同组织 PGC－1α 的作用影响目前并未完全清晰。低氧环境下，PGC－1α 作用于其他靶基因是否出现特异性表达，例如血管生长基因高效表达，而线粒体生成基因并未有效表达？PGC－1α 与 HIF－1α 间作用如何影响机体线粒体发生、脂肪酸氧化？耐力运动中，O_2 浓度降低时，是否存在其他信号通路活化 PGC－1α 并调节血管生成？低氧刺激下，机体 PGC－1α 调控生热、骨骼肌肌纤维转化、白色脂肪细胞棕色化等的作用机制如何？低氧刺激对不同组织 PGC－1α 调控作用并不相同，其分子机制？深入探析和解决这些问题，将会更加充分地解释低氧刺激下机体 PGC－1α 在调控全身能量代谢稳态中的重要作用。

Irisin 是新近发现的肌肉因子，能促进白色脂肪棕色化，增加能量消耗，改善脂代谢。运动是防治肥胖的最佳健康治疗方式，但生活中却存在一些不愿参加运动而又希望保持健康苗条身材的健康人群。因此，开发模拟具有运动效果的 Irisin 减肥药物亦成为国内外医学、制药和体育领域的重要研究课题。Irisin 是由 FNDC5 经过蛋白水解酶剪切而来，因而控制酶活性对 Irisin 的合成和分泌至关重要。当然，Irisin 的发现也为解释运动如何保持身体健康提供了可能，但到目前为止究竟何种运动方式能够有效增加 Irisin 的水平仍不是特别清楚。课题组前期研究显示低氧暴露或者低氧运动均可增加骨骼肌、血液、肝脏中 Irisin 的蛋白表达，但是 16.3% 浓度低氧暴露与 16.3% 浓度低氧运动并无显著性差异，由此推测低氧运动对 Irisin 的影响可能存在一个阈值阶段，而该阶段目前仍尚不清楚。

目前，关于 Irisin 在促进脂代谢方面的研究仍存在众多争议，其生物学功能及其在运动训练与疾病中的表达调控机制等仍不清楚，若进一步阐明这些机制，其可能成为人类肥胖等代谢性疾病蛋白治疗的有效手段。

3. 低氧运动与脂肪细胞分化

2015 年，*International Journal of Obesity* 报道：间歇性低氧刺激可诱导脂肪细胞的重

新编程，促使脂肪细胞的分化、胰岛素敏感性增强。其机制可能和重复短暂低氧诱导过程中产生的低氧诱导因子-1（HIF-1）有关，HIF-1激活PPARγ活性，促进脂肪细胞重组。此外，还有一些学者的研究显示运动可有效提高PPARγ活性。这些都对课题组有所提示，如低氧运动是不是机体中影响脂代谢的相关组织中的PPAR亚型（PPARα、PPARδ和PPARγ）？因此，进一步改善脂肪组织新陈代谢，促进脂肪细胞向棕色化的逐渐转变，可能成为潜在预防和治疗肥胖的辅助工具。

4. 减控体重过程中低氧运动方式的细化研究

目前，已有众多研究证明低氧运动对肥胖的控重作用十分显著。这些作用主要体现于体脂的降低，对于肥胖患者的减控体重具有重要意义。因此，课题组仍需要探讨低氧运动是不是低氧和运动两者的综合作用？如果是两者的综合作用，那两者是协同作用还是拮抗作用？如何把两者有机地结合起来使之成为一种科学有效的减体重方法？运动方式、运动强度、运动持续时间、运动频度以及氧浓度的设定和低氧刺激持续时间如何？低氧运动对体重和体成分的影响是低氧和运动两种刺激因子的简单叠加还是两者的综合作用？这些问题均需实验研究论证。

此外，还有一些动物实验研究显示不合适的低氧暴露往往会导致认知功能下降、大脑受到一定损害。因此，低氧减肥过程中，关于低氧浓度设置、低氧暴露干预时间、低氧暴露下的运动方式、运动频次、运动强度等均需要课题组进行进一步的探究。这方面的探究不仅要对动物进行实验，也要进行一定的人体实验。由此方可为低氧运动减肥手段的使用提供强有力的理论支撑。

5. 低氧运动与影响食欲的相关细胞信号分子的关系研究

目前，已有研究显示，在低氧环境下，TNF-α和Leptin的表达除了受HIF-1的影响外，还受其他因素的影响（如影响食欲的相关因子）。同时，也有研究表明Leptin的增加幅度可起到促进脂肪分解的作用，从而达到减体重的目的。然而，低氧运动时食欲肽、食欲肽受体以及神经肽Y的变化规律和作用机制目前仍尚未阐释清楚。课题组对关于低氧运动对于动物实验中食欲的影响作用已清楚，低氧运动可降低其食欲，导致其食物摄取量降低。然而如何影响其食欲的机制仍未探索清楚，也是课题组需要进一步研究的方向之一。

6. 低氧运动减肥的负向作用探讨

低氧运动减肥是否具有副作用？比如脱水、蛋白质降解、肌力的下降，特别是机体的免疫能力是否会降低等都需要深入研究。此外，低氧运动减体重后是否会反弹也是值得引起注意的问题。由于有部分学者进行了人体实验研究，但其实验样本量较小，且结果显示并未有副作用发生，而课题组的实验多集中于动物实验研究。因此，关于低氧运动减肥是否具有副作用的问题仍需课题组进一步探究。

7. 虚拟仿真技术在低氧运动减肥中的应用研究

随着计算机技术、虚拟仿真技术的迅猛发展，部分学者采用数据建模的方式对低氧

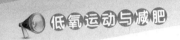

运动减控体重进行优化预测建模。尹文芳利用初始低氧训练运动前肥胖儿童身体各项指标，获取历史低氧训练运动对肥胖儿童身体影响先验知识。从中提取低氧训练运动对肥胖儿童各项代谢影响样本特征集合，依据不同的影响样本特征将低氧训练分为不同的阶段，计算出不同阶段低氧训练运动下肥胖儿童代谢水平的差异，从而得到肥胖儿童各项水平变化趋势，并以此为依据组建低氧运动对肥胖儿童优化预测建模。该仿真结果表明，所提模型能够有效统计出低氧训练运动对肥胖儿童的影响。[①] 由此可知，在进行低氧运动减肥的人体实验过程中，可采用前期数学建模方式，对人体实验进行前估，减少实验过程中的失败尝试。

8. 蛋白质组学在低氧运动减肥中的应用探索

蛋白质组学（Proteomics）是一门大规模、高通量、系统化地研究某一类型细胞、组织或体液中的所有蛋白质组成及其功能的新兴学科。虽然基因决定蛋白质的水平，但是基因表达的水平并不能代表细胞内活性蛋白的水平。蛋白质组学分析是对蛋白质翻译和修饰水平等研究的一种补充，是全面了解基因组表达的一种必不可少的手段。蛋白质组学有助于了解蛋白的结构、细胞的功能、生命的本质及活动规律，为运动过程中机体机能的充分发挥、不同蛋白表达差异性等提供了科学依据。课题组前期研究中，曾采用蛋白质组学方法对30公里跑的长跑运动员的尿蛋白进行筛查。筛查发现，长距离跑时，运动员尿蛋白表达有一定差异性。在低氧运动减肥过程中，如何更好地筛查出肥胖人群减肥时血液中蛋白表达的差异性，可以考虑采用蛋白质组学方法进行尝试。

在骨骼肌的氧化代谢过程中，往往离不开线粒体的工作。因此，在低氧运动刺激下，肥胖者骨骼肌的线粒体代谢也是十分重要的，通过线粒体蛋白质组学的研究，可为解析线粒体的生理功能、探索线粒体相关疾病的发病机制及促进线粒体为靶向的药物研发提供重要理论依据。因此，未来课题组可从线粒体的蛋白质组学方面着手，对低氧运动减肥分子机制进行探究。

9. 机体整体能量代谢稳态与低氧运动减肥的关系探讨

目前，低氧运动干预下，机体不同组织的各种关键信号分子之间相互耦联，调节骨骼肌能量代谢稳态的低氧运动刺激机制也尚未完全明晰，这是课题组需要继续研究下去方向之一。此外，通过一定研究得出，低氧运动对减肥过程中机体信号网络的调控并非线性的、单一的，而是复杂的、高度交联的，且极有可能存在一定的信号反馈和瞬间激活。因此在研究低氧运动减肥机制时，更加需要从机体能量代谢平衡的角度进行深入探讨。

肥胖是典型的机体糖脂代谢功能紊乱所致的能量代谢疾病，所以研究更应该将重点放在探索低氧运动通过稳定关键信号分子的表达，进而防治肥胖发生。机体会产生、表达并分泌不同于糖脂代谢相关的信号分子。而在低氧运动干预下，能否探索出新型的与

---

① 尹文芳. 低氧运动对肥胖儿童优化预测建模仿真 [J]. 计算机仿真, 2017, 34 (3): 431 - 434.

机体能量代谢密切相关的关键信号调节分子，这也是课题组未来的研究工作要求。

总而言之，低氧运动减肥作为新兴的减肥方式，与之相关的一些措施，例如低氧浓度设置、低氧干预时间长度设置、低氧干预时间间隔设置、低氧运动方式设置、低氧运动频率设置、低氧运动强度设置等，仍处于摸索中，需要进行大量的人体实验进行求证。同时，低氧运动减肥的分子机制也尚未完全阐释清楚，这也仍然需要继续进行动物，甚至离体细胞实验，为低氧运动减肥的功效提供理论依据。

在未来的研究中，课题组会持之以恒地进行肥胖动物及肥胖人群的低氧运动干预实验，继续为改善肥胖人群体质、预防及减少肥胖发生而努力。

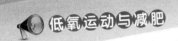

附 录

名词对照表

英文	英文缩写	中文
3T3 – L1	—	小鼠胚胎成纤维细胞
Adipose Triglyceride Lipase	ATGL	甘油三酯脂肪酶
Adenosine – Triphosphate	ATP	三磷酸腺苷
Adenosine5' – Monophosphate（AMP）– Activated Protein Kinase	AMPK	腺苷酸活化蛋白激酶
Acute Mountain Sickness	AMS	急性高山病
Atrial Natriuretic Peptide	ANP	心钠素
Appetite – Suppressing Hormones	—	食欲抑制激素
Threonine Kinase	AKT	苏氨酸激酶
Akt Substrate of 160 kDa	AS160	160kDa 的 Akt 底物
B – cell Lymphoma – 2	Bcl – 2	细胞凋亡相关基因 – 2
BodyMass Index	BMI	身体质量指数
Chronic Obstructive Pulmonary Disease	COPD	慢性阻塞性肺疾病
Chronic Mountain Sickness	CMS	慢性高山病
Cytochrome Oxidase	CCO	细胞色素氧化酶
Cyclic Adenosine Monophosphate	cAMP	环 – 磷酸腺苷
Carnitine Palmitoyltransferase Ⅰ	CPT – 1	肉毒碱棕榈酰转移酶 – 1

续上表

英文	英文缩写	中文
Citrate Synthase	CS	柠檬酸合成酶
Calmodulin – Dependent Protein Kinase	CaMK	钙调素依赖性蛋白激酶C
Calcineurin	CaN	钙调磷酸酶
Ca^{2+}/Calmodulin – Dependent Protein Kinase IV	CaMK IV	钙调素依赖性蛋白激酶IV
C2C12	—	小鼠成肌细胞
cAMP – Response Element Binding Protein	CREB	环磷腺苷效应元件结合蛋白
Enzyme – LinkedImmuno Sorbent Assay	ELISA	酶联免疫吸附测定
Estrogen Receptor Related Receptor	ERRα	雌激素受体相关受体
Endothelin	ET	内皮素
Erythropoietin	EPO	促红细胞生成素
Free Fatty Acid	FFA	游离脂肪酸
Fatty Acid Synthase	FAS	脂肪酸合成酶
Fasting Insulin Resistance Index	FIRI	空腹胰岛素抗性指数
Fibronectin Type III Domain – Containing Protein 5	FNDC5	III型纤连蛋白域包含蛋白5
Glucose Transporter – 4	GLUT4	第四型葡萄糖转运体
Glutathione	GSH	谷胱甘肽
Glutathione Peroxidase	GSH – PX	谷胱甘肽过氧化物酶
Glucose Tolerance Test	GTT	葡萄糖耐量试验
Hypoxia	—	低氧
Hypoxia – Inducible Factor – 1	HIF – 1	低氧诱导因子 – 1
High Altitude Deterioration	HADT	高原衰退
Hep3B	—	人肝癌细胞
Homeostasis Model Assessment Insulin Resistance	HOMA – IR	稳态模型的胰岛素抵抗指数
High – Intensity Interval Training	HIIT	高强度间歇性运动
High Attitude	HA	高海拔
High – Intensity Exercise	MIE	高强度运动
Intermittent Hypoxia	IH	间歇性低氧吸入

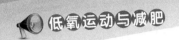

续上表

英文	英文缩写	中文
Interleukin-4	IL-4	白细胞介素4
Irisin	—	鸢尾素
Lipin1	—	脂素
Insulin Resistance	IR	胰岛素抵抗
Intermittent Hypoxia	IH	间歇性缺氧
Insulin Tolerance Test	ITT	胰岛素耐量试验
Intra-Abdominal Adipose Tissue	IAAT	腹内脂肪组织
Living Low-Training High	LoHi	低住高练
Living High-Training Low	HiLo	高住低练
Living High Training High and Training Low	HiHiLo	高住高练低训
Lactate Dehydrogenase	LDH	乳酸脱氢酶
Liver Kinase B1	LKB1	肝激酶激素1
Lipoprotein Lipase	LPL	脂蛋白脂肪酶
L6	—	大鼠成肌细胞
Moderate-Intensity Exercise	MIE	中等强度运动
Malic Dehydrogenase	MDH	苹果酸脱氢酶
Malondialdehyde	MDA	丙二醛
Maximal Fat Oxidation	FATmax	最大脂肪氧化强度
Medium-chain acyl-CoA Dehydrogenase	MCAD	中链酰基辅酶A脱氢酶
Mitogen-Activated Protein Kinase	MAPK	丝裂原活化蛋白激酶
Neuropeptide Y	NPY	神经肽Y
Nicotinamide Adenine Dinucleotide	NAD +	烟酰胺腺嘌呤二核苷酸
Nuclear Respiratory Factor	NRF	核呼吸因子
Nuclear Factor κB	NF-κB	核转录因子κB
Neuronal Nitric Oxide Synthase	nNOS	神经元性NO合成酶
Obesegene	ob	肥胖基因
Peroxisome Proliferator-Activated Receptorα	PPARα	过氧化物酶体增生激活受体α

续上表

英文	英文缩写	中文
Polymeric Immunoglobulin Receptor	pIgR	多聚免疫球蛋白受体
Phosphoinositide 3 - Kinases	PI3K	磷脂酰肌醇三羟基激酶
Peroxisome Proliferator - Activated Receptor Gamma Coactivator 1α	PGC - 1α	过氧化物酶体增生激活受体 γ 协同刺激因子1α
Red Blood Cell	RBC	红细胞
Reactive Oxygen Species	ROS	活性氧
Retinoic Acid X Receptor	RXR	视黄酸 X 受体
Resting Metabolic Rate	RMR	静息代谢率
Succinate Dehydrogenase	SDH	琥珀酸脱氢酶
Secretory Immunoglobulin A	SigA	分泌型免疫球蛋 A 防御素
Superoxide Dismutase	SOD	超氧化物歧化酶
Sterol Regulatory Element Binding Protein	SREBP	固醇调节元件结合蛋白
SilentInformation Regulator 1	Sirt1	沉默信息调节因子1
Small Mothers Against Decapentaplegic 3	Smad3	母亲 DPP 同源物3
Sea Level	SL	海平面
Subcutaneous Adipose Tissue	SAT	皮下肥胖组织
Transforming Growth Factor-β	TGF-β	转化生长因子 - β
Total Antioxidant Capacity	TAC	总抗氧化能力
Tumor Necrosis Factorα	TNFα	肿瘤坏死因子 α
Uncoupling Protein 1	UCP1	解偶联蛋白1
Vascular Endothelial Growth Factor A	VEGFA	血管内皮生长因子
Vascular Remodeling	VR	血管重塑
Very Low Density Lipoprotein	VLDL	极低密度脂蛋白
Waist-to-Hip Ratio	WHR	腰臀比
Water-Sodium Retention	—	水钠潴留性肥胖症

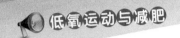

参 考 文 献

一、图书

[1] 崔建华. 高原医学基础与临床 [M]. 北京：人民军医出版社，2012.

[2] 邓树勋，王健. 高级运动生理学：理论与应用 [M]. 北京：高等教育出版社，2003.

[3] 杜治琴. 高原卫生保健指南 [M]. 北京：人民军医出版社，2014.

[4] 高钰琪. 高原军事医学 [M]. 重庆：重庆出版社，2005.

[5] 李天麟. 高原与健康 [M]. 北京：北京科学技术出版社，2001.

[6] 李文华. 高原分子医学 [M]. 上海：复旦大学出版社，2011.

[7] 王瑞元，苏全生. 运动生理学 [M]. 北京：人民体育出版社，2012.

[8] 翁庆章，钟伯光. 高原训练的理论与实践 [M]. 北京：人民体育出版社，2002.

[9] 朱立平，郑度. 西部地标：青藏高原 [M]. 上海：上海科学技术文献出版社，2009.

[10] ULRICH F. Höhentrainning [M]. Münster：Philippka - Verlag，1990：49.

二、期刊

[1] 薄海，彭朋，秦永生，等. 低氧复合运动对大鼠骨骼肌线粒体含量的影响 [J]. 中国病理生理杂志，2014，30（8）.

[2] 曹竞文，何庆，张明，等. 肿瘤坏死因子 - α 对脂肪细胞脂联素和炎症因子mRNA 表达的影响 [J]. 天津医药，2010，38（5）.

[3] 常芸，何子红，王莱芮，等. 高原训练对国家短道速滑运动员细胞免疫功能的影响 [J]. 体育科学，2002（1）.

[4] 陈耕春，黄东. 间歇性低氧训练对心理反应能力影响的实验研究 [J]. 西安体育学院学报，2000，17（3）.

[5] 陈立军，王兴，王茹. 在多巴高原与平原分别实施有氧运动处方对肥胖青少年体质健康促进的实验研究 [J]. 中国体育科技，2013，49（6）.

［6］陈晓彬，林文弢，翁锡全. 常压模拟高住低练和低住高练对大鼠肝脏谷胱甘肽抗氧化系统影响的比较［J］. 广州体育学院学报，2006，26（2）.

［7］陈瑜文，林文弢，邱烈峰，等. 间歇低氧运动对肥胖大鼠食欲的影响及其机制分析［J］. 体育学刊，2011，18（4）.

［8］陈春平，任华，何柯书，等. 运动对肥胖状态下 LKB1 - AMPK - ACC 信号传导通路的影响［J］. 广州体育学院学报，2012，32（4）.

［9］次仁央金，旦增. 慢性高原缺氧对人体消化管道的影响［J］. 西藏医药杂志，2010，31（4）.

［10］崔玉玲，李新红. 不同强度模拟低氧训练对大鼠体重摄食量的影响［J］. 体育成人教育学刊，2008，24（2）.

［11］崔立坤，陈伟，王莉莉，等. 过氧化物酶体增殖物激活受体 β/δ 激动剂对脂代谢的作用及其机制研究进展［J］. 国际药学研究杂志，2009，36（4）.

［12］邓红，徐晓阳，林文弢，等. 间歇性低氧运动对大鼠骨骼肌线粒体解偶联蛋白 3（UCP3）表达的影响［J］. 体育科学，2007（7）.

［13］冯连世，赵中应，洪平，等. 模拟高原训练对大鼠促红细胞生成素（EPO）表达的影响［J］. 中国运动医学杂志，2001（4）.

［14］冯连世，宗丕芳，李福田，等. 高原训练对中长跑运动员红细胞生成的作用［J］. 体育科学，1998，18（4）.

［15］冯连世. 高原训练及其研究现状（待续）［J］. 体育科学，1999，19（5）.

［16］冯连世. 高原训练及其研究现状（续完）［J］. 体育科学，1999，19（6）.

［17］冯连世. 高原训练与低氧训练［J］. 体育科学，2005，25（11）.

［18］付鹏宇，龚丽景，段佳妍，等. 低氧运动对肥胖小鼠脂肪 UCP - 1 和 PGC - 1α 表达的影响［J］. 中国运动医学杂志，2015，34（11）.

［19］高炳宏，步振威，王道，等. LoLo、HiLo、LoHi 和 HiHiLo 训练过程中血象指标变化规律的比较研究［J］. 体育科学，2005，25（10）.

［20］高炳宏. 模拟低氧训练的新方法与新进展［J］. 体育科研，2005，26（2）.

［21］龚丽景，付鹏宇，朱鑫，等. 低氧对肥胖小鼠棕色脂肪组织相关基因表达的影响及其机制［J］. 中国应用生理学杂志，34（1）.

［22］郭明方，周志宏，王奎，等. 高住低练法对运动员神经系统及其认知行为的影响［J］. 体育科学，2004，24（2）.

［23］郭光，田荣，曲卉，等. 高脂饮食诱导下的肥胖和肥胖抵抗大鼠细胞形态及瘦素、AMPK 表达变化的研究［J］. 北京体育大学学报，2011，34（3）.

［24］韩国玲. 高原低氧对人体认知功能影响的研究［J］. 高原医学杂志，2009（4）.

［25］何连源，邱俊强，李燕春，等. 低氧反复冲刺训练对篮球运动员专项速度耐力的影响［J］. 中国运动医学杂志，2017，36（5）.

［26］胡扬. 模拟高原训练的新发展：从 HiLo 到 HiHiLo［J］. 中国运动医学杂志，2005，13（1）.

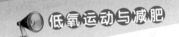

［27］黄徐根，冯连世，徐建方，等．低氧训练对血清体重调节相关激素的影响［J］．体育科学，2008，28（6）.

［28］黄徐根，徐建方，冯连世．低氧暴露及低氧训练对体重的影响［J］．体育科学，2006，26（3）.

［29］黄徐根，冯连世，徐建方，等．低氧训练过程中大鼠体重及能量代谢的变化［J］．体育科学，2007，27（10）.

［30］蒋明朗，雷志平．间歇性低氧暴露对小鼠自由基代谢的影响［J］．中国运动医学杂志，2005，24（1）.

［31］金其贯，胡要娟，金爱娜，等．不同模式的低氧运动训练对大鼠肠道体液免疫功能的影响［J］．中国运动医学杂志，2015，34（8）.

［32］荆文，冯连世，邹飞，等．低氧暴露及低氧训练调控脂代谢研究进展［J］．中国运动医学杂志，2012，31（12）.

［33］雷雨．低氧及低氧结合运动对肥胖大鼠 RBC 和 Hb 的影响［J］．科技信息，2013（8）.

［34］雷志平，王伟，王煜，等．间歇性低氧训练对急性运动大鼠心肌超微结构的影响［J］．中国运动医学杂志，2004（1）.

［35］雷志平．间歇性低氧训练与高原训练的比较研究［J］．西安体育学院学报，1997（3）.

［36］李格，张缨．低氧训练诱导 AMPK 对小鼠骨骼肌 PPARα 表达的影响［J］．山东体育学院学报，2013，29（5）.

［37］李建国，张世杰，宋长平，等．高原体力活动时心率与耗氧量、能量代谢率的关系：高原体力劳动强度及其卫生限度探讨［J］．高原医学杂志，1991（1）.

［38］李洁，刘西锋．不同海拔高度交替低氧训练对大鼠骨骼肌线粒体呼吸功能的影响［J］．中国运动医学杂志，2017（1）.

［39］李洁，王世超．高住高练低训不同时程大鼠骨骼肌线粒体呼吸链功能的变化［J］．中国运动医学杂志，2016，35（1）.

［40］李靖，张漓，冯连世，等．高原或低氧训练对肥胖青少年减体重效果及血糖代谢相关指标的影响［J］．中国运动医学杂志，2014，33（5）.

［41］李俊涛，曾凡星，胡杨，等．低住高练中国家女子中长跑运动员心功能的变化［J］．山东体育学院学报，2007（5）.

［42］李蕾．运动对高脂饲料喂养大鼠骨骼肌和肝脏组织脂联素—脂联素受体—腺苷酸活化蛋白激酶通路的影响［J］．中国应用生理学杂志，2016（2）.

［43］李庆雯，黄力平，王慧，等．有氧运动对高脂饲料喂养大鼠血脂及骨骼肌 PPAα、ABCA1 及 ApoAI mRNA 表达的影响［J］．中国运动医学杂志，2009，28（2）.

［44］李世成，田野．间歇性缺氧模拟高原训练对小鼠骨骼肌乳酸代谢的影响［J］．中国运动医学杂志，1999，18（2）.

［45］李晓霞，胡扬，田中，等．高住低训对运动员身体成分的影响［J］．沈阳体育学院学报，2004（3）.

［46］李旭武，翁锡全，林文弢. 间歇低氧运动对胰岛素抵抗大鼠体成分及血脂指标的影响［J］. 广州体育学院学报，2014，34（4）.

［47］刘美莲. 过氧化物酶体增殖物激活受体研究的新进展［J］. 国外医学（生理、病理科学与临床分册），2001，21（5）.

［48］刘晓玲，包韩乌云，赵华路，等. 在 CoCl_ 2 模拟低氧条件下 HIF-1α 直接调控 PPARγ2 的表达［J］. 基础医学与临床，2015，35（5）.

［49］马勇，张西洲. 高原低氧对人视觉功能的影响［J］. 高原医学杂志，1999（1）.

［50］马晶晶，章涛. PPARγ 功能与疾病关系研究进展［J］. 中国药理学通报，2012，28（5）.

［51］林家仕，林子俺，刘英杰. 高效液相色谱分析不同低氧训练模式下大鼠心肌组织腺苷酸含量变化特征［J］. 体育科学，2009，29（2）.

［52］林文弢，吴菊花，鞠丽丽，等. 转录共激活分子 PGC-1α 与肥胖者减体重研究现状的探讨［J］. 广州体育学院学报，2015，35（1）.

［53］林喜秀，瞿树林，周桔，等. 低氧训练对大鼠心、肝、肾、海马组织细胞凋亡的影响及其机制研究［J］. 中国运动医学杂志，2012，31（2）.

［54］刘青，郭蔚莹，迟宝荣. 脂联素与胰岛素抵抗及 2 型糖尿病关系的研究进展［J］. 吉林大学学报：医学版，2006（6）.

［55］刘文锋，瞿树林，汤长发. 模拟 4 000m 高住低练对大鼠肝细胞凋亡与增殖的影响［J］. 体育科学，2008（5）.

［56］刘霞，金其贯，罗强. 运动和膳食控制对 2 型糖尿病大鼠脂联素-AMPK-GLUT4 通路的影响［J］. 北京体育大学学报，2013（1）.

［57］刘晓玲，包韩乌云，赵华路，等. 在 CoCl_ 2 模拟低氧条件下 HIF-1α 直接调控 PPARγ2 的表达［J］. 基础医学与临床，2015，35（5）.

［58］路瑛丽，冯连世，谢敏豪，等. 高住高练对肥胖大鼠 FAS mRNA 和 ATGL mR-NA 表达的影响［J］. 中国运动医学杂志，2014，33（8）.

［59］路瑛丽，谢敏豪，冯连世. 高原/低氧与减控体重研究［J］. 中国运动医学杂志，2012，31（2）.

［60］路瑛丽，张漓，冯连世，等. 高住高练和高住低练对大鼠血脂及腓肠肌脂肪酸氧化的影响［J］. 中国运动医学杂志，2010，29（2）.

［61］单发波，蔡明春，徐刚，等. 急性缺氧对大鼠心肌组织 AMPK 磷酸化和糖原含量的影响［J］. 第三军医大学学报，2011，33（7）.

［62］马春莲. 对运动减肥新观点的认识与探讨［J］. 体育研究与教育，2012（6）.

［63］马福海. 青藏高原自行车拉力赛对运动员心脏功能的影响［J］. 广州体育学院学报，2003（2）.

［64］马国强，李之俊，梁效忠，等. 4 周 1 900m 高原训练对男子短距离自行车运动员无氧代谢能力的影响［J］. 中国体育科技，2013（4）.

［65］马延超，张缨，刘花层. 不同低氧训练方式对血脂、体重及其变化机理的研究［J］. 中国体育科技，2007（5）.

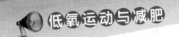

[66] 毛杉杉，潘同斌，王瑞元. 高住低训对大鼠骨骼肌 SDH 与 LDH 活性的影响 [J]. 中国运动医学杂志，2005，24（5）.

[67] 牛燕媚，苑红，刘彦辉，等. 有氧运动和饮食干预对胰岛素抵抗小鼠骨骼肌脂联素—腺苷酸活化蛋白激酶信号系统的影响研究 [J]. 中国运动医学杂志，2009（4）.

[68] 潘国裕，苏梅，丁文筱，等. 慢性间歇低氧对氧化应激和炎症反应的影响及脂联素的干预作用 [J]. 中华医学杂志，2015，95（16）.

[69] 潘秀清，胡扬，徐飞，等. HIF－1α 基因多态性与急性高原反应及低氧运动习服效果的关联研究 [J]. 中国运动医学杂志，2015，34（8）.

[70] 秦岭，宋智，文赛兰，等. 间歇性低氧对肥胖小鼠瘦素及其受体表达的影响 [J]. 生理学报，2007（3）.

[71] 秦岭，文赛兰，宋智，等. 间歇性低氧对小白鼠营养代谢的影响 [J]. 中国应用生理学杂志，2007，23（2）.

[72] 邱烈峰，林文弢，翁锡全. 间歇低氧运动对肥胖大鼠体成分的影响 [J]. 山东体育学院学报，2008，24（7）.

[73] 邱烈峰. 低氧运动对营养性肥胖大鼠体脂代谢的影响及其机制分析 [J]. 现代预防医学，2013，40（20）.

[74] 任华，衣雪洁. 长期有氧运动对肥胖大鼠肝脏 LKB1－AMPK－ACC 信号传导通路的影响 [J]. 沈阳体育学院学报，2015，34（4）.

[75] 孙婧瑜，漆正堂，丁树哲. FAT/CD36、AMPK 和 PGC－1α 在运动干预高脂饮食性肥胖中的作用机制 [J]. 中国运动医学杂志，2013（2）.

[76] 王金昊，路瑛丽，冯连世，等. 高住高练对肥胖大鼠肝脏 SREBP－1c 表达的影响 [J]. 中国运动医学杂志，2012，31（7）.

[77] 王茂叶. 间歇性低氧训练对小鼠机体细胞色素氧化酶和琥珀酸脱氢酶的影响 [J]. 天津体育学院学报，2005，20（6）.

[78] 王宁琦，胡扬，官余凌，等. 4 周低氧运动结合饮食控制对肥胖青年体重、血脂及胰岛素抵抗的影响 [J]. 中国运动医学杂志，2012，31（4）.

[79] 王仁纲，翁锡全，林文弢，等. 低氧运动对身体功能的影响 [J]. 中国组织工程研究与临床康复，2007，11（30）.

[80] 王荣辉，邢文华，刘桂华，等. 模拟不同海拔高度低氧训练对大鼠腓肠肌 LDH 和 MDH 活性的影响 [J]. 体育科学，1998（5）.

[81] 王茹，刘冬梅，吴娜娜，等. 高住低练对肥胖青少年内源性大麻素及相关食欲调节激素的影响 [J]. 体育科学，2016，36（2）.

[82] 王茹，苏利强，杨钦，等. 低氧训练对肥胖青少年减控体重的影响与血镁浓度相关 [J]. 体育科学，2016，36（9）.

[83] 王茹，王红霞，许亚丽，等. 高住低练对肥胖青少年形态学指标和糖脂代谢的影响 [J]. 北京体育大学学报，2013（9）.

[84] 王德文. 高原环境对人体的影响 [J]. 人民军医，1992（3）.

[85] 王宏运，刘宁，胡耀文，等. 高原低氧环境对人体生长发育和营养状况的影响 [J]. 西北国防医学杂志，2008，29（4）.

［86］翁锡全，黄丽英，林文弢，等．间歇低氧运动对大鼠血脂及载脂蛋白的影响［J］．体育科学，2005，25（9）．

［87］吴菊花，杨亚南，翁锡全，等．低氧运动对营养性肥胖大鼠骨骼肌 PGC－1α 及其下游因子的影响［J］．体育学刊，2016，23（3）．

［88］吴天一．高原低氧环境对人类的挑战［J］．医学研究杂志，2006，35（10）．

［89］吴天一．我国青藏高原慢性高原病研究的最新进展［J］．中国实用内科杂志，2012，32（5）．

［90］伍鸿鹰，汤长发，贺洪．食欲素和食欲素受体与运动［J］．中国组织工程研究，2007，11（39）．

［91］肖维青．运动减肥瓶颈理论研究现状探析［J］．宜春学院学报，2014，36（3）．

［92］谢宜轩，李帅东．持续和间歇低氧运动对肥胖大鼠体重及相关代谢指标的影响［J］．扬州大学学报（农业与生命科学版），2016，37（1）．

［93］徐建方，冯连世，路瑛丽，等．低氧训练对肥胖大鼠糖有氧代谢关键酶基因表达的影响［J］．体育科学，2012（1）．

［94］徐建方，冯连世，张漓，等．常压低氧耐力训练对肥胖大鼠 Visfatin 水平的影响［J］．体育科学，2014，34（2）．

［95］许猛，赵华，曾凡星．急性低氧暴露对大鼠骨骼肌 AMPK/TSC2/mTOR 信号通路的影响［J］．中国运动医学杂志，2015，34（7）．

［96］闫敏，关志峰，陈勇，等．西藏部分地区干部超重和肥胖患病情况与防治策略浅析［J］．实用预防医学，2007，14（2）．

［97］姚璐，谢谨，李松波，等．低氧和低氧训练对 AMPKα2 转基因小鼠骨骼肌 CPT－1 表达的影响［J］．北京体育大学学报，2011，34（1）．

［98］严尹鹏．我国高原训练基地的类型与特点［J］．城市建设理论研究（电子版），2012（4）．

［99］杨国愉，冯正直，汪涛．高原缺氧对心理功能的影响及防护［J］．中国行为医学科学，2003，12（4）．

［100］杨海平，王江民，梁薇，等．低氧、力竭运动对大鼠骨骼肌细胞凋亡及 bcl－2、bax 表达的影响［J］．广州体育学院学报，2009，29（4）．

［101］杨海平．低氧、运动对大鼠骨骼肌细胞凋亡及 bcl－2、bax 表达的影响［J］．广州体育学院学报，2006，25（6）．

［102］杨涛，黄庆愿，单发波，等．急性高原低氧和力竭运动对大鼠骨骼肌 AMPK 磷酸化水平的影响［J］．生理学报，2012，64（2）．

［103］杨夕霞，次仁措姆，于海涛，等．拉萨地区 30 421 例健康体检资料分析及预防干预［J］．西藏医药，2017，38（1）．

［104］叶鸣，贺道远，刘霞，等．低氧运动应激和适应对骨骼肌蛋白质合成的作用［J］．北京体育大学学报，2010（4）．

［105］尹文芳．低氧运动对肥胖儿童优化预测建模仿真［J］．计算机仿真，2017，34（3）．

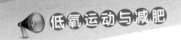
［106］于加倍，衣龙彦，胡扬．间歇低氧运动对模拟海拔 5 000m 人体氧化应激和抗氧化能力的影响［J］．武汉体育学院学报，2015，49（9）．

［107］于涛，常芸，赵鹏，等．亚高原训练对中国优秀女子举重运动员身体机能状态的影响［J］．体育科学，2016（12）．

［108］于亮，周越，陈晓萍，等．一次性力竭运动小鼠骨骼肌 AMPK 活性变化对自噬水平的影响［J］．武汉体育学院学报，2015，49（3）．

［109］岳晶晶，周芹，何庆，等．不同频率间歇低氧对 3T3－L1 脂肪细胞炎症因子和脂肪因子的影响［J］．天津医药，2011，40（4）．

［110］占翠，赵忠智，赵宏，等．青海海南藏族自治州居民超重肥胖情况调查［J］．中国公共卫生，2013，29（12）．

［111］张戈．高强度间歇训练：运动量和锻炼效果研究进展［J］．中国运动医学杂志，2016，35（2）．

［112］张国华．低氧运动下 AMPK 与体脂调节相关激素的研究进展［J］．成都体育学院学报，2011，37（1）．

［113］张杰，江倩，陈秀庆，等．低氧诱导大鼠肺静脉重塑及下调其过氧化物酶体增殖物受体 γ 的表达［J］．中华结核和呼吸杂志，2015，38（8）．

［114］张缨，周帆扬，田野，等．四周高住低训对外周血白细胞计数的影响［J］．北京体育大学学报，2004，27（9）．

［115］张勇，李之俊．模拟低住高练（LoHi）对自行车运动员免疫功能的影响［J］．体育科学，2005（11）．

［116］张玥，姜宁，苏丽，等．PPAR α 与运动改善脂质代谢的关系［J］．中国康复医学杂志，2008（6）．

［117］赵华，曾凡星，张漓．4 周低氧运动对骨骼肌 mTOR/p70S6K 通路的时程影响［J］．体育科学，2010（1）．

［118］赵永才，高炳宏，丁树哲．高住低练对游泳运动员红细胞免疫分子表达及功能的影响［J］．体育科学，2010，30（6）．

［119］周文婷，胡扬，徐飞，等．eNOS 基因多态性与急性高山病低氧运动习服效果的关联研究［J］．体育科学，2010，30（6）．

［120］周文婷，胡扬，徐飞．ANP 基因多态性对 AMS 发生及低氧习服效果的影响［J］．北京体育大学学报，2010（12）．

［121］周文婷，胡扬，徐飞．急性高山病发生与低氧运动习服中人血清 ET－1 水平及其基因多态性［J］．北京体育大学学报，2015，38（4）．

［122］邹志兵，郑澜．低氧训练促进心肌组织微血管生成的免疫组化研究［J］．山东体育学院学报，2010，26（1）．

［123］ANTUNES B MM, MONTEIRO P A, SILVEIRA L S, et al. Macronutrient intake is correlated with dyslipidemia and low－grade inflammation in childhood obesity but mostly in male obese［J］. Nutricion hospitalaria, 2015, 32（3）.

［124］ ARANY Z, HE H, LIN J, et al. Transcriptional coactivator PGC – 1α controls the energy state and contractile function of cardiac muscle ［J］. Cell metabolism, 2005, 1 (4).

［125］ ARMELLINI F, ZAMBONI M, ROBBI R, et al. The effects of high altitude trekking on body composition and resting metabolicrate ［J］. Hormone and metabolic research, 1997, 29 (9).

［126］ AYDIN S, AYDIN S, KULOGLU T, et al. Alterations of irisin concentrations in saliva and serum of obese and normal – weight subjects, before and after 45 min of a Turkish bath or running ［J］. Peptides, 2013, 50.

［127］ AYDIN S, KULOGLU T, AYDIN S, et al. Cardiac, skeletal muscle and serumirisin responses to with or without water exercise in young and old male rats: cardiac muscle produces more irisin than skeletal muscle ［J］. Peptides, 2014, 52.

［128］ AYDIN S, OGETURK M, KULOGLU T, et al. Effect of carnosine supplementation on apoptosis andirisin, total oxidant and antioxidants levels in the serum, liver and lung tissues in rats exposed to formaldehyde inhalation ［J］. Peptides, 2015, 64.

［129］ BAILEY D P, SMITH L R, CHRISMAS B C, et al. Appetite and gut hormone responses to moderate – intensity continuous exercise versus high – intensity interval exercise, in normoxic and hypoxic conditions ［J］. Appetite, 2015, 89.

［130］ BALYKIN M V, GENING T P, VINOGRADOV S N. Morphological and functional changes in overweight persons under combined normobaric hypoxia and physical training ［J］. Human physiology, 2004, 30 (2).

［131］ BARROSO E, RODRIGUEZ – CALVO R, SERRANO – MARCO L, et al. The PPARβ/δ activator GW501516 prevents the down – regulation of AMPK caused by a high – fat diet in liver and amplifies the PGC – 1α – Lipin 1 – PPARα pathway leading to increased fatty acid oxidation ［J］. Endocrinology, 2011, 152 (5).

［132］ BAAR K, WENDE A R, JONES T E, et al. Adaptations of skeletal muscle to exercise: rapid increase in the transcriptional coactivator PGC – 1 ［J］. The FASEB journal, 2002, 16 (14).

［133］ BENTON C R, NICKERSON J G, LALLY J, et al. Modest PGC – 1α overexpression in muscle in vivo is sufficient to increase insulin sensitivity and palmitate oxidation in subsarcolemmal, not intermyofibrillar, mitochondria ［J］. Journal of biological chemistry, 2008, 283 (7).

［134］ BERRYMAN C E, YOUNG A J, KARL J P, et al. Severe negative energy balance during 21 d at high altitude decreases fat – free mass regardless of dietary protein intake: a randomized controlled trial ［J］. The FASEB journal, 2017, 32 (2).

［135］ BHATTACHARYA I, DOMÍNGUEZ A P, DRÄGERT K, et al. Hypoxia potentiates tumor necrosis factor – α induced expression of inducible nitric oxide synthase and cyclooxygenase – 2 in white and brown adipocytes ［J］. Biochemical and biophysical research communications, 2015, 461 (2).

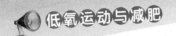

[136] BOGERS R P, BARTE J C M, SCHIPPER C M A, et al. Relationship between costs of lifestyle interventions and weight loss in overweight adults [J]. Obesity reviews, 2010, 11 (1).

[137] BORGER D R, GAVRILESCU L C, BUCUR M C, et al. AMP – activated protein kinase is essential for survival in chronic hypoxia [J]. Biochemical and biophysical research communications, 2008, 370 (2).

[138] BOSTRÖM P, WU J, JEDRYCHOWSKI M P, et al. A PGC1 – α – dependentmyokine that drives brown – fat – like development of white fat and thermogenesis [J]. Nature, 2012, 481 (7 382).

[139] BOUTELLIER U, DERIAZ O, DI PRAMPERO P E, et al. V. Aerobic performance at altitude: Effects of acclimatization and hematocrit with reference totraining [J]. International journal of sports medicine, 1990, 11 (S1).

[140] BOYER S J, BLUME F D. Weight loss and changes in body composition at highaltitude [J]. Journal of applied physiology, 1984, 57 (5).

[141] BUTTERFIELD G E, GATES J, FLEMING S, et al. Increased energy intake minimizes weight loss in men at high altitude [J]. Journal of applied physiology, 1992, 72 (5).

[142] CAO H. Adipocytokines in obesity and metabolic disease [J]. Journal of endocrinology, 2014, 220 (2).

[143] CARLING D, VIOLLET B. Beyond energy homeostasis: the expanding role of AMP – activated protein kinase in regulating metabolism [J]. Cell metabolism, 2015, 21 (6).

[144] CARRERAS A, KAYALI F, ZHANG J, et al. Metabolic effects of intermittent hypoxia in mice: steady versus high – frequency applied hypoxia daily duringthe rest period [J]. American journal of physiology – regulatory, integrative and comparative physiology, 2012, 303 (7).

[145] CHAACHOUAY H, FEHRENBACHER B, TOULANY M, et al. AMPK – independent autophagy promotesradioresistance of human tumor cells under clinical relevant hypoxia in vitro [J]. Radiotherapy and oncology, 2015, 116 (3).

[146] CHABOWSKI A, GÓRSKI J, CALLES – ESCANDON J, et al. Hypoxia – induced fatty acid transporter translocation increases fatty acid transport and contributes to lipid accumulation in the heart [J]. FEBS letters, 2006, 580 (15).

[147] CHAILLOU T, KOULMANN N, MEUNIER A, et al. Effect of hypoxia exposure on the recovery of skeletal muscle phenotype duringregeneration [J]. Molecular and cellular biochemistry, 2014, 390 (1 – 2).

[148] CHAILLOU T, KOULMANN N, SIMLER N, et al. Hypoxia transiently affects skeletal muscle hypertrophy in a functional overloadmodel [J]. American journal of physiology – regulatory, integrative and comparative physiology, 2012, 302 (5).

[149] CHAKRABORTI C K. Role of adiponectin and some other factors linking type 2 diabetes mellitus andobesity [J]. World journal of diabetes, 2015, 6 (15).

[150] CHEN C Y, TSAI Y L, KAO C L, et al. Effect of mild intermittent hypoxia on glucose tolerance, muscle morphology and AMPK – PGC – 1alphasignaling [J]. Chinese journal of physiology, 2010, 53 (1).

[151] CHEN S M, LIN H Y, KUO C H. Altitude Training Improves Glycemic Control [J]. The Chinese journal of physiology, 2013, 56 (4).

[152] CHEN Y C, LEE S D, HO L T, et al. The effects of altitude training on the AMPK – related glucose transport pathway in the red skeletal muscle of both lean and obeseZucker rats [J]. High altitude medicine & biology, 2011, 12 (4).

[153] CHEN Y C, LEE S D, HSIH S Y, et al. Perturbations of the stress – induced GLUT4 localization pathway in slow – twitch muscles of obeseZucker rats [J]. Journal of physiology and biochemistry, 2011, 67 (3).

[154] CHEN Z, HEIERHORST J, MANN R J, et al. Expression of the AMP – activated protein kinase β1 and β2 subunits in skeletal muscle [J]. FEBS letters, 1999, 460 (2).

[155] CHEUNG C, AKIYAMA T E, WARD J M, et al. Diminished hepatocellular proliferation in mice humanized for the nuclear receptor peroxisome proliferator – activated receptor α [J]. Cancer research, 2004, 64 (11).

[156] CHEUNG P C F, DAVIES S P, HARDIE D G, et al. Characterization of AMP – activated protein kinase γ – subunit isoforms and their role in AMP binding [J]. Biochemical journal, 2000, 346 (3).

[157] CHOI E S, KIM M K, SONG M K, et al. Association between serumirisin levels and non-alcoholic fatty liver disease in health screen examinees [J]. PloS one, 2014, 9 (10).

[158] CHOI S M, CHO H J, CHO H, et al. Stra13/DEC1 and DEC2 inhibit sterol regulatory element binding protein – 1c in a hypoxia – inducible factor – dependent mechanism [J]. Nucleic acids research, 2008, 36 (20).

[159] CHO H W, SHIN S, PARK J W, et al. Molecular characterization and expression analysis of the peroxisome proliferator activated receptor delta (PPARδ) gene before and after exercise in horse [J]. Asian – Australasian journal of animal sciences, 2015, 28 (5).

[160] CHUNG S Y, KAO C H, VILLARROYA F, et al. Bhlhe40 represses PGC – 1α activity on metabolic gene promoters in myogeniccells [J]. Molecular and cellular biology, 2015, 35 (14).

[161] COMBES A, DEKERLE J, WEBBORN N, et al. Exercise – induced metabolic fluctuations influence AMPK, p38MAPK and Ca MKII phosphorylation in human skeletal muscle [J]. Physiological reports, 2015, 3 (9).

[162] CRUNKHORN S. Metabolic disease: exercise hormone fights metabolic disease [J]. Nature reviews drug discovery, 2012, 11 (3).

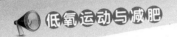

［163］CUNNINGHAM K F, BEESON G C, BEESON CC, et al. Estrogen – Related Receptor α（ERRα）is required for adaptive increases in PGC – 1 isoform expression during e-lectrically stimulated contraction of adult cardiomyocytes in sustained hypoxic conditions［J］. International journal of cardiology, 2015, 187.

［164］DANSINGER M L, GLEASON J A, GRIFFITH J L, et al. Comparison of the At-kins, Ornish, Weight Watchers, and Zone diets for weight loss and heart disease risk reduc-tion: a randomized trial［J］. Jama, 2005, 293（1）.

［165］DAVIS G R, STEPHENS J M, NELSON A G. Effect of 12 weeks ofperiodized re-sistance training upon total plasma adiponectin concentration in healthy young men［J］. The journal of strength & conditioning research, 2015, 29（11）.

［166］DERAVE W, AI H, IHLEMANN J, et al. Dissociation of AMP – activated pro-tein kinase activation and glucose transport in contracting slow – twitch muscle［J］. Diabetes, 2000, 49（8）.

［167］DESVERGNE B, WAHLI W. Peroxisome proliferator – activated receptors: nu-clear control of metabolism［J］. Endocrine reviews, 1999, 20（5）.

［168］DISANZO B L, YOU T. Effects of exercise training on indicators of adipose tissue angiogenesis and hypoxia in obese rats［J］. Metabolism, 2014, 63（4）.

［169］DONG G, LEE Y, JEONG J H, et al. Stilbenoids from Rheum undulatum protect hepatocytes against oxidative stress through AMPK activation［J］. Phytotherapy research, 2015, 29（10）.

［170］DUMONT M, STACK C, ELIPENAHLI C, et al. PGC – 1α overexpression exac-erbates β – amyloid and tau deposition in a transgenic mouse model of Alzheimer's disease［J］. The FASEB journal, 2014, 28（4）.

［171］EGAN B, CARSON B P, GARCIA – ROVES P M, et al. Exercise intensity – de-pendent regulation of peroxisome proliferator – activated receptor γ coactivator – 1α mRNA abun-dance is associated with differential activation of upstream signalling kinases in human skeletal-muscle［J］. The Journal of physiology, 2010, 588（10）.

［172］FAIN J N, COMPANY J M, BOOTH F W, et al. Exercise training does not in-crease muscle FNDC5 protein or mRNA expression inpigs［J］. Metabolism, 2013, 62（10）.

［173］FAISS R, LÉGER B, VESIN J M, et al. Significant molecular and systemic ad-aptations after repeated sprint training in hypoxia［J］. PloS one, 2013, 8（2）.

［174］FANG X, FETROS J, DADSON K E, et al. Leptin prevents the metabolic effects of adiponectin in L6myotubes［J］. Diabetologia, 2009, 52（10）.

［175］Feng L, Lu Y, Zhang L, et al. Effect of Hypoxic Training on Fatty Acid Oxcida-tion in Obese Rats［J］. The FASEB, 2013, 27（1_ supplement）.

［176］FINCK B N, KELLY D P. PGC – 1 coactivators: inducible regulators of energy-metabolism in health and disease［J］. The journal of clinical investigation, 2006, 116（3）.

［177］ FINCK B N，GROPLER M C，CHEN Z，et al. Lipin 1 is an inducible amplifier of the hepatic PGC – 1α/PPARα regulatory pathway ［J］. Cell metabolism, 2006, 4 (3).

［178］ FLAHERTY G, O'CONNOR R, JOHNSTON N. Altitude training for elite endurance athletes：A review for the travel medicine practitioner ［J］. Travel medicine and infectious disease, 2016, 14 (3).

［179］ FRANKS P W, HANSON R L, KNOWLER W C, et al. Childhood obesity, other cardiovascular risk factors, and premature death ［J］. New england journal of medicine, 2010, 362 (6).

［180］ FRIEDRICHSEN M, MORTENSEN B, PEHMØLLER C, et al. Exercise – induced AMPK activity in skeletal muscle：role in glucose uptake and insulinsensitivity ［J］. Molecular and cellular endocrinology, 2013, 366 (2).

［181］ FRYER L G, HAJDUCH E, RENCUREL F, et al. Activation of glucose transport by AMP – activated protein kinase via stimulation of nitric oxide synthase ［J］. Diabetes, 2000, 49 (12).

［182］ FU C, JIANG L, ZHU F, et al. Chronic intermittent hypoxia leads to insulin resistance and impaired glucose tolerance through dysregulation ofadipokines in non-obese rats ［J］. Sleep and breathing, 2015, 19 (4).

［183］ FUJII N, HAYASHI T, HIRSHMAN M F, et al. Exercise induces isoform – specific increase in 5' AMP – activated protein kinase activity in human skeletal muscle ［J］. Biochemical and biophysical research communications, 2000, 273 (3).

［184］ FUJIMOTO E, YAMAGUCHI W, TERADA S, et al. Change in PGC – 1α expression in rat skeletal muscle after low – intensity prolonged swimming exercise ［J］. Journal of physiological anthropology, 2011, 30 (1).

［185］ FULLER N R, COURTNEY R. A case of remission from pre-diabetes following intermittent hypoxic training ［J］. Obesity research & clinical practice, 2016, 10 (4).

［186］ FURUTA E, PAI S K, ZHAN R, et al. Fatty acid synthase gene is up – regulatedby hypoxia via activation of Akt and sterol regulatory element binding protein – 1 ［J］. Cancer research, 2008, 68 (4).

［187］ FUSCH C, GFRORER W, KOCH C, et al. Water turnover and body composition during long – term exposure to high altitude (4,900 – 7,600 m) ⌊J⌋. Journal of applied physiology, 1996, 80 (4).

［188］ FRITZ T, KRÄMER D K, KARLSSON H K R, et al. Low – intensity exercise increases skeletal muscle protein expression of PPARδ and UCP3 in type 2 diabetic patients ［J］. Diabetes/metabolism research and reviews, 2006, 22 (6).

［189］ GAMBOA J L, ANDRADE F H. Mitochondrial content and distribution changes specific to mouse diaphragm after chronicnormobaric hypoxia ［J］. American journal of physiology – regulatory, integrative and comparative physiology, 2009, 298 (3).

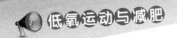

［190］GAMBOA J L, ANDRADE F H. Muscle endurance and mitochondrial function after chronicnormobaric hypoxia: contrast of respiratory and limb muscles ［J］. Pflügers archiv – european journal of physiology, 2012, 463 (2).

［191］GATTERER H, HAACKE S, BURTSCHER M, et al. Normobaric intermittent hypoxia over 8 months does not reduce body weight and metabolic risk factors—a randomized, single blind, placebo—controlled study in normobaric hypoxia and normobaric sham hypoxia ［J］. Obesity facts, 2015, 8 (3).

［192］GE R L, LUN G W H, CHEN Q H, et al. Comparisons of oxygen transport between Tibetan and Han residents at moderate altitude ［J］. Wilderness & environmental medicine, 1995, 6 (4).

［193］GONZALEZ – MUNIESA P, LOPEZ – PASCUAL A, DE ANDRES J, et al. Impact of intermittent hypoxia and exercise on blood pressure and metabolic features from obese subjects suffering sleep apnea – hypopnea syndrome ［J］. Journal of physiology and biochemistry, 2015, 71 (3).

［194］GRACEY A Y, LEE T H, HIGASHI R M, et al. Hypoxia – induced mobilization of stored triglycerides in the euryoxic goby Gillichthys mirabilis ［J］. Journal of experimental biology, 2011, 214 (18).

［195］GREEN H, MACDOUGALL J, TARNOPOLSKY M, et al. Downregulation of Na^+ – K^+ – ATPase pumps in skeletal muscle with training in normobaric hypoxia ［J］. Journal of applied physiology, 1999, 86 (5).

［196］GREENE N P, FLUCKEY J D, LAMBERT B S, et al. Regulators of blood lipids and lipoproteins? PPARδ and AMPK, induced by exercise, are correlated with lipids and lipoproteins in overweight/obese men and women ［J］. American Journal of Physiology – Endocrinology and Metabolism, 2012, 303 (10).

［197］GROSFELD A, ZILBERFARB V, TURBAN S, et al. Hypoxia increases leptin expression in human PAZ6 adiposecells ［J］. Diabetologia, 2002, 45 (4).

［198］GUILLAND J C, KLEPPING J. Nutritional alterations at high altitude in man ［J］. European journal of applied physiology and occupational physiology, 1985, 54 (5).

［199］GU Q, WANG B, ZHANG X F, et al. Chronic aerobic exercise training attenuates aortic stiffening and endothelial dysfunction through preservingaortic mitochondrial function in aged rats ［J］. Experimental gerontology, 2014, 56.

［200］GUTSAEVA D R, CARRAWAY M S, SULIMAN H B, et al. Transient hypoxia stimulates mitochondrial biogenesis in brainsubcortex by a neuronal nitric oxide synthase – dependent mechanism ［J］. Journal of neuroscience, 2008, 28 (9).

［201］HANDSCHIN C, CHIN S, LI P, et al. Skeletal muscle fiber – type switching, exercise intolerance, and myopathy in PGC – 1α muscle – specific knock – out animals ［J］. Journal of biological chemistry, 2007, 282 (41).

［202］HANDSCHIN C. Regulation of skeletal muscle cell plasticity by the peroxisome proliferator – activated receptor γ coactivator 1α ［J］. Journal of receptors and signal transduction, 2010, 30 (6).

[203] HANDSCHIN C, RHEE J, LIN J, et al. An autoregulatory loop controls peroxisome proliferator – activated receptor γ coactivator 1α expression in muscle [J]. Proceedings of the national academy of sciences, 2003, 100 (12).

[204] HAO Z, MA Y, WANG J, et al. Hypoxia promotes AMP – activated protein kinase (AMPK) and induces apoptosis in mouseosteoblasts [J]. International journal of clinical and experimental pathology, 2015, 8 (5).

[205] HARDIE D G, CARLING D, CARLSON M. The AMP – activated/SNF1 protein kinase subfamily: metabolic sensors of the eukaryotic cell? [J]. Annual Review of Biochemistry, 1998 (67).

[206] HAUSMAN G J, BASU U, DU M, et al. Intermuscular and intramuscular adipose tissues: bad vs. good adipose tissues [J]. Adipocyte, 2014, 3 (4).

[207] HAWLEY S A, DAVISON M, WOODS A, et al. Characterization of the AMP – activated protein kinase kinase from rat liver and identification of threonine 172 as the major site at which it phosphorylates AMP – activated protein kinase [J]. Journal of biological chemistry, 1996, 271 (44).

[208] HAYASHI T, HIRSHMAN M F, FUJII N, et al. Metabolic stress and altered glucose transport: activation of AMP – activated protein kinase as a unifying coupling mechanism [J]. Diabetes, 2000, 49 (4).

[209] HECKSTEDEN A, WEGMANN M, STEFFEN A, et al. Irisin and exercise training in humans – results from a randomized controlled training trial [J]. BMC medicine, 2013, 11 (1).

[210] HE Z, FENG L, ZHANG L, et al. Effects of hypoxic living and training on gene expression in an obese ratmodel [J]. Medicine and science in sports and exercise, 2012, 44 (6).

[211] HIUKKA A, MARANGHI M, MATIKAINEN N, et al. PPARα: an emerging therapeutic target in diabetic microvasculardamage [J]. Nature reviews endocrinology, 2010, 6 (8).

[212] HOLST D, LUQUET S, NOGUEIRA V, et al. Nutritional regulation and role of peroxisome proliferator – activated receptor δ in fatty acid catabolism in skeletal muscle [J]. Biochimica et biophysica acta – molecular and cell biology of lipids, 2003, 1633 (1).

[213] HONG J, KIM S, KIM H S. Hepatoprotective effects of soybean embryo by enhancing adiponectin – mediated AMP – activated protein kinase α pathway in high – fat and high – cholesterol diet – induced nonalcoholic fatty liver disease [J]. Journal of medicinal food, 2016, 19 (6).

[214] HORSCROFT J A, BURGESS S L, HU Y, et al. Altered oxygenutilisation in rat left ventricle and soleus after 14 days, but not 2 days, of environmental hypoxia [J]. PLoS One, 2015, 10 (9).

[215] HOWALD H, HOPPELER H. Performing at extreme altitude: muscle cellular and subcellular adaptations [J]. European journal of applied physiology, 2003, 90 (3 – 4).

[216] HOWALD H, PETTE D, SIMONEAU J A, et al. Ⅲ. Effects of chronic hypoxia on muscle enzymeactivities [J]. International journal of sports medicine, 1990, 11 (S1).

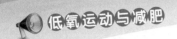

［217］HO J Y, KUO T Y, LIU K L, et al. Combining normobaric hypoxia with short – term resistance training has no additive beneficial effect on muscular performance and body composition ［J］. The journal of strength & conditioning research, 2014, 28 (4).

［218］HU L, ZHOU L, WU X, et al. Hypoxic preconditioning protectscardiomyocytes against hypoxia/reoxygenation injury through AMPK/eNOS/PGC – 1α signaling pathway ［J］. International journal of clinical and experimental pathology, 2014, 7 (11).

［219］HUH J Y, PANAGIOTOU G, MOUGIOS V, et al. FNDC5 andirisin in humans：Ⅰ. Predictors of circulating concentrations in serum and plasma and Ⅱ. mRNA expression and circulating concentrations in response to weight loss and exercise ［J］. Metabolism, 2012, 61 (12).

［220］HUTBER C A, HARDIE D G, WINDER W W. Electrical stimulation inactivates muscle acetyl – CoA carboxylase and increases AMP – activated protein kinase ［J］. American journal of physiology – endocrinology and metabolism, 1997, 272 (2).

［221］IGLESIAS D, ROSSO L G, VAINSTEIN N, et al. Vascular reactivity and biomarkers of endothelial function in healthy subjects exposed to acute hypobarichypoxia ［J］. Clinical biochemistry, 2015, 48 (16 – 17).

［222］IHSAN M, WATSON G, CHOO H C, et al. Postexercise muscle cooling enhances gene expression of PGC – 1α ［J］. Medicine & science in sports & exercise, 2014, 46 (10).

［223］ISHIMOTO K. Lipin 1 in lipid metabolism ［J］. Yakugaku zasshi, 2011, 131 (8).

［224］ISSEMANN I, GREEN S. Activation of a member of the steroid hormone receptor superfamily by peroxisome proliferators ［J］. Nature, 1990, 347.

［225］JÄGER S, HANDSCHIN C, PIERRE J S, et al. AMP – activated protein kinase (AMPK) action in skeletal muscle via direct phosphorylation of PGC – 1α ［J］. Proceedings of the national academy of sciences, 2007, 104 (29).

［226］JANG M K, SON Y, JUNG M H. ATF3 plays a role in adipocyte hypoxia – mediated mitochondria dysfunction inobesity ［J］. Biochemical and biophysical research communications, 2013, 431 (3).

［227］JANOVSKA A, HATZINIKOLAS G, STAIKOPOULOS V, et al. AMPK and ACC phosphorylation：effect of leptin, muscle fibre type and obesity ［J］. Molecular and cellular endocrinology, 2008, 284 (1 – 2).

［228］JUN J C, SHIN M K, YAO Q, et al. Acute hypoxia induces hypertriglyceridemia by decreasing plasma triglyceride clearance inmice ［J］. American journal of physiology – endocrinology and metabolism, 2012, 303 (3).

［229］KARL J P, COLE R E, BERRYMAN C E, et al. Appetite suppression and altered food preferences coincide with changes in appetite – mediating hormones duringenergy deficit at high altitude, but are not affected by protein intake ［J］. High altitude medicine & biology, 2018, 19 (2).

［230］KAYSER B，VERGES S. Hypoxia，energy balance and obesity：from pathophysi-ological mechanisms to new treatment strategies ［J］. Obesity reviews，2013，14（7）.

［231］KAYSER B. Nutrition and energetics of exercise ataltitude ［J］. Sports Medicine，1994，17（5）.

［232］KELLY D P. Irisin，light myfire ［J］. Science，2012，336（6 077）.

［233］KHALID M E M，ALI M E，ALI K Z M. Full-term birth weight and placental morphology at high and low altitude ［J］. International journal of gynecology & obstetrics，1997，57（3）.

［234］KIDANI Y，BENSINGER S J. Liver X receptor and peroxisome proliferator－acti-vated receptor as integrators of lipid homeostasis and immunity ［J］. Immunological reviews，2012，249（1）.

［235］KOBAYASHI H，OUCHI N，KIHARA S，et al. Selective suppression of endo-thelial cell apoptosis by the high molecular weight form of adiponectin ［J］. Circulation re-search，2004，94（4）.

［236］KOHLER H P，GRANT P J. Plasminogen－activator inhibitor type 1 and coronary artery disease ［J］. New England journal of medicine，2000，342（24）.

［237］KONG Z，ZANG Y，HU Y. Normobaric hypoxia training causes more weight loss than normoxia training after a 4-week residential camp for obese young adults ［J］. Sleep and breathing，2014，18（3）.

［238］KOVES T R，LI P，AN J，et al. Peroxisome proliferator－activated receptor－γ co－activator 1α－mediated metabolic remodeling of skeletal myocytes mimicsexercise training and reverses lipid－induced mitochondrial inefficiency ［J］. Journal of biological chemistry，2005，280（39）.

［239］LADDU D，DOW C，HINGLEM，et al. A review of evidence－based strategies to treat obesity in adults ［J］. Nutrition in clinical practice，2011，26（5）.

［240］LAGOUGE M，ARGMANN C，GERHART－HINES Z，et al. Resveratrol im-proves mitochondrial function and protects against metabolic disease by activating SIRT1 and PGC－1α ［J］. Cell，2006，127（6）.

［241］LAKER R C，LILLARD T S，OKUTSU M，et al. Exercise prevents maternal high－fat diet－induced hypermethylation of the Pgc－1α gene and age－dependent metabolic dysfunc-tion in the offspring ［J］. Diabetes，2014，63（5）.

［242］LAUBY－SECRETAN B，SCOCCIANTI C，LOOMIS D，et al. Body fatness and cancer—viewpoint of the IARC Working Group ［J］. New england journal of medicine，2016，375（8）.

［243］LEE C H，OLSON P，EVANS R M. Minireview：lipid metabolism，metabolic diseases，and peroxisome proliferator－activated receptors ［J］. Endocrinology，2003，144（6）.

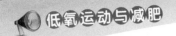

［244］LEVETT D Z, RADFORD E J, MENASSA D A, et al. Acclimatization of skeletal muscle mitochondria to high-altitude hypoxia during an ascent ofEverest ［J］. The FASEB journal, 2012, 26 (4).

［245］LEVINE B D, STRAY – GUNDERSEN J. "Living high – training low": effect of moderate – altitude acclimatization with low-altitude training on performance ［J］. Journal of applied physiology, 1997, 83 (1).

［246］LI G, WANG J, YE J, et al. PPARα protein expression was increased by four weeks of intermittent hypoxic training via AMPKα2 – dependent manner in mouse skeletalmuscle ［J］. PloS one, 2015, 10 (4).

［247］LI J, GRIGORYEV D N, YE S Q, et al. Chronic intermittent hypoxia upregulates genes of lipid biosynthesis in obese mice ［J］. Journal of applied physiology, 2005, 99 (5).

［248］LI J, THORNE L N, PUNJABI N M, et al. Intermittent hypoxia induces hyperlipidemia in leanmice ［J］. Circulation research, 2005, 97 (7).

［249］LI J, ZHANG Y, LIU Y, et al. PGC – 1α plays a major role in the anti – apoptotic effect of 15 – HETE in pulmonary artery endothelialcells ［J］. Respiratory physiology & neurobiology, 2015, 205.

［250］LI L, PAN R, LI R, et al. Mitochondrial biogenesis and peroxisome proliferator – activated receptor – γ coactivator – 1α (PGC – 1α) deacetylation by physical activity: intact adipocytokine signaling is required ［J］. Diabetes, 2011, 60 (1).

［251］LI Z, XU J, ZHENG P, et al. Hawthorn leaf flavonoids alleviate nonalcoholic fatty liver disease by enhancing the adiponectin/AMPKpathway ［J］. International journal of clinical and experimental medicine, 2015, 8 (10).

［252］LING Q, SAILAN W, RAN J, et al. The effect of intermittent hypoxia on bodyweight, serum glucose and cholesterol in obesity mice ［J］. Pakistan journal of biological sciences, 2008, 11 (6).

［253］LIPPL F J, NEUBAUER S, SCHIPFER S, et al. Hypobaric hypoxia causes body weight reduction in obese subjects ［J］. Obesity, 2010, 18 (4).

［254］LIRA V A, BENTON C R, YAN Z, et al. PGC – 1α regulation by exercise training and its influences on muscle function and insulinsensitivity ［J］. American journal of physiology – endocrinology and metabolism, 2010, 299 (2).

［255］LIU C, LIN J D. PGC – 1 coactivators in the control of energy metabolism ［J］. Acta biochimica et biophysica sinica, 2011, 43 (4).

［256］LIU J J, WONG M D S, TOY W C, et al. Lower circulating irisin is associated with type 2 diabetes mellitus ［J］. Journal of diabetes and its complications, 2013, 27 (4).

［257］LIRA V A, BENTON C R, YAN Z, et al. PGC – 1α regulation by exercise training and its influences on muscle function and insulin sensitivity ［J］. American Journal of Physiology – Endocrinology and Metabolism, 2010, 299 (2).

[258] LITTLE J P, SAFDAR A, BISHOP D, et al. An acute bout of high – intensity interval training increases the nuclear abundance of PGC – 1α and activates mitochondrial biogenesis in human skeletalmuscle [J]. American Journal of Physiology – Regulatory, Integrative and Comparative Physiology, 2011, 300 (6).

[259] LIU H, QIU H, XIAO Q, et al. Chronic hypoxia – induced autophagy aggravates the neuropathology of Alzheimer's disease through AMPK – mTOR signaling in the APP Swe/PS1 dE9 mouse model [J]. Journal of alzheimer's disease, 2015, 48 (4).

[260] LIU P, ZOU D, YI L, et al. Quercetin ameliorates hypobaric hypoxia – induced memory impairment through mitochondrial and neuron function adaptation via the PGC – 1αpathway [J]. Restorative neurology and neuroscience, 2015, 33 (2).

[261] LIU T Y, SHI C X, GAO R, et al. Irisin inhibits hepatic gluconeogenesis and increases glycogen synthesis via the PI3K/Akt pathway in type 2 diabetic mice and hepatocytes [J]. Clinical Science, 2015, 129 (10).

[262] LIU Y, MA Z, ZHAO C, et al. HIF – 1α and HIF – 2α are critically involved in hypoxia – induced lipid accumulation in hepatocytes through reducing PGC – 1α – mediated fatty acid β – oxidation [J]. Toxicology letters, 2014, 226 (2).

[263] LU H, GAO Z, ZHAO Z, et al. Transient hypoxia reprograms differentiating adipocytes for enhanced insulin sensitivity and triglycerideaccumulation [J]. International journal of obesity, 2016, 40 (1).

[264] LU K, WANG L, WANG C, et al. Effects of high – intensity interval versus continuous moderate – intensity aerobic exercise on apoptosis, oxidative stress and metabolism of the infarcted myocardium in a rat model [J]. Molecular medicine reports, 2015, 12 (2).

[265] LU Y, FENG L, XIE M, et al. Hypoxic living and exercise training alter adipose tissue leptin/leptin receptor inrats [J]. Frontiers in Physiology, 2016, 7.

[266] LU Y L, JING W, FENG L S, et al. Effects of hypoxic exercise training on microRNA expression and lipid metabolism in obese rat livers [J]. Journal of Zhejiang university (science b), 2014, 15 (9).

[267] LUQUET S, GAUDEL C, HOLST D, et al. Roles of PPAR delta in lipid absorption and metabolism: a new target for the treatment of type 2 diabetes [J]. Biochimica et biophysica acta – molecular basis of disease, 2005, 1740 (2).

[268] LUI M A, MAHALINGAM S, PATEL P, et al. High – altitude ancestry and hypoxia acclimation have distinct effects on exercise capacity and muscle phenotype in deermice [J]. American journal of physiology – regulatory, integrative and comparative physiology, 2015, 308 (9).

[269] MACKENZIE R, MAXWELL N, CASTLE P, et al. Intermittent exercise with and without hypoxia improves insulin sensitivity in individuals with type 2diabetes [J]. The journal of clinical endocrinology & metabolism, 2012, 97 (4).

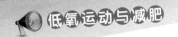

[270] MANIMMANAKORN A, HAMLIN M J, ROSS J J, et al. Effects of low – load resistance training combined with blood flow restriction or hypoxia on muscle function and performance in netball athletes [J]. Journal of science and medicine in sport, 2013, 16 (4).

[271] MARTINEZ – BELLO V E, SANCHIS – GOMAR F, NASCIMENTO A L, et al. Living at high altitude in combination with sea – level sprint training increases hematological parameters but does not improve performance in rats [J]. European journal of applied physiology, 2011, 111 (6).

[272] MAWSON J T, BRAUN B, ROCK P B, et al. Women at altitude: energy requirement at 4,300m [J]. Journal of applied physiology, 2000, 88 (1).

[273] MAZZATTI D, LIM F L, O'HARA A, et al. A microarray analysis of the hypoxia – induced modulation of gene expression in humanadipocytes [J]. Archives of physiology and biochemistry, 2012, 118 (3).

[274] MCBRIDE A, GHILAGABER S, NIKOLAEV A, et al. The glycogen – binding domain on the AMPK β subunit allows the kinase to act as a glycogensensor [J]. Cell metabolism, 2009, 9 (1).

[275] MINOKOSHI Y, ALQUIER T, FURUKAWA N, et al. AMP – kinase regulates foodintake by responding to hormonal and nutrient signals in the hypothalamus [J]. Nature, 2004, 428 (6 982).

[276] MIURA S, KAWANAKA K, KAI Y, et al. An increase in murine skeletal muscle peroxisome proliferator – activated receptor – γ coactivator – 1α (PGC – 1α) mRNA in response to exercise is mediated by β – adrenergic receptor activation [J]. Endocrinology, 2007, 148 (7).

[277] MOKDAD A H, FORD E S, BOWMAN B A, et al. Prevalence of obesity, diabetes, and obesity-related health risk factors, 2001 [J]. Jama, 2003, 289 (1).

[278] MOREL O E, AUBERT R, RICHALET J P, et al. Simulated high altitude selectively decreases protein intake and lean mass gain in rats [J]. Physiology & behavior, 2005, 86 (1).

[279] MORRIS E M, JACKMAN M R, MEERS G M E, et al. Reduced hepatic mitochondrial respiration following acute high – fat diet is prevented by PGC – 1α overexpression [J]. American journal of physiology – gastrointestinal and liver physiology, 2013, 305 (11).

[280] MORTOLA J P, FRAPPELL P B, AGUERO L, et al. Birth weight and altitude: a study in Peruvian communities [J]. The journal of pediatrics, 2000, 136 (3).

[281] MUSI N, HAYASHI T, FUJII N, et al. AMP – activated protein kinase activity and glucose uptake in rat skeletal muscle [J]. American journal of physiology – endocrinology and metabolism, 2001, 280 (5).

[282] MUSI N, YU H, GOODYEAR L J. AMP – activated protein kinase regulation and action in skeletal muscle during exercise [J]. Biochemical society transactions, 2003, 31 (1).

［283］NAKAMURA M T, YUDELL B E, LOOR JJ. Regulation of energy metabolism by long-chain fatty acids ［J］. Progress in lipid research, 2014, 53.

［284］NARKAR V A, DOWNES M, RUTH T Y, et al. AMPK and PPARδ agonists are exercise mimetics ［J］. Cell, 2008, 134 (3).

［285］NETZER N C, CHYTRA R, KÜPPER T. Low intense physical exercise in normobaric hypoxia leads to more weight loss in obese people than low intense physical exercise in normobaric sham hypoxia ［J］. Sleep and breathing, 2008, 12 (2).

［286］NETZER N, GATTERER H, FAULHABER M, et al. Hypoxia, oxidative stress andfat ［J］. Biomolecules, 2015, 5 (2).

［287］NG M, FLEMING T, ROBINSON M, et al. Global, regional, and national prevalence of overweight and obesity in children and adults during 1980 – 2013: a systematic analysis for the Global Burden of Disease Study 2013 ［J］. The lancet, 2014, 384 (9 945).

［288］NGUMBELA K C, SACK M N, ESSOP M F. Counter – regulatory effects of incremental hypoxia on the transcription of a cardiac fatty acid oxidation enzyme – encoding gene ［J］. Molecular and cellular biochemistry, 2003, 250 (1 – 2).

［289］NIEDERBERGER E, KING T S, RUSSE O Q, et al. Activation of AMPK and its impact on exercise capacity ［J］. Sports medicine, 2015, 45 (11).

［290］NORBOO T, STOBDAN T, TSERING N, et al. Prevalence of hypertension at high altitude: cross-sectional survey inLadakh, Northern India 2007 – 2011 ［J］. BMJ open, 2015, 5 (4).

［291］NORDSBORG N B, LUNDBY C, LEICK L, et al. Relative workload determines exercise – induced increases in PGC – 1alpha mRNA ［J］. Medicine and science in sports and exercise, 2010, 42 (8).

［292］NORHEIM F, LANGLEITE T M, HJORTH M, et al. The effects of acute and chronic exercise on PGC-1α, irisin and browning of subcutaneous adipose tissue in humans ［J］. The FEBS journal, 2014, 281 (3).

［293］NORRBOM J, SÄLLSTEDT E K, FISCHER H, et al. Alternative splice variant PGC – 1α – b is strongly induced by exercise in human skeletal muscle ［J］. American journal of physiology – endocrinology and metabolism, 2011, 301 (6).

［294］OKUMIYA K, SAKAMOTO R, ISHIMOTO Y, et al. Glucose intolerance associated with hypoxia in people living at high altitudes in the Tibetan highland ［J］. BMJ open, 2016, 6 (2).

［295］OLIVE J E, WATERHOUSE N. Birmingham medical research expeditionary society 1977 expedition: psychological aspects of acute mountainsickness ［J］. Postgraduate medical journal, 1979, 55 (645).

［296］OLIVEIRA N R C, MARQUES S O, LUCIANO T F, et al. Treadmill training increases SIRT – 1 and PGC – 1α protein levels and AMPK phosphorylation in quadriceps of middle – aged rats in an intensity – dependent manner ［J］. Mediators of inflammation, 2014 (2014).

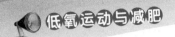

[297] OTABE S, YUAN X, FUKUTANI T, et al. Overexpression of human adiponectin in transgenic mice results in suppression of fat accumulation and prevention of premature death by high – caloriediet [J]. American journal of physiology-endocrinology and metabolism, 2007, 293 (1).

[298] OVERTON J D, ADAMS G S, MCCALL R D, et al. High energy phosphate concentrations and AMPK phosphorylation in skeletal muscle from mice with inherited differences in hypoxic exercisetolerance [J]. Comparative biochemistry and physiology part a: molecular & integrative physiology, 2009, 152 (4).

[299] PALACIOS O M, CARMONA JJ, MICHAN S, et al. Diet and exercise signals regulate SIRT3 and activate AMPK and PGC – 1α in skeletal muscle [J]. Aging, 2009, 1 (9).

[300] PEKKALA S, WIKLUND P K, HULMI JJ, et al. Are skeletal muscle FNDC5 gene expression and irisin release regulated by exercise and related to health? [J]. The journal of physiology, 2013, 591 (21).

[301] PEREIRA R O, WENDE A R, CRUM A, et al. Maintaining PGC – 1α expression following pressure overload – induced cardiac hypertrophy preserves angiogenesis but not contractile or mitochondrial function [J]. The FASEB journal, 2014, 28 (8).

[302] PHAN J, PÉTERFY M, REUE K. Lipin expression preceding peroxisome proliferator – activated receptor – γ is critical for adipogenesis in vivo and in vitro [J]. Journal of biological chemistry, 2004, 279 (28).

[303] PHAN J, REUE K. Lipin, a lipodystrophy and obesity gene [J]. Cell metabolism, 2005, 1 (1).

[304] PHILP A, MACKENZIE M G, BELEW M Y, et al. Glycogen content regulates peroxisome proliferator activated receptor – β (PPAR – β) activity in rat skeletal muscle [J]. PLoS One, 2013, 8 (10).

[305] PIGUET A C, STROKA D, ZIMMERMANN A, et al. Hypoxia aggravates non-alcoholicsteatohepatitis in mice lacking hepatocellular PTEN [J]. Clinical science, 2010, 118 (6).

[306] PINO E, WANG H, MCDONALD M E, et al. Roles for peroxisome proliferator – activated receptor γ (PPARγ) and PPARγ coactivators 1α and 1β in regulating response of white and brown adipocytes to hypoxia [J]. Journal of biological chemistry, 2012, 287 (22).

[307] POHER A L, ALTIRRIBA J, VEYRAT – DUREBEX C, et al. Brown adipose tissue activity as a target for the treatment of obesity/insulinresistance [J]. Frontiers in physiology, 2015, 6 (4).

[308] POWELKA A M, SETH A, VIRBASIUS J V, et al. Suppression of oxidative metabolism and mitochondrial biogenesis by the transcriptional corepressor RIP140 in mouse adipocytes [J]. The journal of clinical investigation, 2006, 116 (1).

［309］PUIGSERVER P, RHEE J, LIN J, et al. Cytokine stimulation of energy expenditure through p38 MAP kinase activation of PPARγ coactivator – 1 ［J］. Molecular cell, 2001, 8 (5).

［310］PUIGSERVER P, WU Z, PARK C W, et al. A cold – inducible coactivator of nuclear receptors linked to adaptive thermogenesis ［J］. Cell, 1998, 92 (6).

［311］QUELLE F W, SIGMUND C D. PPARγ: no SirT, no service ［J］. Circulation research, 2013, 112 (3).

［312］RAFF H, BRUDER E D, JANKOWSKI B M, et al. Effect of neonatal hypoxia onleptin, insulin, growth hormone and body composition in the rat ［J］. Hormone and metabolic research, 2001, 33 (3).

［313］RAMJIAWAN A, BAGCHI R A, BLANT A, et al. Roles of histonedeacetylation and AMP kinase in regulation of cardiomyocyte PGC – 1α gene expression in hypoxia ［J］. American journal of physiology – cell physiology, 2013, 304 (11).

［314］RASMUSSEN B B, WINDER W W. Effect of exercise intensity on skeletal muscle malonyl – CoA and acetyl – CoA carboxylase ［J］. Journal of applied physiology, 1997, 83 (4).

［315］RASMUSSEN B B, HANCOCK C R, WINDER W W. Postexercise recovery of skeletal muscle malonyl – CoA, acetyl – CoA carboxylase, and AMP – activated protein kinase ［J］. Journal of applied physiology, 1998, 85 (5).

［316］RAZEGHI P, YOUNG M E, ABBASI S, et al. Hypoxia in vivo decreases peroxisome proliferator – activated receptor α – regulated gene expression in ratheart ［J］. Biochemical and biophysical research communications, 2001, 287 (1).

［317］REGNAULT T R H, ZHAO L, CHIU J SS, et al. Peroxisome proliferator – activated receptor – ∕, – agonists and resveratrol modulate hypoxia induced changes in nuclear receptor activators of muscle oxidative metabolism ［J］. PPAR research, 2010, 2010.

［318］REMELS A H, GOSKER H R, SCHRAUWEN P, et al. Peroxisome proliferator – activated receptors: a therapeutic target in COPD? ［J］. European Respiratory Journal, 2008, 31 (3).

［319］RICHALET J P, LARMIGNAT P, POITRINE E, et al. Physiological risk factors for severe high-altitude illness: a prospective cohortstudy ［J］. American journal of respiratory and critical care medicine, 2012, 185 (2).

［320］ROBIDOUX J, CAO W, QUAN H, et al. Selective activation of mitogen – activated protein (MAP) kinase kinase 3 and p38α MAP kinase is essential for cyclic AMP – dependent UCP1 expression in adipocytes ［J］. Molecular and cellular biology, 2005, 25 (13).

［321］ROSS R, BRADSHAW A J. The future of obesity reduction: beyond weight loss ［J］. Nature reviews endocrinology, 2009, 5 (6).

［322］SÁINZ N, BARRENETXE J, MORENO – ALIAGA M J, et al. Leptin resistance and diet – induced obesity: central and peripheral actions ofleptin ［J］. Metabolism, 2015, 64 (1).

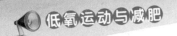

[323] SAKAMOTO K, GORANSSON O, HARDIE D G, et al. Activity of LKB1 and AMPK – related kinases in skeletal muscle: effects of contraction, phenformin, and AICAR [J]. American journal of physiology – endocrinology and metabolism, 2004, 287 (2).

[324] SALEEM A, SAFDAR A, HAIKALIS M, et al. Exercise – induced amelioration of diet – induced obesity and diabetes is not regulated byirisin [J]. The FASEB Journal, 2015, 29 (1_supplement).

[325] SALT I, CELLER J W, HAWLEY S A, et al. AMP – activated protein kinase: greater AMP dependence, and preferential nuclear localization, of complexes containing the alpha2 isoform [J]. Biochemical Journal, 1998, 334 (1).

[326] SAMY D M, ISMAIL C A, NASSRA R A. Circulatingirisin concentrations in rat models of thyroid dysfunction—effect of exercise [J]. Metabolism, 2015, 64 (7).

[327] SANCHIS – GOMAR F, PEREZ – QUILIS C. The p38 – PGC – 1α – irisin – betatrophin axis: Exploring new pathways in insulin resistance [J]. Adipocyte, 2014, 3 (1).

[328] SANO S, IZUMI Y, YAMAGUCHI T, et al. Lipid synthesis is promoted by hypoxic adipocyte – derived exosomes in 3T3 – L1 cells [J]. Biochemical and biophysical research communications, 2014, 445 (2).

[329] SCARPULLA R C. Metabolic control of mitochondrial biogenesis through the PGC – 1 family regulatory network [J]. Biochimica et biophysica acta (bba) – molecular cell research, 2011, 1813 (7).

[330] SEO S, LEE M S, CHANG E, et al. Rutin increases muscle mitochondrial biogenesis with AMPK activation in high – fat diet – induced obese rats [J]. Nutrients, 2015, 7 (9).

[331] SHAN T, LIANG X, BI P, et al. Myostatin knockout drives browning of white adipose tissue through activating the AMPK – PGC1α – Fndc5 pathway in muscle [J]. The FASEB journal, 2013, 27 (5).

[332] SHARMA A, SINGH S B, PANJWANI U, et al. Effect of a carbohydrate supplement on feedingbehaviour and exercise in rats exposed to hypobaric hypoxia [J]. Appetite, 2002, 39 (2).

[333] SHARMA N, CASTORENA C M, CARTEE G D. Greater insulin sensitivity in calorie restricted rats occurs with unaltered circulating levels of several importantmyokines and cytokines [J]. Nutrition & metabolism, 2012, 9 (1).

[334] SHARMA S, TAEGTMEYER H, ADROGUE J, et al. Dynamic changes of gene expression in hypoxia – induced right ventricularhypertrophy [J]. American journal of physiology – heart and circulatory physiology, 2004, 286 (3).

[335] SHIBATA R, OUCHI N, KIHARA S, et al. Adiponectin stimulates angiogenesis in response to tissue ischemia through stimulation of amp – activated protein kinase signaling [J]. Journal of biological chemistry, 2004, 279 (27).

[336] SHIN J H, KO H S, KANG H, et al. PARIS (ZNF746) repression of PGC – 1α contributes to neurodegeneration in Parkinson's disease [J]. Cell, 2011, 144 (5).

［337］SHOAG J, ARANY Z. Regulation of hypoxia - inducible genes by PGC - 1α［J］. Arteriosclerosis, thrombosis, and vascular biology, 2010, 30 (4).

［338］SILVENNOINEN M, AHTIAINEN J P, HULMI J J, et al. PGC - 1 isoforms and their target genes are expressed differently in human skeletal muscle following resistance and endurance exercise［J］. Physiological reports, 2015, 3 (10).

［339］SIMLER N, MALGOYRE A, KOULMANN N, et al. Hypoxic stimulus alters hypothalamic AMP - activated protein kinase phosphorylation concomitant tohypophagia［J］. Journal of applied physiology, 2007, 102 (6).

［340］SIQUES P, BRITO J, NAVEAS N, et al. Plasma and liver lipid profiles in rats exposed to chronic hypobaric hypoxia: Changes in metabolicpathways［J］. High altitude medicine & biology, 2014, 15 (3).

［341］SKEFFINGTON K L, HIGGINS J S, MAHMOUD A D, et al. Hypoxia, AMPK activationand uterine artery vasoreactivity［J］. The journal of physiology, 2016, 594 (5).

［342］SLIVKA D R, HEESCH M W S, DUMKE C L, et al. Human skeletal musclemRNAResponse to a single hypoxic exercise bout［J］. Wilderness & environmental medicine, 2014, 25 (4).

［343］SLOT I G M, SCHOLS A M W J, DE THEIJE CC, et al. Alterations in skeletal muscle oxidative phenotype in mice exposed to 3 weeks of normobaric hypoxia［J］. Journal of cellular physiology, 2016, 231 (2).

［344］SLOT I G M, SCHOLS A M W J, VOSSE B A H, et al. Hypoxia differentially regulates muscle oxidative fiber type and metabolism in a HIF - 1α - dependentmanner［J］. Cellular signalling, 2014, 26 (9).

［345］SMITH B K, MUKAI K, LALLY J S, et al. AMP - activated protein kinase is required for exercise - induced peroxisome proliferator - activated receptor γ co - activator 1α translocation to subsarcolemmal mitochondria in skeletal muscle［J］. The journal of physiology, 2013, 591 (6).

［346］SOKKA A L, PUTKONEN N, MUDO G, et al. Endoplasmic reticulum stress inhibition protects against excitotoxic neuronal injury in the rat brain［J］. Journal of neuroscience, 2007, 27 (4).

［347］SRIWIJITKAMOL A, IVY J L, CHRIST - ROBERTS C, et al. LKB1 - AMPK signaling in muscle from obese insulin - resistant Zucker rats and effects of training［J］. American journal of physiology - endocrinology and metabolism, 2006, 290 (5).

［348］ST - PIERRE J, DRORI S, ULDRY M, et al. Suppression of reactive oxygen species and neurodegeneration by the PGC - 1 transcriptional coactivators［J］. Cell, 2006, 127 (2).

［349］STEINBERG G R, RUSH J W E, DYCK D J. AMPK expression and phosphorylation are increased in rodent muscle after chronic leptin treatment［J］. American journal of physiology - endocrinology and metabolism, 2003, 284 (3).

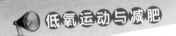

［350］STENGEL A, HOFMANN T, GOEBEL – STENGEL M, et al. Circulating levels of irisin in patients with anorexia nervosa and different stages of obesity – correlation with body mass index ［J］. Peptides, 2013, 39.

［351］SUVIOLAHTI E, REUE K, CANTOR R M, et al. Cross-species analyses implicateLipin 1 involvement in human glucose metabolism ［J］. Human molecular genetics, 2005, 15 (3).

［352］SUZUKI J. Short-duration intermittent hypoxia enhances endurance capacity by improving muscle fatty acid metabolism in mice ［J］. Physiological reports, 2016, 4 (7).

［353］TACHTSIS B, SMILES W J, LANE S C, et al. Acute endurance exercise induces nuclear p53 abundance in human skeletalmuscle ［J］. Frontiers in physiology, 2016, 7.

［354］TADAISHI M, MIURA S, KAI Y, et al. Effect of exercise intensity and AICAR on isoform – specific expressions of murine skeletal muscle PGC – 1α mRNA：a role of β2 – adrenergic receptor activation ［J］. American journal of physiology – endocrinology and metabolism, 2010, 300 (2).

［355］TAYLOR C T. Interdependent roles for hypoxia inducible factor and nuclear factor – κB in hypoxic inflammation ［J］. The journal of physiology, 2008, 586 (17).

［356］TAYLOR E B, HURST D, GREENWOOD L J, et al. Endurance training increases LKB1 and MO25 protein but not AMP – activated protein kinase kinase activity in skeletal muscle ［J］. American journal of physiology – endocrinology and metabolism, 2004, 287 (6).

［357］TEMPLEMAN N M, BEAUDRY J L, LE MOINE C M R, et al. Chronic hypoxia – and cold – induced changes in cardiac enzyme and gene expression in CD – 1 mice ［J］. Biochimica et biophysica acta, 2010, 1 800 (12).

［358］TERADA S, KAWANAKA K, GOTO M, et al. Effects of high – intensity intermittent swimming on PGC – 1α protein expression in rat skeletal muscle ［J］. Acta physiologica scandinavica, 2005, 184 (1).

［359］THOM R, ROWE G C, JANG C, et al. Hypoxic induction of vascular endothelial growth factor (VEGF) and angiogenesis in muscle by truncated peroxisome proliferator – activated receptor γ coactivator (PGC) – 1α ［J］. Journal of biological chemistry, 2014, 289 (13).

［360］TIMMONS J A, BAAR K, DAVIDSEN P K, et al. Isirisin a human exercise gene? ［J］. Nature, 2012, 488 (7 413).

［361］TIN′ KOV A N, AKSENOV V A. Effects of intermittent hypobaric hypoxia on blood lipid concentrations in male coronary heart diseasepatients ［J］. High altitude medicine & biology, 2002, 3 (3).

［362］TOMAS E, TSAO T S, SAHA A K, et al. Enhanced muscle fat oxidation and glucose transport by ACRP30 globular domain：Acetyl – CoA carboxylase inhibition and AMP – activated protein kinaseactivation ［J］. Proceedings of the national academy of sciences, 2002, 99 (25).

[363] TONG L. Acetyl – coenzyme A carboxylase: crucial metabolic enzyme and attractive target for drugdiscovery [J]. Cellular and molecular life sciences, 2005, 62 (16).

[364] TOSELLI S, TARAZONA – SANTOS E, PETTENER D. Body size, composition, and blood pressure of high – altitude Quechua from the Peruvian Central Andes (Huancavelica, 3,680 m) [J]. American journal of human biology, 2001, 13 (4).

[365] URDAMPILLETA A, GONZÁLEZ – MUNIESA P, PORTILLO M P, et al. Usefulness of combining intermittent hypoxia and physical exercise in the treatment of obesity [J]. Journal of physiology and biochemistry, 2012, 68 (2).

[366] VAN HARMELEN V, RYDÉN M, SJÖLIN E, et al. A role oflipin in human obesity and insulin resistance: relation to adipocyte glucose transport and GLUT4 expression [J]. Journal of lipid research, 2007, 48 (1).

[367] VILLENA J A, VIOLLET B, ANDREELLI F, et al. Induced adiposity and adipocyte hypertrophy in mice lacking the AMP – activated protein kinase – α2 subunit [J]. Diabetes, 2004, 53 (9).

[368] VOGT M, HOPPELER H. Is hypoxia training good for muscles and exercise performance? [J]. Progress in cardiovascular diseases, 2010, 52 (6).

[369] VOGT M, PUNTSCHART A, GEISER J, et al. Molecular adaptations in human skeletal muscle to endurance training under simulated hypoxic conditions [J]. Journal of applied physiology, 2001, 91 (1).

[370] WADLEY G D, LEE – YOUNG R S, CANNY B J, et al. Effect of exercise intensity and hypoxia on skeletal muscle AMPK signaling and substrate metabolism inhumans [J]. American journal of physiology – endocrinology and metabolism, 2006, 290 (4).

[371] WANG Q, LI L, LI C Y, et al. SIRT3 protects cells from hypoxia via PGC – 1α – andMnSOD – dependent pathways [J]. Neuroscience, 2015, 286.

[372] WANG R, LIU D, WANG X, et al. The effect of "sleep high and trainlow" on weight loss in overweight Chinese adolescents: study protocol for a randomized controlled trial [J]. Trials, 2014, 15 (1).

[373] WIESNER S, HAUFE S, ENGELI S, et al. Influences of normobaric hypoxia training on physical fitness and metabolic risk markers in overweight to obese subjects [J]. Obesity, 2010, 18 (1).

[374] WILBER R L. Current trends in altitude training [J]. Sports medicine, 2001, 31 (4).

[375] WINDER W W. Energy – sensing and signaling by AMP – activated protein kinase in skeletal muscle [J]. Journal of applied physiology, 2001, 91 (3).

[376] WINDER W W, HARDIE D G. Inactivation of acetyl – CoA carboxylase and activation of AMP – activated protein kinase in muscle during exercise [J]. American journal of physiology – endocrinology and metabolism, 1996, 270 (2).

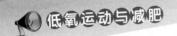

[377] WOJTASZEWSKI J F P, NIELSEN P, HANSEN B F, et al. Isoform – specific and exercise intensity – dependent activation of 5' – AMP – activated protein kinase in human skeletal muscle [J]. The journal of physiology, 2000, 528 (1).

[378] WRANN C D, WHITE J P, SALOGIANNNIS J, et al. Exercise induces hippocampal BDNF through a PGC – 1α/FNDC5pathway [J]. Cell metabolism, 2013, 18 (5).

[379] WRIGHT D C, GEIGER P C, HOLLOSZY J O, et al. Contraction – and hypoxia – stimulated glucose transport is mediated by a Ca^{2+} – dependent mechanism in slow – twitch rat soleus muscle [J]. American journal of physiology – endocrinology and metabolism, 2005, 288 (6).

[380] YAKEU G, BUTCHER L, ISA S, et al. Low – intensity exercise enhances expression of markers of alternative activation in circulating leukocytes: roles of PPARγ and Th2 cytokines [J]. Atherosclerosis, 2010, 212 (2).

[381] YAMAUCHI T, KAMON J, ITO Y, et al. Cloning of adiponectin receptors that mediate antidiabetic metaboliceffects [J]. Nature, 2003, 423 (6 941).

[382] YANG Q, HUANG G, TIAN Q, et al. "Living High – Training Low" improved weight loss and glucagon – like peptide – 1 level in a 4- week weight loss program in adolescents with obesity: A pilotstudy [J]. Medicine, 2018, 97 (8).

[383] YE J, GAO Z, YIN J, et al. Hypoxia is a potential risk factor for chronic inflammation and adiponectin reduction in adipose tissue ofob/ob and dietary obese mice [J]. American journal of physiology – endocrinology and metabolism, 2007, 293 (4).

[384] YIN W, SIGNORE A P, IWAI M, et al. Rapidly increased neuronal mitochondrial biogenesis after hypoxic – ischemic braininjury [J]. Stroke, 2008, 39 (11).

[385] YINGZHONG Y, DROMA Y, RILI G, et al. Regulation of body weight by leptin, with special reference to hypoxia – inducedregulation [J]. Internal medicine, 2006, 45 (16).

[386] YI X, CAO S, CHANG B, et al. Effects of acute exercise and chronic exercise on the liver leptin – AMPK – ACC signaling pathway in rats with type 2diabetes [J]. Journal of diabetes research, 2013 (11).

[387] YOON M. The role of PPARα in lipid metabolism and obesity: focusing onthe effects of estrogen on PPARα actions [J]. Pharmacological Research, 2009, 60 (3).

[388] YUAN F, LEI Y, WANG Q, et al. Moderate ethanol administration accentuatescardiomyocyte contractile dysfunction and mitochondrial injury in high fat diet – induced obesity [J]. Toxicology letters, 2015, 233 (3).

[389] ZECHNER C, LAI L, ZECHNER J F, et al. Total skeletal muscle PGC – 1 deficiency uncouples mitochondrial derangements from fiber type determination and insulin sensitivity [J]. Cell metabolism, 2010, 12 (6).

[390] ZHANG Y, LI R, MENG Y, et al. Irisin stimulates browning of white adipocytes through mitogen – activated protein kinase p38 MAP kinase and ERK MAP kinase signaling [J]. Diabetes, 2014, 63 (2).

ANG Y，HUYPENS P，ADAMSON A W，et al. Alternative mRNA splicing novel biologically active short isoform of PGC－1α［J］. Journal of biological chemist, 2009，284（47）.

［392］ZHU L，WANG Q，ZHANG L，et al. Hypoxia induces PGC－1α expression and mitochondrial biogenesis in the myocardium of TOFpatients［J］. Cell research，2010，20（6）.

［393］ZHOU G，MYERS R，LI Y，ET al. Role of AMP－activated protein kinase in mechanism of metformin action［J］. The journal of clinical investigation，2001，108（8）.

［394］ZOLL J，PONSOT E，DUFOUR S，et al. Exercise training in normobaric hypoxia in endurance runners. III. Muscular adjustments of selected gene transcripts［J］. Journal of applied physiology，2006，100（4）.

三、论文

［1］陈双. 低氧训练对肥胖大鼠脑组织线粒体能量代谢的影响［D］. 西安：西安体育学院，2016.

［2］贡晨. 肥胖大鼠低氧训练减体重研究［D］. 芜湖：安徽师范大学，2014.

［3］姜永波. 高住高练低训对青少儿减肥作用的实验研究［D］. 北京：北京体育大学，2013.

［4］荆文. 低氧训练对高脂饮食大鼠肝脏 microRNA 表达及脂代谢的调节研究［D］. 上海：上海体育学院，2014.

［5］雷雨. 低氧及低氧结合运动对肥胖大鼠身体成分的影响及机制研究［D］. 广州：华南师范大学，2007.

［6］刘花层. 高住低训对足球运动员血清瘦素和血脂的影响［D］. 北京：北京体育大学，2007.

［7］刘晓鹏. 间歇性低氧运动处方对单纯性肥胖儿童体成分和骨代谢的影响［D］. 开封：河南大学，2015.

［8］路瑛丽. 高住高练对肥胖大鼠脂代谢的影响及机制研究［D］. 北京：北京体育大学，2013.

［9］毛孙忠. 高原习服过程中骨骼肌脂肪氧化利用特点、机制及意义［D］. 重庆：陆军军医大学，2008.

［10］倪倩. 高原习服中大鼠肝脏葡萄糖、脂肪酸代谢特点及机制［D］. 兰州：兰州大学，2014.

［11］王彬华. 基于常压低氧舱的人的低氧耐力调控与评价方法研究［D］. 济南：山东大学，2016.

［12］王姣. PPARa 激动剂联合全反式维甲酸通过 P38MAPK 信号通路促使小鼠白色脂肪细胞向棕色脂肪细胞转化［D］. 郑州：郑州大学，2014.

［13］王娟. 低氧暴露对大鼠摄食行为的影响［D］. 杭州：杭州师范大学，2013.

［14］王先. 低氧环境对肥胖男青年最大脂代谢水平的影响［D］. 石家庄：河北师范大学，2015.

［15］吴娜娜. 低氧舱睡眠结合运动与饮食控制对肥胖青少年食欲调节激素的影响［D］. 上海：上海体育学院，2015.

［16］徐建方. 常压低氧耐力训练对营养性肥胖大鼠体重及糖代谢的影响［D］. 上海：上海体育学院，2011.

［17］姚远. 低氧环境下间歇耐力运动对肥胖大鼠体成分、瘦素、胰岛素抵抗的影响［D］. 芜湖：安徽师范大学，2017.

［18］禹尚美. 低氧及低氧训练对大鼠身体脂肪代谢的影响［D］. 北京：北京体育大学，2015.

［19］张荷. 低氧运动对肥胖大鼠骨骼肌胰岛素抵抗的影响及小窝蛋白的作用［D］. 北京：北京体育大学，2016.

［20］张辉. 低氧运动对肥胖大鼠体重控制及其骨骼肌线粒体自噬影响的研究［D］. 曲阜：曲阜师范大学，2016.

［21］朱磊. 低氧训练诱导 miR - 27/PPARγ、miR - 122/PPARβ 调控肥胖大鼠肝脏脂代谢机理的研究［D］. 上海：上海体育学院，2016.

四、其他

［1］胡扬. 低氧训练与健康促进［C］//第二届中国多巴高原训练与健康国际研讨会论文摘要集. 西宁：第二届中国多巴高原训练与健康国际研讨会，2011.

［2］李然，张铭，刘智. 低氧减肥的研究展望［C］// 2010 年"科学健身与增强体质"论文集. 北京：2010 年"科学健身与增强体质"论文报告会，2010.

［3］REUE K. The role of lipin 1 in adipogenesis and lipid metabolism［C］//Novartis Foundation Symposium. New York：John Wiley，2007：58 - 68.